Dr. med. Lutz Bannasch

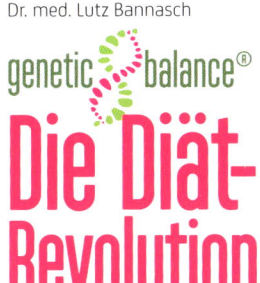

Die Diät-Revolution

Impressum

Originalausgabe
© 2013 by Wilhelm Heyne Verlag, München
in der Verlagsgruppe Random House GmbH
www.heyne.de

Die Verwendung der Texte und Bilder, auch auszugsweise, ist ohne Zustimmung des Verlages urheberrechtswidrig und strafbar. Das gilt auch für Vervielfältigungen, Übersetzungen, Mikroverfilmungen und die Verbreitung mit elektronischen Systemen.

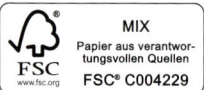 ist eine eingetragene Marke.

Textbearbeitung: Erik S. Dallmann
Rezepte: Isabell Müller
Bildredaktion: Christa Jaeger
Layout: Katharina Schweissguth, München
Coverdesign: Martina Eisele, Grafik-Design, München
Lithos: Helio Repro, München
Satz: Buch-Werkstatt GmbH, Bad Aibling / Kim Winzen
Gesamtherstellung: Druckerei Uhl, Radolfzell

Printed in Germany

Das für dieses Buch verwendete FSC®-zertifizierte Papier *Hello Fat Matt 1,1* liefert Condat, Le Lardin Saint-Lazare, Frankreich.

ISBN: 978-3-453-20020-3

Haftungsausschluss

Die Ratschläge in diesem Buch sind vom Autor und vom Verlag sorgfältig erwogen und geprüft. Sie bieten jedoch keinen Ersatz für kompetenten medizinischen Rat. Jede Leserin und jeder Leser ist für sein eigenes Handeln selbst verantwortlich. Alle Angaben in diesem Buch erfolgen daher ohne jegliche Gewährleistung oder Garantie seitens des Autors und des Verlages. Eine Haftung des Autors bzw. des Verlages und seiner Beauftragten für Personen-, Sach- und Vermögensschäden ist ausgeschlossen.

Bildnachweis

Cover: shutterstock/Yan Lev, Cameramannz
akg-images: 24, 27;
Buchwerkstatt GmbH: 25, 167 o., 171, 175, 179, 181, 182, 183, 185, 187, 195, 194 o., 200, 201, 205, 209, 211, 213 o., 215, 217;
Getty Images: 9 (Tetra Images), 13 (Erik Isakson), 16 (Dorling Kindersley), 18 (Photographer's Choice), 19 (PhotoAlto Agency), 22, 30, 118 (Iconica), 23 (Photo Researchers), 28 (Stockbyte), 11, 34, 38, 63, 102 (Cultura), 35 (Science Faction), 36, 60, 68, 71, 73, 78, 82, 93 (photodisc), 42 (Stone), 84 (Picture Press), 86 (OJO Images), 90 (Image Source), 97 (Altrendo), 124 (Photolibrary), 128 (Taxi Japan), 139 (Brand X Pictures), 140 (Science Photo Library), 204 (digital vision);
Fotolia.com: 48 (pickks), 154 (ExQuisine), 155 (photocrew), 157 (jd-photodesign), 176 (motorlka); 196 u. (yamix);
iStockphoto: 50 (Sergey Zavalnyk), 52 (Gregor Hocevar);
Jump Fotoagentur: 95 (Kristiane Vey);
lizenzfrei: 40;
mauritius-images: 14 (moodboard);
StockFood.com: 29, 32 (Foodcollection GesmbH), 152 (Schwarzwald, Oliver);
Südwest Verlag München: 54, 172, 186, 190, 192, 193 o., 193 u., 197, 199, 213 u.; 44 (Michael Holz), 53, 158, 159, 160, 162, 163, 165 o., 165 u., 167, 178, 170, 180, 190, 198, 207, 216 (Karl Newedel), 161 u. (Heino Banderob), 164 (Claudia Rehm/Achim Sass), 166 (Viktar Malyshchyts), 169, 177, 189 (Nikolaus Hermann), 186, 193 o., u. (Siegfried Sperl), 194 (Tomasz Sowinski), 178 (Antje Plewinsky), 184 (Dagmar Kempe), 190 (Rainer Hofmann), 191 (Inge Nielsen), 204 (Christian Kargl), 208 o. (Ernst Fretz)

Dr. med. Lutz Bannasch

genetic balance®
Die Diät-Revolution

Mit Test: Fettverbrenner oder Kohlenhydratverbrenner?
Welcher Diättyp sind Sie?

HEYNE

Inhalt

6 Vorwort

Es sind die Gene

10 Die kleinen, feinen Unterschiede
10 Die Gene werden entschlüsselt – die »genetische Revolution«
12 Fette oder Kohlenhydrate? – Das ist die Frage!
12 Fangen wir also an ...

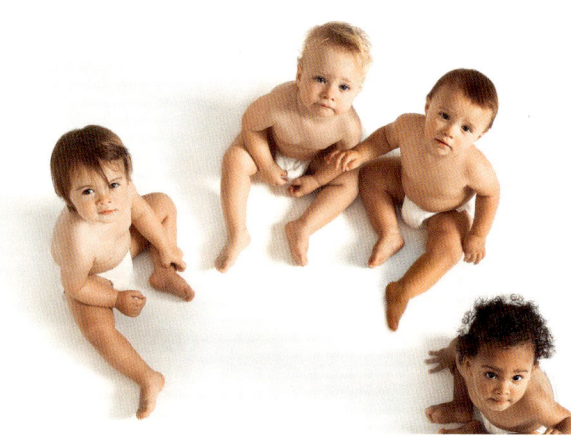

Ein wenig Theorie – was man über die moderne Genetik wissen sollte

16 Was sind Gene überhaupt?
18 Was sind SNPs?
19 Woher stammen unsere Gene?
21 Genotyp und Phänotyp
23 Was haben Evolution und Genetik miteinander zu tun?

27 Fazit: Das ganz persönliche genetische Erbe
30 Was die Gene noch verraten

Gene und Ernährung

34 Zuerst die Jäger und Sammler ...
34 ... dann die Ackerbauern
35 Die Umwelt prägt die Lebensweise
36 Zwei Ernährungstypen ...
38 ... und ein Mischtyp
39 Aus der Steinzeit ins Heute
40 Nutrigenetik und Nutrigenomik machen's möglich

Vom Stoffwechsel und von seinen Typen

44 Was wir essen
44 Fett
47 Kohlenhydrate
50 Eiweiße
52 Was noch fehlt
54 Leben heißt Stoffwechsel
58 Schon wieder die Gene

Rund und gesund? Das hat noch nie gestimmt!

62 Ein gefährliches Risiko
65 BMI – der Body-Mass-Index
68 Unser Quartett auf dem BMI-Prüfstand

INHALT

- 73 Wie viele Kalorien dürfen es denn sein?
- 79 Eine erste Bilanz

85 Der virtuelle Gentest – welcher Stoffwechseltyp sind Sie?

- 86 Bevor Sie beginnen ...
- 87 I. Bestimmen Sie Ihren Ernährungstyp
- 90 II. Wie leicht oder schwer fällt Ihnen das Abnehmen?
- 92 III. Wie unterstützen sportliche Aktivitäten die Gewichtsabnahme?
- 94 IV. Wie langfristig ist der Abnahmeeffekt?
- 96 V. Gibt es bei Ihnen eine genetisch bedingte grundsätzliche Neigung zu Übergewicht?
- 98 VI. Liegt eine Nahrungsunverträglichkeit vor?
- 100 Die Ergebnisse ...

103 Das genetic balance®-Stoffwechselprogramm

- 104 Bestimmen Sie Ihre Ziele
- 106 Mit den Genen zum Erfolg

119 Sicher zum Wunschgewicht – das Vier-Phasen-Stoffwechselprogramm

- 120 Erstens: Die Startphase
- 120 Zweitens: Die Gleitphase
- 122 Die optimale Kombination
- 123 Drittens: Die Zielphase
- 125 Viertens: Die Zwischenphasen
- 125 Schließlich: Was noch dazugehört

129 Diäten – eine schickt sich nicht für alle

- 130 Der Unterschied entscheidet
- 130 Was können die »klassischen Diäten?«

141 Der genetic balance®-Gentest

- 142 Die Voraussetzungen
- 145 Die Testmethode
- 148 Was die Gene verraten

153 Die besten Rezepte für jeden Typ

- 154 Wochen-Ernährungsplan für »gute Kohlenhydratverwerter«
- 170 Wochen-Ernährungsplan für »gute Fettverwerter«
- 186 Wochen-Ernährungsplan für den »Mischtyp«:

203 Die Nährstofftabellen

- 219 Literatur
- 220 Register
- 223 Danksagung

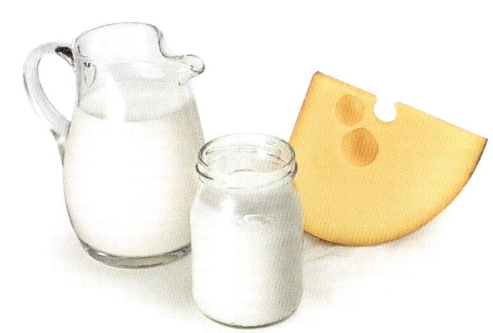

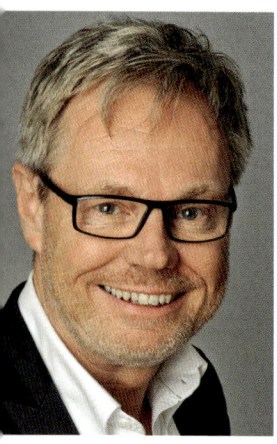

Liebe Leserin, lieber Leser,

… warum Diät-Revolution? Nun, es gibt keine einzige Diät und kein Ernährungsprogramm auf dem Markt, die für jeden Menschen gleichermaßen gültig sind. Das Zauberwort der Zukunft heißt »personalisierte Ernährung« – die Ernährung oder, wenn nötig, auch die Diät unter Berücksichtigung der eigenen Gene! Dieses Buch soll Sie in ein neues, gesünderes Leben begleiten, ein Leben, das eben Ihre ganz individuellen Gene berücksichtigt. Es ist für Sie ganz persönlich geschrieben. Wie das geht? Es hilft Ihnen, Ihre ganz individuellen genetischen Anlagen zu bestimmen und – darauf aufbauend – die für Sie optimale Ernährungsweise und ein Bewegungsprogramm zu entwickeln, die es Ihnen ermöglichen, Ihr Wunschgewicht zu erreichen. Auf ganz natürliche Weise und erstaunlich schnell. Mit genetic balance®.

Vielleicht denken Sie jetzt: Wieder so eine »Wunderdiät«, die viel verspricht, aber am Ende genauso wenig bringt wie die, die Sie schon ausprobiert und genervt aufgegeben haben? Nein, dies hier ist keine Diät oder Schlankheitskur der üblichen Art. Es ist ein wissenschaftlich fundiertes, in der medizinischen Praxis erprobtes und durch zahlreiche wissenschaftliche Studien belegtes Stoffwechselprogramm, das auf die jüngsten Ergebnisse der Genforschung aufbaut. Die hat nämlich herausgefunden, dass unser Stoffwechsel, dieses komplexe System in unserem Organismus, das dafür sorgt, dass unsere Nahrung in Lebensenergie und Körpersubstanz umgewandelt wird, durch bestimmte Gene gesteuert wird. Und je nachdem, wie unsere Gene beschaffen sind, geht die Steuerung in eine bestimmte Richtung. Dabei können schon kleine genetische Unterschiede beträchtliche Wirkungen zeigen. Und diese individuellen Unterschiede gibt es. Sie haben sich im Lauf der langen Menschheitsgeschichte herausgebildet und über viele Generationen hinweg vererbt. Bis heute. Einige Gene werden erst durch unser Verhalten und durch Umwelteinflüsse – die sogenannte Epigenetik – »eingeschaltet«, andere Gene sind aber so stark, dass Veränderungen darin sich unweigerlich auswirken. Um diese starken Genvariationen geht es in diesem Buch. Warum das so ist und wie das geschieht, erfahren Sie einige Seiten weiter.

Tatsache ist, dass jeder von uns aufgrund eben dieser genetischen Unterschiede anders auf bestimmte Nahrungsmittel reagiert. Während der eine beispielsweise Fette gut und so gut wie vollständig verstoffwechseln, d. h., in Energie umwandeln kann, dagegen aber mit der »Verarbeitung« von Kohlenhydraten seine Probleme hat, ist es bei anderen genau umgekehrt. Ein dritter wiederum kommt mit beiden Nährstoffarten gleichermaßen gut zurecht.

Es gibt also – genetisch bedingt – recht verschiedene Ernährungstypen. Und nur wer sich typgerecht ernährt, also die für ihn günstigen Nährstoffe bevorzugt und die weniger günstigen meidet, unterstützt seinen individuellen Stoffwechsel, schützt seine Gesundheit und vermeidet das gefährliche Übergewicht. Und auch, wer Übergewicht abbauen will, wird das auf Dauer nur erreichen, wenn er sein Schlankheitsprogramm typgerecht zusammenstellt und durchführt. Oder können Sie sich vorstellen, dass ein genetisch guter Fettverwerter, der aber genetisch ein schlechter Kohlenhydratverwerter ist, mit einer Kartoffel- oder Reisdiät wirklich schlank wird und es vor allem auch bleibt?

Damit Sie Ihren individuellen genetischen Ernährungstyp bestimmen können, haben wir für dieses Buch einen Test in Form eines Fragenkatalogs entwickelt, gewissermaßen einen virtuellen Gentest. Wenn Sie ihn absolviert haben, werden Sie nicht nur wissen, ob Sie eher ein guter Fettverbrenner sind, also »Jäger-und-Sammler-Gene« haben, oder ein guter Kohlenhydratverwerter mit den Genen eines »Ackerbauern« bzw. ein sogenannter Mischtyp sind. Sie werden auch erfahren, ob Sie möglicherweise – ebenfalls genetisch bedingt – grundsätzlich zu Übergewicht neigen. Oder ob Sie leichter oder schwerer abnehmen, wenn Sie weniger essen, und ob der gefürchtete Jo-Jo-Effekt bei Ihnen eine Rolle spielt. Oder auch, wie gut oder weniger gut sportliche Aktivitäten Sie beim Abnehmen unterstützen.

Übrigens: Wenn Sie nach dem »virtuellen Gentest« nicht ganz sicher sind, ob die Ergebnisse auch auf Sie zutreffen, dann können Sie sich mit einem »richtigen« Gentest aus dem Labor bei **genetic balance**® letzte Gewissheit verschaffen. Wie der Test funktioniert und wie Sie dazu kommen, erfahren Sie ebenfalls in diesem Buch.

So wichtig es ist, dass Sie Ihre genetische Veranlagung in Bezug auf Ihre Ernährung kennen, mindestens genauso wichtig wird es sein, wie Sie mit diesem Wissen Ihre Gewichtsprobleme lösen können. Deshalb haben Sie ja dieses Buch gekauft! Genau dazu verhilft Ihnen das **genetic balance**®-Stoffwechselprogramm, das gewissermaßen den Hauptnutzen des Buches darstellt. Aus dem Plan dieses Vier-Phasen-Programms können Sie sich – unter Berücksichtigung Ihres individuellen Stoffwechseltyps – Ihr ganz persönliches Abnehmkonzept zusammenstellen. Mit der für Sie optimalen Zusammensetzung der Nährstoffe, dem für Sie günstigsten Sportprogramm und dem perfekten Timing. So kommen Sie sicher ans Ziel.

Freuen Sie sich auf ein neues, leichteres und gesundes Leben. Auf ein Leben im Einklang mit Ihren Genen.

Ich wünsche Ihnen gutes Gelingen!
Ihr

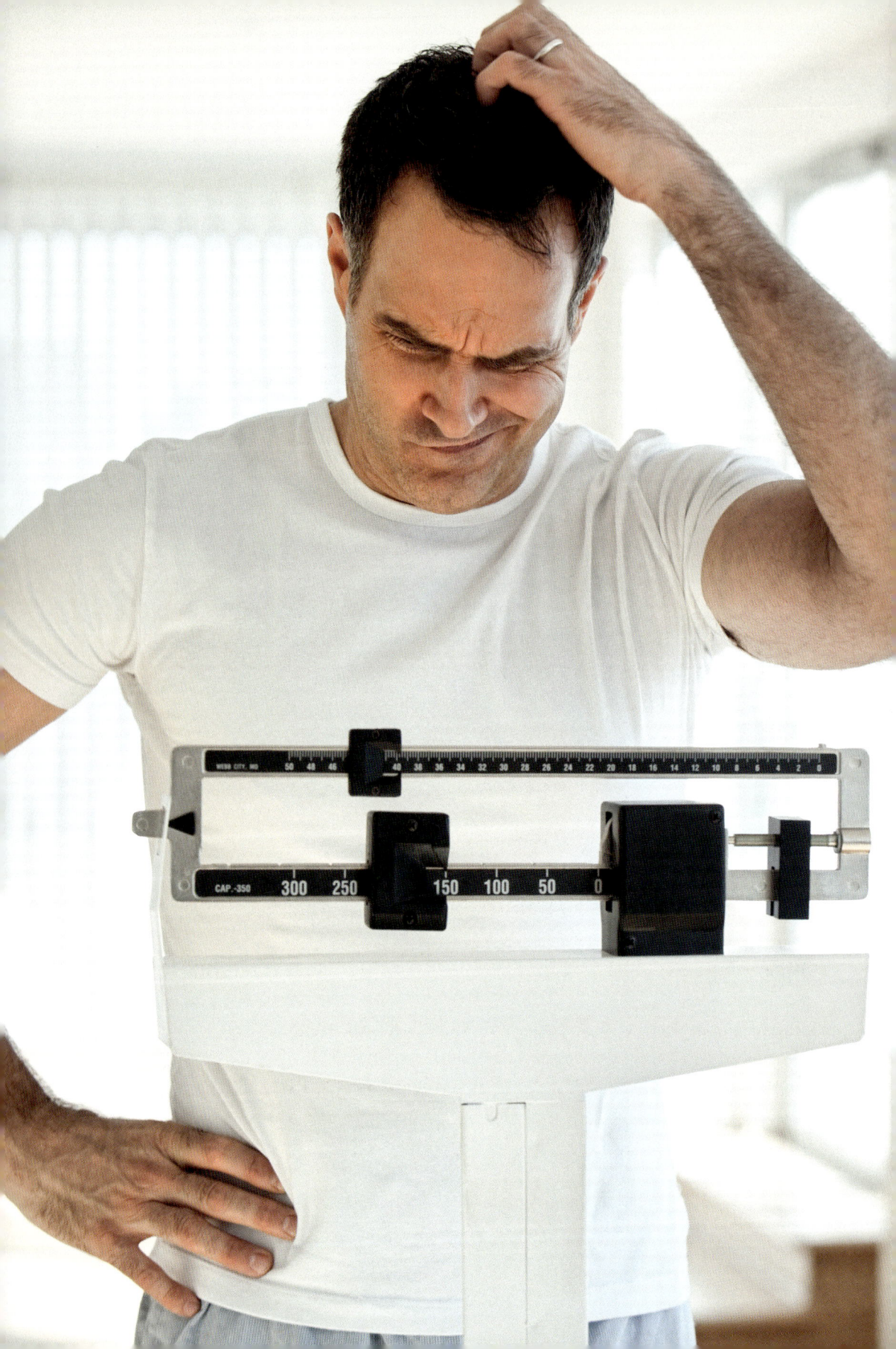

Es sind die Gene

Ist das nicht ungerecht? Während Lisa, 26, mit ihrer Superdiät schon nach einer Woche fünf Kilo verliert, quält sich ihre beste Freundin Grit, 29, mindestens vier Wochen mit der gleichen Diät, um wenigstens drei Kilo Übergewicht loszuwerden. Doch selbst dieser bescheidene Erfolg währt nicht lange. Der Jo-Jo-Effekt lässt grüßen.

Und ist nicht auch das ungerecht? Während Thomas, 40, der beim Essen ganz gerne mal so richtig zuschlägt und nur hin und wieder mal ein wenig Freizeitsport betreibt, noch immer eine gute Figur macht, schiebt sein gut zehn Jahre älterer Kollege Ben schon seit einigen Jahren einen ansehnlichen Bauchansatz vor sich her, der auch nicht dünner werden will, obwohl Ben seit einem halben Jahr regelmäßig und hartnäckig Ausdauersport betreibt.

Die kleinen, feinen Unterschiede

SIE AHNEN ES schon – mit Gerechtigkeit haben diese Fälle nichts zu tun. Womit aber dann? Woran liegt es, dass Lisa und Grit oder Thomas und Ben so unterschiedlich auf Ernährung und Bewegung reagieren?

Man weiß, dass es an den Genen liegt, jedenfalls zum größten Teil an den Genen! Es sind nur kleine Differenzen im Erbgut, die solche unterschiedlichen Reaktionen hervorrufen. Die kann man ermitteln, und daraus kann man erkennen, warum Lisa und Thomas so erfolgreich mit Diät und Sport sind. Aber man kann daraus auch geeignete Methoden entwickeln, die auch Grit und Ben zum erwünschten Erfolg führen können.

Neue Erkenntnisse, neue Möglichkeiten

Es ist ja – leider – eine unbestreitbare Tatsache, dass immer mehr Menschen in unserer modernen westlichen Gesellschaft unter Übergewicht und den damit unweigerlich verbundenen Krankheitsrisiken leiden. Viele, so wie Grit und Ben, wissen das und kämpfen einen mehr oder weniger verzweifelten Kampf dagegen. Leider allzu oft mit keinem oder höchstens mäßigem Erfolg. Weil sie die wirklichen Ursachen für ihr Problem nicht kennen. Bis jetzt jedenfalls.

Die Gene werden entschlüsselt – die »genetische Revolution«

SEIT ES VOR nunmehr gut zehn Jahren einem internationalen Team von hervorragenden Wissenschaftlern gelungen ist, das gesamte menschliche Genom zu entschlüsseln, eine »Landkarte« der rund 25 000 Gene, die in jeder der etwa 100 Billionen Zellen unseres Körpers wirken, zu erstellen, sind die Erkenntnisfortschritte in diesem Bereich geradezu rasant. Die genetische Revolution hat begonnen. Inzwischen sind die Wirkmechanismen vieler einzelner Gene gut bekannt, auch solcher, die aktiv auf unseren Stoffwechsel, auf die Umsetzung der wichtigsten Nährstoffe – Fette, Kohlenhydrate und Eiweiße – im Organismus Einfluss nehmen. Und man hat auch die kleinen Unterschiede in der Struktur dieser Gene gefunden, die dafür sorgen, dass die Wirkung von Nahrungsmitteln durchaus unterschiedlich sein kann. Dass es den einen, wie Lisa und Thomas, verhältnismäßig leicht fällt, ihr Normal- oder Wohlfühlgewicht zu erreichen bzw. zu halten, während andere, Grit und Ben beispielsweise, es deutlich schwerer haben. Offensichtlich bewirken die verschiedenen Genvarianten, dass die einzelnen Nährstoffe unterschiedlich verstoffwechselt, also in unterschiedlichem Maße in Energie, in Körpersubstanz oder auch in Fettreserven umgesetzt werden. Wie das im Detail geschieht, werden wir später noch ausführlicher zeigen. Für die Praxis, also für Grit und Ben und vielleicht auch für Sie, bedeutet das, eine Ernährungsweise zu finden, die auf ihre Gene abgestimmt ist. Also jene Nährstoffe zu bevorzugen, die bei ihnen besonders effektiv in Energie umgesetzt werden, und solche zu reduzieren, die überwiegend als Fettreserven am Bauch und um die Hüften unerwünscht in Erscheinung treten.

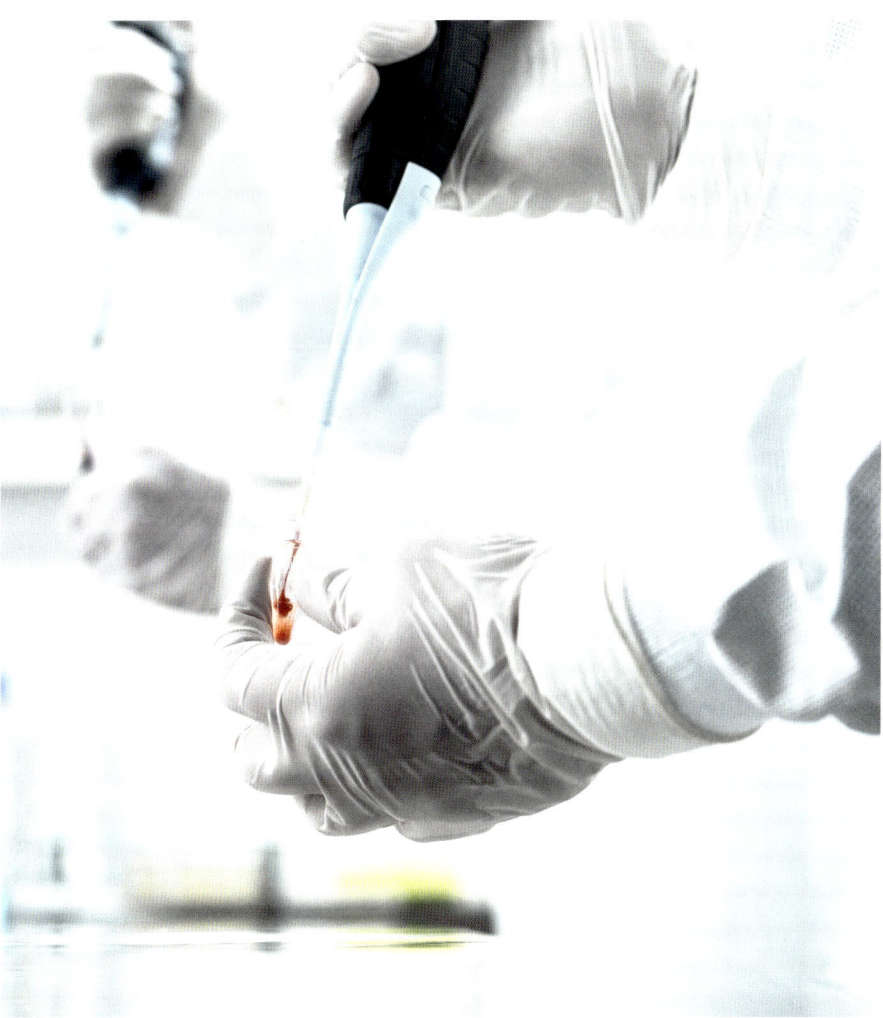

Wissenschaftler entschlüsseln die menschlichen Gene.

__Fette oder Kohlenhydrate? – Das ist die Frage!

GEWISSERMASSEN ALS ANTIPODEN kommen hier zum einen die Fette und zum anderen die Kohlenhydrate ins Spiel. Es zeigt sich, dass Träger einer bestimmten Genvariante Fette besser verstoffwechseln (verbrennen) können, während eine andere Variante des gleichen Gens für eine effektivere Umsetzung von Kohlenhydraten sorgt. Wieder andere kommen mit beiden gut zurecht. So haben sich durch Vererbung im Laufe der Menschheitsgeschichte drei grundsätzlich unterschiedliche Ernährungstypen herausgebildet. Warum und wie das geschehen ist, lesen Sie ein wenig später. Und – was besonders wichtig ist – Sie werden erfahren, wie Sie erkennen, zu welchem Typ Sie gehören und wie Sie Ihre Ernährungsweise so ein- bzw. umstellen können, dass sie Ihrem Typ entspricht. Dann nämlich werden Sie es wesentlich leichter haben, Übergewicht zu vermeiden oder abzubauen mit dem Ziel, schlank, fit und gesund zu leben.

Und noch mehr Typen

Es sind noch weitere Varianten bestimmter Gene gefunden worden, z. B. solche, die eine grundsätzliche Neigung zu Übergewicht fördern, und andere, welche die Leichtigkeit des Abnehmens durch Kalorienreduktion fördern oder erschweren, und wieder andere, welche die Effizienz von Ausdauer- oder Kraftsport zum Gewichtabnehmen positiv oder negativ beeinflussen können. Auch von diesen Einflussfaktoren wird noch die Rede sein.

__Fangen wir also an …

… ZUERST MIT EIN wenig Theorie zur Geschichte der menschlichen Evolution und zu den Mechanismen der Vererbung und des Stoffwechsels. Dann wenden wir uns den einzelnen, für unser Thema wichtigen Genen, ihren Variationen und ihren Wirkungen zu, um dann endlich die entscheidende Frage zu beantworten: Wie ist meine individuelle Genkonstellation, welcher Ernährungs-, Abnahme-, Sporttyp bin ich?

Übrigens: Die vier – Lisa, Grit, Thomas und Ben –, die wir am Anfang dieser kleinen Einführung kennengelernt haben, werden uns noch ein ganzes Stück begleiten und immer wieder beispielhaft zeigen, wie was konkret funktioniert. Vielleicht werden Sie sich ja sogar ein wenig mit der einen oder dem anderen identifizieren …

ES SIND DIE GENE

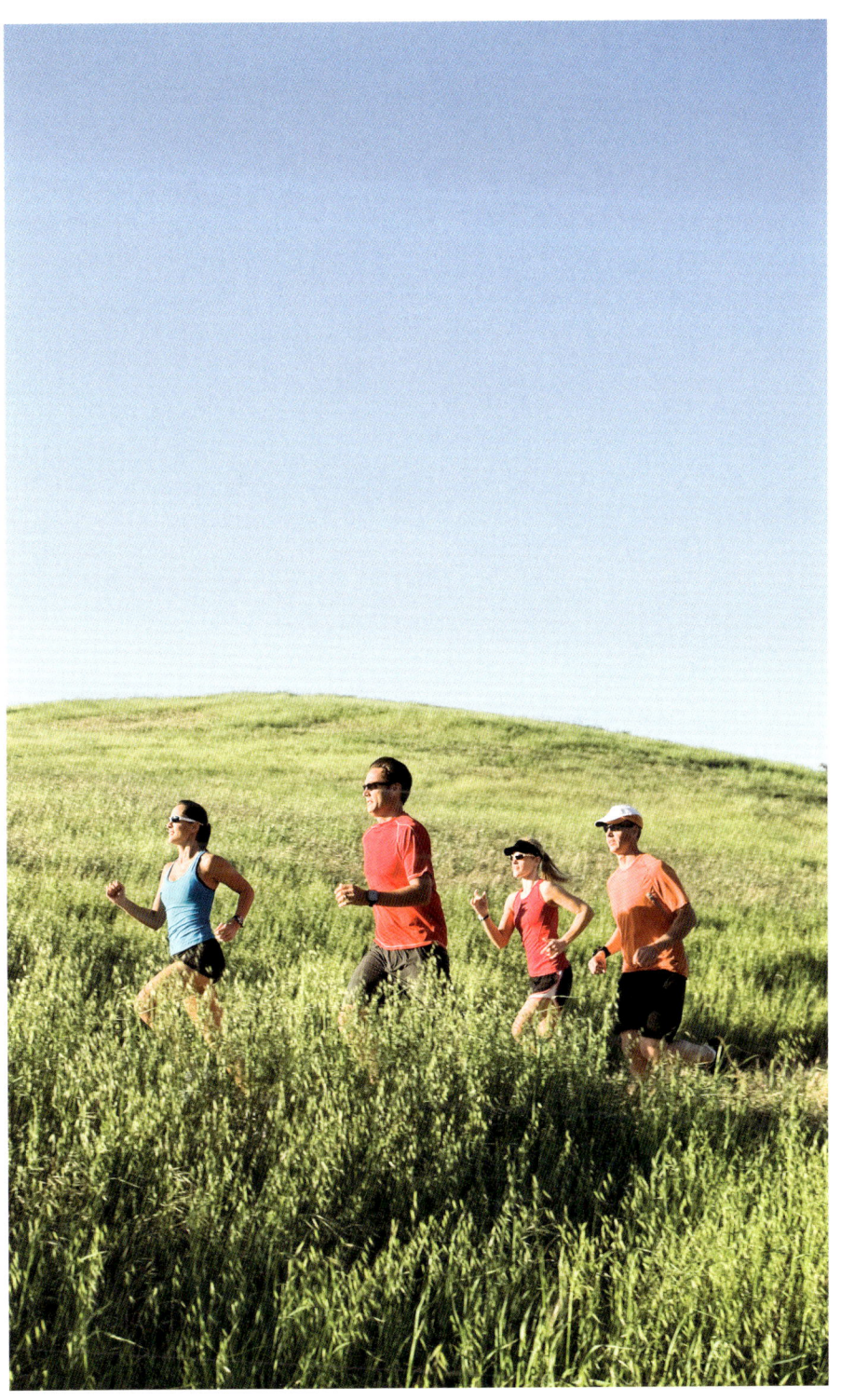

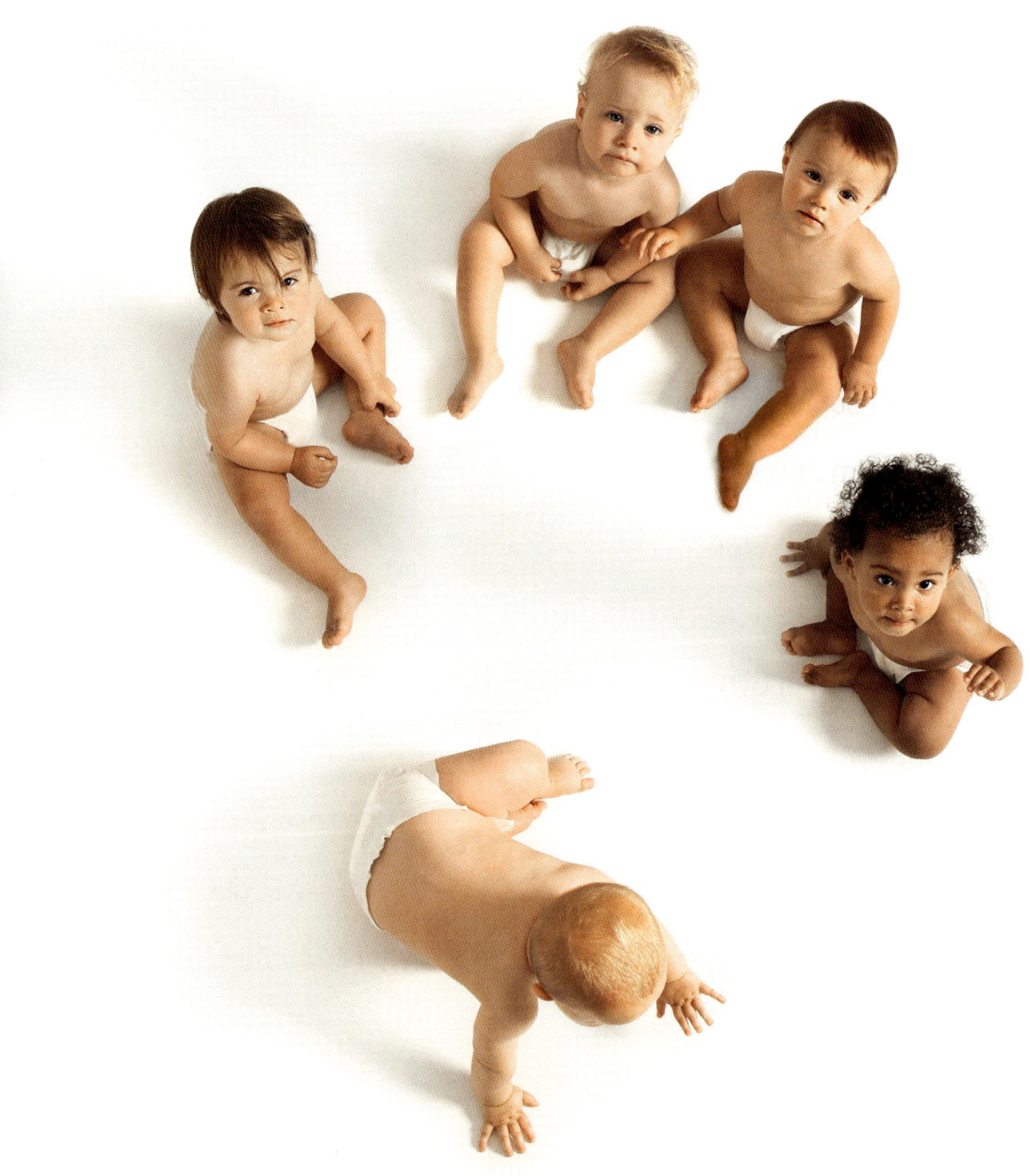

Ein wenig Theorie – was man über die moderne Genetik wissen sollte

Kaum ein anderes Gebiet der Naturwissenschaften macht derzeit so rasante Fortschritte wie die Genforschung. Nachdem 2003 das komplette menschliche Genom, d. h., die Struktur der DNA, vollständig entschlüsselt worden ist, geht es darum, die Bedeutung und Wirkung der einzelnen Gene zu erforschen, vor allem auch die ihrer Variationen und Mutationen. Nicht nur aus wissenschaftlicher Neugier, sondern vor allem im Interesse unserer Gesundheit. Kommen Sie mit auf eine kleine Reise in die faszinierende Welt der Gene und erfahren Sie mehr über das Wunder des Lebens ...

__Was sind Gene überhaupt?

WENN SIE SICH diese Frage auch schon gestellt haben, dann finden Sie hier eine Antwort. Kurz, knapp und hoffentlich verständlich.

Alle Menschen haben nahezu die gleichen Gene

Es sind etwa 20 000 einzelne Gene, die bei allen Menschen zu mindestens 99,5 Prozent identisch sind.

Die Unterschiede zwischen den Menschen hinsichtlich der äußeren Merkmale und auch mancher persönlichen Eigenschaften und Eigenheiten ergeben sich aus sehr geringen Variationen in der Genstruktur. Meist ist es sogar nur die Variation eines einzelnen Gens. Wenn Lisa z. B. einen herrlichen rotblonden Schopf hat, Grit aber ein brünetter Typ mit dunkelbraunen Haaren ist, dann hat nicht etwa Lisa ein extra »Rote-Haare-Gen« und Grit auch kein extra »Braune-Haare-Gen«, sondern beide haben, ebenso wie Sie und ich, ein einziges Gen für die Haarfärbung, dessen unterschiedliche Variationen erst bestimmen, ob man eben rothaarig ist oder braun.

Die Grundlagen der DNA

Unser Körper besteht aus Billionen Zellen, und fast jede davon enthält die komplette Bauanleitung für den gesamten Organismus. Je nachdem, welcher Teil dieser Bauanleitung jeweils aktiv ist, entsteht daraus ein typisches Merkmal oder eine bestimmte Funktion. Diese Bauanleitung ist eingeschrieben in die DNA (engl.: **D**esoxy**N**ucleic**A**cid), ein etwa zwei Meter langes, leiterförmiges Molekül, das im Zellkern jeder Zelle lagert. Die Sprossen der Leiter werden jeweils von einem Paar miteinander verbundener Moleküle, den Basen, gebildet. Das sind gewissermaßen die Buchstaben des genetischen Alphabets. Und das gesamte Gen-Alphabet besteht aus nur vier Buchstaben:

A (Adenin)
T (Thymin)
C (Cytosin)
G (Guanin)

Wobei A immer mit T und C immer mit G gepaart ist und so jeweils eine Leitersprosse bilden.

Die DNA ist in Chromosomen organisiert

Die langen DNA-Moleküle sind in den Körperzellen in kürzere Abschnitte unterteilt, gewissermaßen in Teilstücke – die sogenannten Chromosomen. Wir Menschen besitzen jeweils 23 paarweise zu einem X angeordnete Chromosomen, also insgesamt 46 dieser Teilstücke in jeder Körperzelle. Einen wichtigen Unterschied gibt es allerdings: Frauen besitzen zwei identische Sätze von sogenannten X-Chromosomen, während Männer in jedem Chromosomensatz 22 X-Chromosomen und ein einzelnes Y-Chromosom besitzen.

Die Chromosomen enthalten die Gene

Die Chromosomen sind weiter unterteilt in kürzere DNA-Abschnitte – die Gene. Stellt man sich die gesamte DNA als ein »Kochbuch« vor, dann sind die einzelnen Gene gewissermaßen die Rezepte. Verfasst im DNA-Alphabet – A + T und C + G – weisen diese Rezepte die Körperzellen an, welche Funktion sie ausüben sollen und welche Eigenschaften sie haben.

Gene sind die »Rezepte« für Proteine

In den jeweiligen Körperzellen werden entsprechend den Anweisungen, die in den Genen enthalten sind, ganz bestimmte Proteine gebildet. Das sind Eiweißmoleküle, die in vielfältiger Weise entscheidend am Aufbau und an der Funktion unseres Organismus mitwirken. Die einen geben den Zellen Form und Struktur, andere organisieren die Ausführung bestimmter biologischer Prozesse – z. B. die Verdauung der Nahrung –, wieder andere sorgen z. B. für den Transport des Sauerstoffs im Blut oder wirken als Überbringer von Informationen zwischen den Zellen und den Körperorganen. Welche Proteine in welchen Zellen hergestellt werden, bestimmt die jeweilige Kombination des genetischen Alphabets, die Abfolge der Basen A, T, C und G – etwa so, um bei unserem Kochbuchvergleich zu bleiben, als bereite man aus der unterschiedlichen Zusammenstellung gleicher Zutaten ganz unterschiedliche Gerichte zu – wie in einer richtigen Küche.

Genetische »Schalter« bestimmen, welche Zellen entstehen

Es gibt eine riesige Zahl ganz unterschiedlicher Zelltypen: Blut-, Gehirn-, Haut-, Leber-, Knochenzellen … Und jede von ihnen enthält dieselbe DNA-Instruktion. Wie also können Zellen »wissen«, ob sie z. B. ein Auge bilden sollen oder aber einen Fuß? Die Antwort liegt im komplizierten System der genetischen Schalter. Sogenannte Mastergene schalten andere Gene an oder ab und sichern so, dass die »richtigen« Gene zum richtigen Zeitpunkt in den richtigen Zellen aktiv werden.

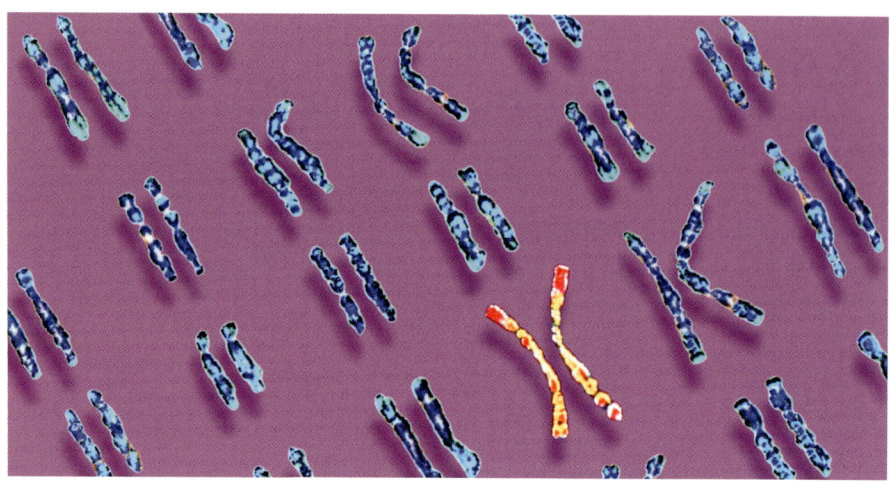
Die Chromosomen sind die Träger der Gene.

__Was sind SNPs?

DAMIT NEUE KÖRPERZELLEN gebildet werden können, muss sich eine bereits existierende Zelle teilen. Doch zuvor muss deren DNA-Information kopiert werden, damit auch die neu entstehende Zelle einen kompletten Satz der genetischen Instruktionen erhält. Bei diesem Kopierprozess kommt es manchmal zu Fehlern bei der Übertragung eines einzelnen Basenpaares, vergleichbar etwa mit kleinen Tippfehlern beim Abschreiben eines Manuskripts. Obwohl die Zellen über ein effektives Programm zur Fehlerkorrektur verfügen, kommt es dann doch gelegentlich vor, dass ein solcher Kopierfehler »übersehen« und in die DNA der neu gebildeten Zelle übertragen wird. Das Ergebnis sind meist kleinere Einzelvariationen in der DNA-Sequenz – also Abweichungen der »Buchstabenfolge« in einzelnen, kleinen, begrenzten Genbereichen. Diese veränderten kleinen Abschnitte nennt man Single Nucleotide Polymorphisms – kurz SNPs, gesprochen Snips.

SNPs können die Wirkung der Gene verändern

Weil die SNPs die »Rezeptanweisung« der betroffenen Gene in einem gewissen Maß verändern und damit die Produktion bestimmter Proteine beeinflussen, treten verschiedene biologische Unterschiede zwischen den verschiedenen Menschen auf. Diese können sich in unterschiedlichen Reaktionen, z. B. auf bestimmte Krankheitserreger, auf die Entgiftungsfunktion des Körpers oder auf bestimmte Nahrungsmittel und Ernährungsweisen, äußern. Aber: Obwohl manche SNPs starken Einfluss auf die

Gesundheit oder den Körperbau haben können, führen die meisten von ihnen nicht zu äußerlich sichtbaren Unterschieden zwischen den Menschen.

Wenn die DNA von den Eltern an die Kinder vererbt wird, werden auch die entsprechenden SNPs auf diese Weise weitergegeben. Großeltern, Eltern, Kinder, Geschwister, aber auch Tanten, Onkel und Cousins können viele dieser SNPs gemeinsam haben. Weniger Übereinstimmungen wird es dagegen mit Menschen geben, die nur entfernt oder gar nicht verwandt sind. Die Anzahl der identischen SNPs, die man mit anderen Menschen gemeinsam hat, sagt daher aus, wie eng oder wie weit man mit ihnen verwandt ist.

Woher stammen unsere Gene?

JE EINES DER beiden 23-Chromosomenpaare kommt von jeweils einem unserer Elternteile – eines von der Mutter, eines vom Vater. Die beiden Chromosomen eines Paares (ausgenommen die Geschlechtschromosomen) enthalten die gleichen Gene, allerdings mit kleinen Unterschieden. Diese kleinen Differenzen werden – wie wir schon wissen – eben durch die SNPs bewirkt. So unterscheiden sich auch die Genkopien von Mutter und Vater ein wenig.

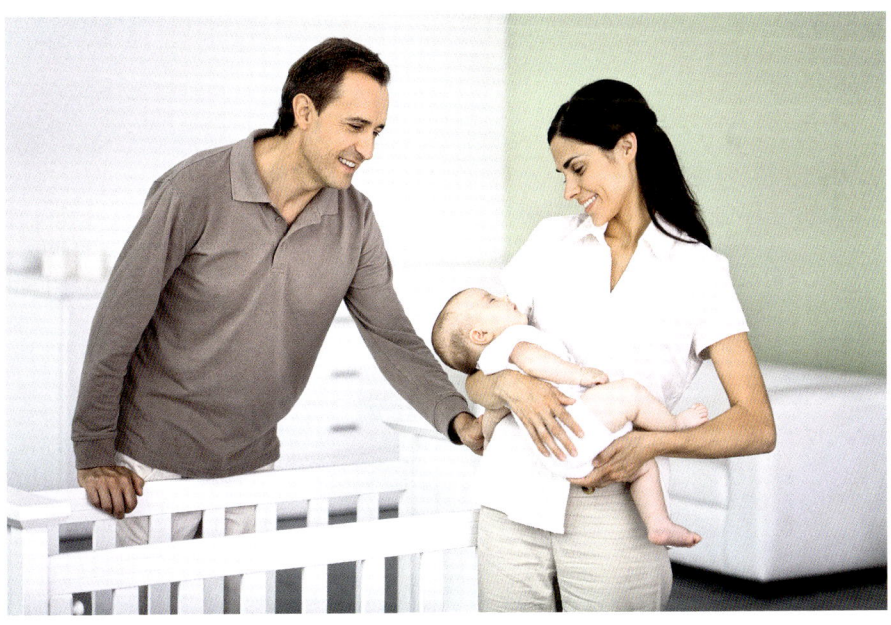

Mama oder Papa – wem ähnelt das Neugeborene am meisten?

Der entscheidende Fortschritt – das Humangenomprojekt

Es ist gewiss nicht übertrieben, diese wissenschaftliche Großtat mit der Mondlandung der »Apollo«-Raumfähre zu vergleichen. Und was den gegenwärtigen, vor allem aber den künftigen Nutzen für die gesamte Menschheit angeht, ist sie wohl bisher unübertroffen. Die »genetische Revolution« hat begonnen.

Damit gemeint ist das internationale Humangenomprojekt (HGP). Gegründet im Herbst 1990 mit dem Ziel, das Genom des Menschen, d. h., die Abfolge der etwa 2,9 Milliarden Basenpaare der menschlichen DNA auf ihren einzelnen Chromosomen, bis zum Jahr 2005 vollständig zu entschlüsseln. Damit sollte es möglich werden, die Gesamtheit der vererbbaren Informationen zu verstehen und für die Erforschung der komplizierten biologischen Prozesse im Organismus zu nutzen. Zugleich erhoffte man, die Entstehung vererbbarer Erkrankungen zu ergründen und neue Therapiemöglichkeiten zu finden.

Mehr als 1000 Wissenschaftler aus über 40 Ländern beteiligten sich an dem Projekt. Schon 1992 wurden erste aufsehenerregende Ergebnisse präsentiert: die Genkarten der Chromosomen 21 und Y.

Im Jahr 2001 wurde dann die vollständige Sequenzierung des menschlichen Genoms verkündet, im April 2003 die endgültige Fertigstellung des HGP gemeldet.

Schwerpunkt der zahlreichen Nachfolgeprojekte ist es nun, die Bedeutung und Wirkung der einzelnen Gene zu erforschen, vor allem auch ihre Mutationen und Variationen. In diesem Zusammenhang findet auch die Erkundung der SNPs große Aufmerksamkeit. Schon heute können Wissenschaftler mehr als eine Million dieser Mutationen analysieren und daraus Schlussfolgerungen beispielsweise für Medizin, Ernährungswissenschaft und viele andere Lebensbereiche ziehen. Gentests, die solche Mutationen untersuchen und daraus Hinweise für die erfolgreiche Lebensgestaltung der Testpersonen gewinnen, werden immer häufiger genutzt.

Und noch ein Ergebnis ist von großer Bedeutung: Kostete die Entschlüsselung des ersten menschlichen Genoms noch Millionen, ist der Tag nicht mehr fern, da für eine solche Untersuchung nur noch ein geringer Bruchteil davon aufgewendet werden muss. Dann wird es für alle möglich sein zu erfahren, was sie geerbt haben, wie sie am besten damit umgehen können, um Vorsorge zu treffen, und wie man solche Gene eventuell gezielt behandeln oder sogar reparieren kann. Wir sprechen von der zukünftigen »personalisierten Medizin«, die letztendlich enorme Kosten sparen kann, weil sie ganz gezielt und nicht nach einem Gießkannenprinzip funktioniert.

Mädchen oder Junge?

Ein einziges Chromosomenpaar – die Geschlechtschromosomen – enthält unterschiedliche DNA-Abschnitte. Frauen haben normalerweise zwei X-Geschlechtschromosomen, während Männer ein X- und ein Y-Chromosom tragen.

So gibt die Mutter in jedem Fall ein X-Chromosom weiter; der Vater kann aber sowohl ein X- als auch ein Y-Chromosom vererben. Sein Chromosom bestimmt also letztendlich das Geschlecht des gemeinsamen Kindes. Kommen X und X zusammen, wird es ein Mädchen, bilden X und Y ein Paar, erblickt ein Junge das Licht der Welt.

Alles Zufall – die Mischung macht den Unterschied

Während die normalen Körperzellen in der Regel zwei Chromosomensätze aufweisen, haben Eizellen und Spermien nur jeweils einen von jedem Paar. Welchen der beiden sie bekommen, ist rein zufällig und macht so jede Eizelle und jedes Spermium einzigartig. Es wird also ein wenig gemischt, bevor die Chromosomen in die bestimmte Eizelle oder das Spermium einsortiert werden. Auf diese Weise kommen Chromosomen aus verschiedenen Paaren miteinander in Kontakt, tauschen auch Teilstücke ihrer DNA aus und erzeugen so gemischte Chromosomen.

Die Kombination der Gene wird vollendet

Wenn bei der Befruchtung eine Spermium- und eine Eizelle miteinander verschmelzen, entsteht daraus eine einzelne Zelle mit zwei kompletten Chromosomensätzen. Einer stammt von der Mutter, der andere vom Vater. Die Vererbung ist vollzogen. Die neue Zelle mit den neuen genetischen Instruktionen teilt sich nun weiter und weiter – ein neuer Mensch entsteht. Er ist einzigartig, denn auch Geschwister, die von den gleichen Eltern abstammen, sind genetisch nie völlig identisch, weil – wie wir gesehen haben – die Entstehung von Eizellen und Spermien ganz zufällig erfolgt. Eine Ausnahme bilden nur eineiige Zwillinge.

Genotyp und Phänotyp

DER GENOTYP BEZEICHNET die gesamte genetische Ausstattung eines Menschen, also den individuellen Satz von Genen, der in jedem Zellkern enthalten ist. Die Gesamtheit der Erbanlagen, also der vollständige Chromosomensatz, wird auch als **Genom** bezeichnet.

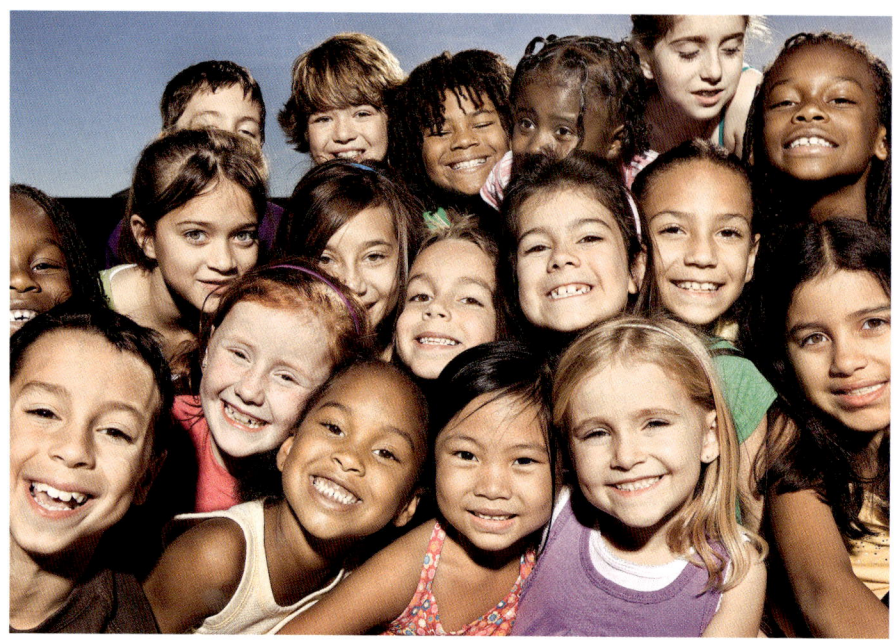
Der Phänotyp schließt alle inneren und äußeren Merkmale eines Menschen ein.

Der Phänotyp – das Erscheinungsbild

Der Phänotyp schließt alle inneren und äußeren Merkmale eines Menschen ein, also nicht nur die äußerlich sichtbaren, sondern auch physiologische und psychologische Eigenschaften. Der Phänotyp kann sich im Verlauf der individuellen Entwicklung durchaus verändern. Obwohl z. B. die äußeren Merkmale eines Organismus durch seine genetischen Informationen festgelegt wurden (Genotyp), ist der Phänotyp davon abhängig, welche Gene tatsächlich ausgeprägt werden. Die Gene liegen ja in zwei Varianten vor – eine vom Vater, die andere von der Mutter. Zur Ausprägung kommt aber nur das dominante Gen.

Aber auch äußere Einflüsse können das Erscheinungsbild verändern. Hier spielt die sogenannte Epigenetik eine Rolle. Sie kann manchmal eine Genfunktion aus- oder einschalten. Ein Beispiel: Wenn Großeltern und Eltern übergewichtig waren, ist es sehr wahrscheinlich, dass deren Nachkommen genetisch bedingt ebenfalls zu Übergewicht neigen. Durch geeignete Diätmaßnahmen und ein typgerechtes Sportprogramm, wie in diesem Buch angeboten, können sie der genetischen Veranlagung in gewissen Grenzen Paroli bieten und Vorsorge treffen. Die hier zuständigen Stoffwechselgene sind »starke Gene« und Variationen, die von der Epigenetik nicht oder nur sehr marginal beeinflusst werden.

Was haben Evolution und Genetik miteinander zu tun?

WIR MENSCHEN VON heute und unsere entfernten Vettern, die Schimpansen, haben einen gemeinsamen Vorfahren, der vor etwa sieben Millionen Jahren die Erde bewohnte. Deshalb haben wir – Menschen und Schimpansen – vieles gemeinsam, auch genetisch unterscheiden wir uns nur wenig. Dennoch gibt es entscheidende Unterschiede: den aufrechten Gang und die Fähigkeit des abstrakten Denkens. Diese Unterschiede waren ausschlaggebend für den im großen Ganzen erfolgreichen Verlauf der menschlichen Evolution.

Obwohl vieles über die Anfänge dieser Entwicklung noch im Dunkeln liegt, weisen zahlreiche Fossilienfunde darauf hin, dass es eine ganze Reihe menschlicher Vorfahren gegeben haben muss, die uns modernen Menschen Schritt für Schritt ähnlicher wurden. Sie verbesserten ihre Fähigkeit, aufrecht zu gehen – und vor allem wuchsen ihre Schädel und damit ihre Gehirne.

Die ersten Homo sapiens waren Jäger und Sammler

Vor rund 200 000 Jahren war es dann so weit: Die ersten Vertreter des Jetztmenschen zogen jagend und sammelnd durch die afrikanische Steppe. Homo sapiens – der »einsichtsfähige Mensch« – war im Verlauf einer Millionen Jahre dauernden Evolution entstanden.

Dass er als einziger der Menschenähnlichen überlebte und bald darauf seinen Siegeszug um die Erde antrat, hat übrigens auch mit seiner Ernährungsweise zu

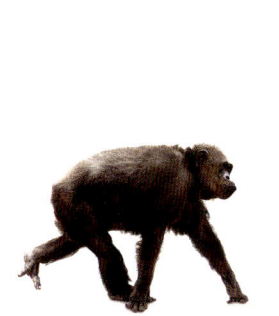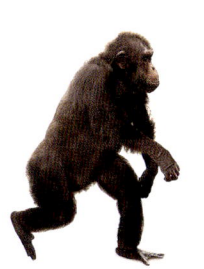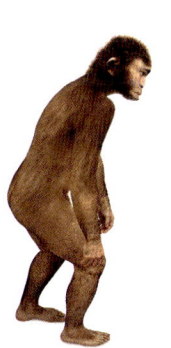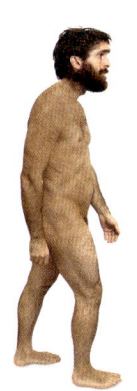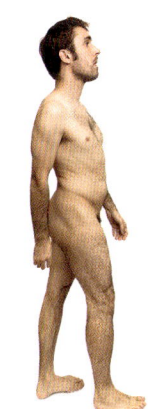

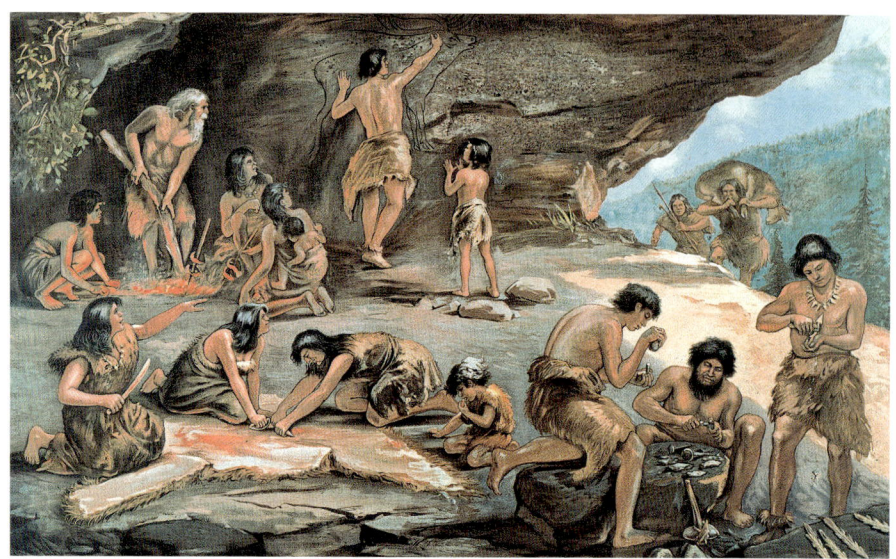
Die Nahrung der Jäger und Sammler enthielt viel Eiweiß und reichlich Fett.

tun. Anders als seine Vorgänger und Mitbewerber, die reine Vegetarier waren, bevorzugte der frühe Homo sapiens fleischliche Kost. Die eiweißreiche Nahrung führte zu deutlich größeren Gehirnen und kräftigeren Muskeln. Das Fett konnte gespeichert werden und diente sowohl als Energiereserve für karge Zeiten als auch als Energiespeicher, wenn – wie auf der Jagd – große Ausdauerleistungen verlangt wurden. Diese Fähigkeit, Fett zu speichern und als Energielieferant zu »verbrennen«, ist im genetischen Programm des Homo sapiens verankert und wird bis heute vererbt. Allerdings gelingt dies nicht mehr allen gleichermaßen gut, wie wir später noch sehen werden. Und: Während unsere frühen Vorfahren auf der Jagd nach Nahrung ausdauernd in Bewegung waren und dabei ihre Fettreserven verbrauchten, sitzen wir bewegungsarm im Büro und lassen dabei das Fett in die Fettzellen wandern, die Bauch und Taille mehr und mehr anwachsen lassen. Auch und gerade, weil wir die Gene der Jäger und Sammler noch in uns tragen.

Out of Afrika

Die Ausbreitung des Menschen (des **Homo sapiens**) über die Erde begann den heute vorliegenden wissenschaftlichen Befunden zufolge in Afrika. Zuerst wanderten die Menschen in den Nahen Osten, dann nach Südasien und vermutlich vor etwa 50 000 bis 60 000 Jahren nach Australien. Dabei folgten sie, wie schon in Afrika, dem Verlauf der Küsten. Erst später wurden Zentral- und Ostasien, beide Teile

Amerikas und Europa besiedelt. Bis vor wenigen tausend Jahren teilten die modernen Menschen dabei ihren Lebensraum mit weiteren Arten aus der Gattung Homo, in Europa etwa mit den Neandertalern. Seit der Wiederentdeckung Amerikas durch die Europäer 1492 vermischen sich die verschiedenen menschlichen Populationen durch erneute Wanderungsbewegungen in einem Ausmaß, das die genetischen Spuren ihrer Herkunft verwischt.

Aufbruch ins Ungewisse

Nach ihrem Auszug aus Afrika verteilte sich die einst kleine und genetisch weitgehend identische Gruppe von Menschen in neue Lebensräume, die oft ganz andere, ungewohnte Lebensbedingungen boten. Die neuen Siedlungsorte unterschieden sich hinsichtlich der klimatischen Bedingungen, der Landschaftsformen, der Tier- und der Pflanzenwelt oft beträchtlich voneinander und vor allem von der ursprünglichen Heimat in Afrika. Wer überleben wollte, musste sich anpassen, neue Lebensgewohnheiten annehmen, andere Nahrungsquellen finden und den Körper daran gewöhnen. Das blieb nicht ohne Auswirkungen auf die Gene, von denen sich einige durch mehr oder weniger umfangreiche Mutationen (Genveränderungen) an die neue Lebensweise anpassten und so ihren Trägern das Überleben in der neuen Umwelt erleichterten oder auch erst ermöglichten. Diese Mutationen wurden innerhalb der einzelnen Gruppen vererbt und lassen sich heute etwa durch die Analyse der SNPs nachweisen.

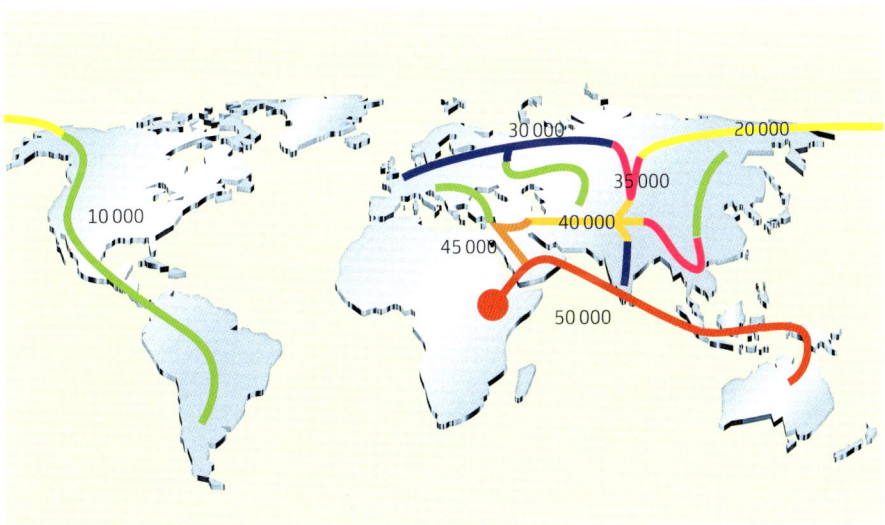

Die Wanderung unserer Vorfahren begann vor 50 000 Jahren in Ostafrika.

Von der Einheitlichkeit zur Einmaligkeit

Im Verlauf weiterer Jahrtausende entstanden so aus der einst homogenen Gruppe viele verschiedene Populationen, die ganz unterschiedliche Lebensräume besiedelten und im Laufe der Entwicklung auch unterschiedliche Genprofile aufwiesen. Dabei waren und sind die genetischen Variationen durchaus auf wenige Bereiche beschränkt; mehr als 99 Prozent der rund drei Milliarden molekularen Bausteine des Erbguts sind bei allen Menschen identisch. Die verbleibenden Varianten reichen aber aus, um jeden einzelnen der heute gut sieben Milliarden Menschen als ein deutlich voneinander verschiedenes Individuum entstehen zu lassen – Ausnahmen sind nur eineiige Zwillinge. Jeder Mensch ist also genetisch einmalig. Zurzeit sind elf Millionen Positionen am DNA-Faden bekannt, an denen es Variationen geben kann. Im Durchschnitt hat jeder Mensch an jeder 1000. bis 1500. Position einen anderen DNA-Baustein als jeder andere zufällig ausgewählte. Das haben Wissenschaftler von der University of Utah Medical School in Salt Lake City jetzt herausgefunden.

Noch einmal: Jeder Mensch ist genetisch einmalig. Und zugleich lassen sich innerhalb einer ursprünglich auf ein bestimmtes Gebiet begrenzten Population etliche genetische Gemeinsamkeiten nachweisen.

Die erste »grüne Revolution«

War der frühe Homo sapiens in seiner afrikanischen Urheimat Jäger und Sammler, blieb er es auch noch über Jahrtausende hinweg, nachdem er sich über die ganze Erde verteilt hatte. Zwar gab es in den einzelnen Regionen ganz unterschiedliches Jagdwild und sehr verschiedene Wildpflanzen bzw. -früchte, doch blieb die grundsätzliche Ernährungsweise über Generationen hinweg vorwiegend auf Fette und Eiweiße ausgerichtet, Kohlenhydrate spielten nur eine untergeordnete Rolle im Nahrungsangebot.

Das änderte sich erst vor gut 10 000 Jahren. Da begannen im sogenannten Goldenen Dreieck, der fruchtbaren Ebene zwischen Euphrat und Tigris, erstmals Menschen damit, die Samen von Wildpflanzen auf Feldern auszusäen. Durch Auswahl und Züchtung erhöhten sie nach und nach Erträge und Qualität ihrer Ernten. Andere fingen wilde Ziegen und Schafe ein, zähmten sie über Generationen und hielten sie als Vieh.

Als Ackerbauern wurden diese Menschen, die vorher als Jäger und Sammler auf der Jagd nach Nahrung weite Räume durchstreift hatten, nun sesshaft. Ihr körperlicher Bewegungsradius beschränkte sich auf die Bearbeitung der Felder und die Versorgung des Viehs. Damit einher ging eine grundlegende Veränderung des Nahrungsangebots. Die Feldfrüchte lieferten nun hauptsächlich Kohlenhydrate, die als Energieträger dienten und im Organismus verstoffwechselt werden mussten. Im Zuge dieser Umstellung und Anpassung gab es folgerichtig wieder Veränderungen in der Struktur einzelner Gene. Sie mussten jetzt vorwiegend Eiweiße programmieren, die für eine optimale Verwertung der Kohlenhydrate sorgten, während die Fähigkeit zur effizienten Fettverbrennung in den Hintergrund rückte. Auch diese genetische Ausrichtung wurde und wird vererbt und lässt sich heute noch nachweisen.

Fazit: Das ganz persönliche genetische Erbe

IN UNSERER ZEIT, da gut sieben Milliarden moderne Homo sapiens die Erde füllen, die kaum noch über längere Zeit sesshaft sind, die sich mannigfaltig vermischt haben und kaum noch wissen, wo einst die Wurzeln ihrer frühen Vorfahren waren, gibt es doch für alle einen Identitätsnachweis, der jedem Einzelnen seinen Ursprung in der langen Geschichte der Menschheit zeigen kann. Das sind die Gene, das genetische Programm, das wir über unzählige Elterngenerationen geerbt haben.

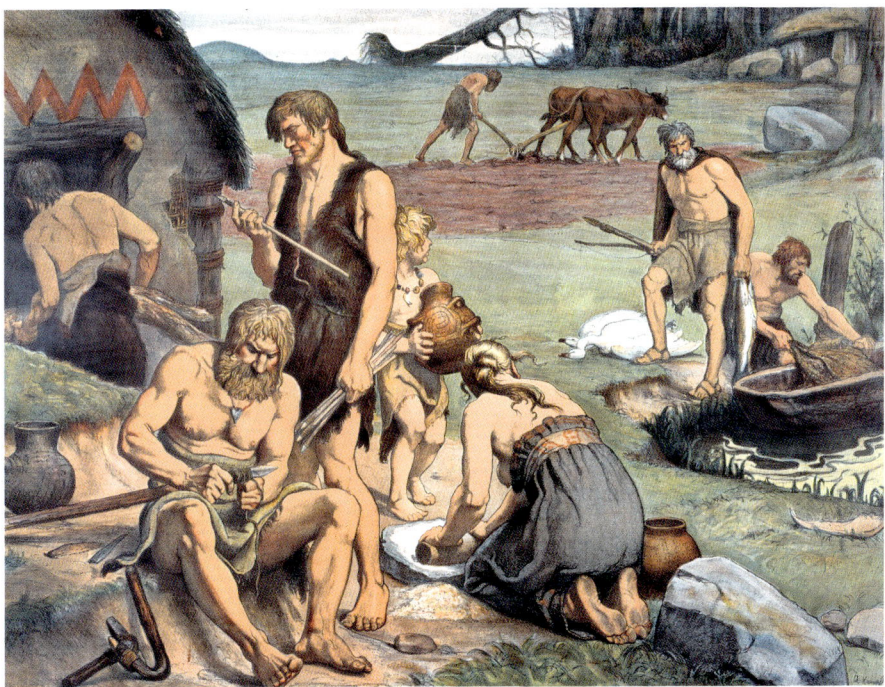

Erst vor 10 000 Jahren wurden die ersten Ackerbauern und Viehzüchter sesshaft.

Wir alle – Sie und ich wie auch Lisa, Grit, Thomas und Ben – haben gemeinsame Vorfahren. Sie stammen aus der kleinen Gruppe von Menschen, die damals vor 200 000 Jahren als erste den aufrechten Gang wagten. Von ihnen haben wir unsere genetische Grundausstattung geerbt, die bis heute zu mehr als 99 Prozent unverändert geblieben ist.

Doch dann trennten sich unsere Abstammungswege, je nachdem, welchen Weg unsere Vorfahren genommen haben. So veränderte sich nach und nach unser Phänotyp, also unser äußeres Erscheinungsbild, und so veränderte sich nach und nach auch unser Genotyp, also unser individuelles genetisches Programm. Nicht viel, wie wir wissen, aber eben doch entscheidend in mancher Hinsicht.

Wenn wir bei unserem Thema, der Ernährung, bleiben, lassen sich solche Variationen im genetischen Programm mithilfe moderner Testmethoden im Labor nachweisen. Und auch unser Fragebogentest kann uns entsprechenden Erkenntnissen näher bringen. Es zeigt sich nämlich, dass sich bis heute bei jedem von uns ganz individuelle ererbte Eigenheiten in der Ernährungsweise erhalten haben.

Gute Fettverbrenner

Es gibt sie, und es sind nicht wenige, die immer noch vorwiegend dem Typ des Jägers und Sammlers entsprechen. Sie können durchaus fettreiche Kost genießen, ohne dass die Gefahr besteht, dass sie übermäßig an Körpergewicht zulegen. Das liegt an der genetisch bedingten, also ererbten Fähigkeit, Fette rasch und nahezu restlos zu verstoffwechseln. Solche Menschen haben oft auch einen ganz natürlichen Bewegungsdrang und eine gute Ausdauer. Wenn sie dem folgen, behalten sie meist ohne zusätzliche Diäten ihr Wohlfühlgewicht. Probleme bereiten ihnen aber kohlenhydratreiche Nahrungsmittel, die sie nicht so gut verstoffwechseln können, weil bei ihnen genetisch bedingt die Regelung der Insulinproduktion und -aktivität nicht optimal auf diesen Nährstoff eingestellt ist. Essen sie zu reichlich Getreideprodukte und Süßwaren, droht Übergewicht und in der Folge sogar Zuckerkrankheit (Diabetes).

Was aus dieser Konstitution für eine optimale Ernährungsweise und einen gesunden Lebensstil folgt und wie man dazu kommt, lesen Sie ab Seite 103.

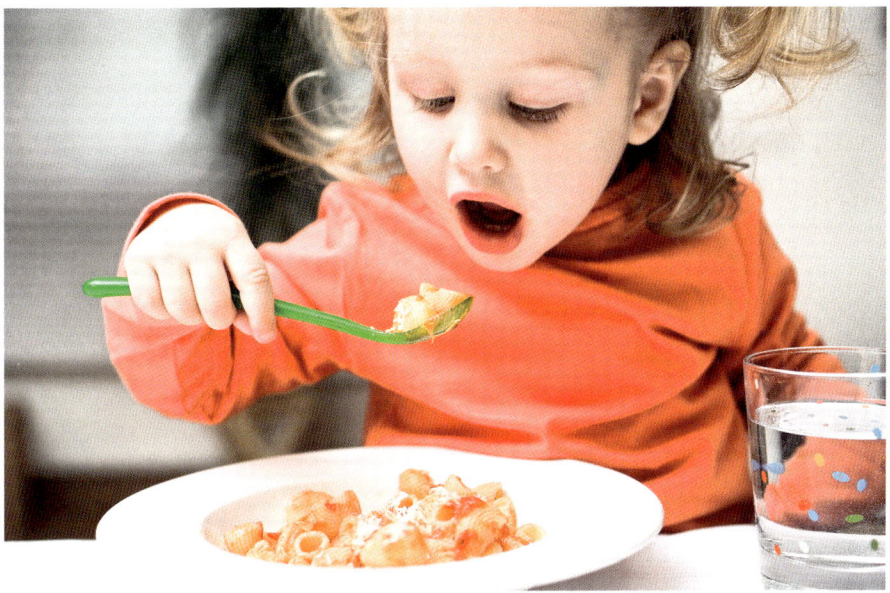

Ihr schmeckt's – kohlenhydratreiche Lebensmittel liefern schnell Energie, bekommen aber nicht allen.

Gute Kohlenhydratverwerter

Ganz anders diejenigen, deren genetisches Erbmaterial auf den Typ des Ackerbauern zurückgeht. Sie können Kohlenhydrate gut verstoffwechseln und so als vorrangige Energiequelle nutzen, ohne befürchten zu müssen, dass sie Verdauungsprobleme bekommen oder übergewichtig werden. Essen diese Menschen gegen ihre Natur aber viel Fettes, dann macht sich die bei ihnen eher unterentwickelte Fähigkeit zur Fettverbrennung bemerkbar. Die Energiegewinnung erfolgt bei ihnen nach wie vor hauptsächlich aus dem Kohlenhydratspeicher, das aufgenommene Fett wandert in die Fettzellen, wird dort festgehalten und bildet die Grundlage für ein ständig steigendes Körpergewicht mit all seinen Folgen. Wenn Sie ein solcher Ernährungstyp sind oder zu sein glauben, dann erfahren Sie weiter hinten, wie Sie Ernährungsweise und Lebensstil optimieren, sodass Sie sich rundum wohlfühlen.

Mischtypen sind möglich

In der Testpraxis zeigt sich aber auch, dass es Menschen gibt, die beide Nährstoffe gleichermaßen gut vertragen, wenn sie diese in einem ausgewogenen Verhältnis zu sich nehmen. Wie dieses Verhältnis aussehen kann und was man dazu auf den Tisch bringen soll, erfahren Sie etwas später.

Was die Gene noch verraten

DIE MODERNE GENFORSCHUNG, insbesondere die Disziplin der Nutrigenomik und Nutrigenetik, haben weitere genetische Indikatoren gefunden, die sich auf das Ernährungsverhalten der Menschen unterschiedlich auswirken. Auch diesen Genwirkungen ist man mit den SNPs-Untersuchungen auf die Spur gekommen.

So gibt es Genvarianten, deren Träger gewissermaßen von Natur aus zu Übergewicht neigen. Das scheint nicht überraschend, weiß man doch, dass Kinder übergewichtiger Eltern oft selbst zu Übergewicht neigen und ein Leben lang damit zu kämpfen haben. Früher führte man das einzig auf die Essgewohnheiten in der Familie zurück, die von Generation zu Generation übernommen wurden. Gewiss, solche »Traditionen« spielen auch eine Rolle, ungleich bedeutender aber ist eine genetische Veranlagung, die vererbt wird. Wer früher spöttisch belächelt wurde, wenn er »die Gene« für seine Figur verantwortlich machen wollte, hat heute die Wissenschaft an seiner Seite: Bis 70 Prozent sind genetisch bedingt; kulturelle und andere Umwelteinflüsse machen nicht mehr als etwa 30 Prozent aus.

Verschiedene Varianten bestimmter Gene sorgen auch dafür, dass der eine während einer Kalorienreduktion deutlich rascher und stärker an Gewicht abnimmt als ein anderer, der gleichermaßen weniger isst.

Andere Genvarianten beeinflussen den sogenannten Jo-Jo-Effekt, also das von vielen gefürchtete Phänomen, dass man nach einer Diätmaßnahme schnell wieder

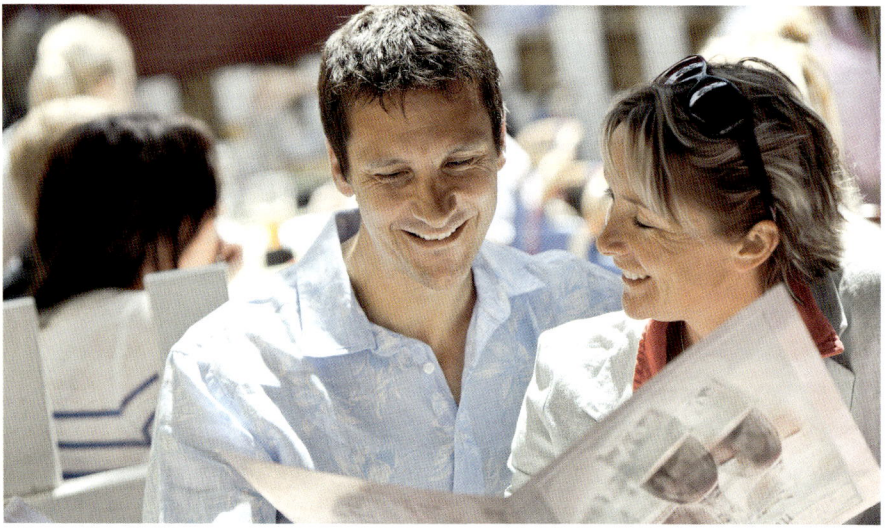

Sie haben gut lachen – ihre Gene unterstützen ein stabiles Körpergewicht.

an Gewicht zulegt. Es gibt Menschen, die müssen diesen Effekt kaum fürchten, während andere lange und verzweifelt dagegen ankämpfen.

Verschieden veränderte Gene steuern auch, ob wir uns schnell gesättigt fühlen oder dauernd Hunger haben, ob wir mit wenigen Mahlzeiten am Tag auskommen oder das Bedürfnis haben, öfter zu essen.

Und auch, ob man durch sportliche Betätigung schnell und stark abnehmen kann oder nur langsam und relativ wenig, wird durch die ererbte genetische Konstitution bestimmt.

Wenn die Gene bestimmen, was kann ich da noch tun?

Alles Schicksal? Diese Fragen drängen sich förmlich auf, wenn man das Vorangegangene gelesen hat. Es stimmt schon, unsere individuelle genetische Ausstattung setzt uns einen Rahmen, den wir nicht oder nur schwer überschreiten können. Wir können also gegen diesen Rahmen nicht allzu viel tun.

Aber alles dafür!

Wer nämlich seine genetischen Möglichkeiten und Grenzen kennt, kann sich darauf einstellen. Also in unserem Falle z. B.

- die für ihn richtigen Nährstoffe auswählen und optimal zusammenstellen,
- ein Körpergewicht anstreben, das seinem Typ entspricht und bei dem er sich wohlfühlt und das nicht unbedingt dem allgemeinem Normgewicht entsprechen muss, das er nur mit größter Mühe oder gar nicht erreichen würde,
- die am besten geeignete Diätmethode auf dem Markt und/oder das optimale Sportprogramm aussuchen, mit denen man die gewünschten Ziele im Einklang mit seinen Genen schneller und sicherer erreicht.

Und das ist das ganze Geheimnis:

> **Erfolg hat man nur mit den Genen, niemals gegen sie!**

Wie das in der Praxis gelingt, wie Sie Ihr persönliches genetisches Profil herausfinden und wie Sie es im Interesse von Gesundheit, Wohlbefinden und Fitness nutzen können, das zeigen Ihnen der **genetic balance**®-Test und das Vier-Phasen-**genetic balance**®-Stoffwechselprogramm. Zunächst aber wollen wir uns erst einmal mit dem Stoffwechsel beschäftigen, um zu erfahren, wie das, was wir essen, verarbeitet wird und warum es passieren kann – und leider immer häufiger passiert, dass dieses komplexe System, von dem unser Leben abhängt, aus der Balance gerät.

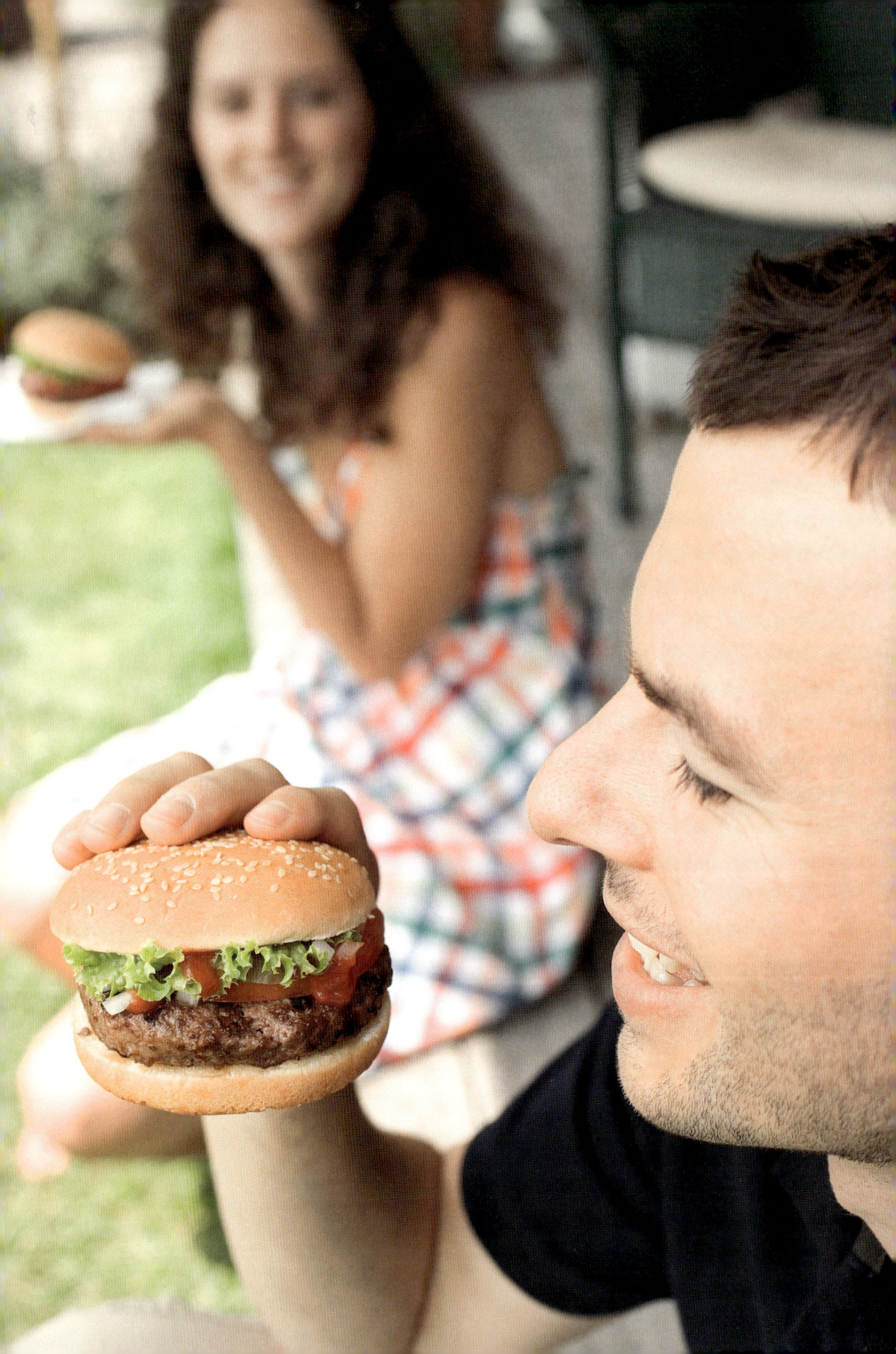

Gene und Ernährung

Die Geschichte der Menschheit ist immer auch eine Geschichte der Ernährung. Und von Anfang an bestimmten die Gene, wie die unterschiedlichen Bestandteile der Ernährung, die Nährstoffe, im Organismus verarbeitet werden. Umgewandelt in Energie und Körpersubstanz – die Voraussetzung für das Leben überhaupt. Und wie sich im Laufe der menschlichen Evolution die Ernährungsweise immer wieder veränderte, so mussten sich auch die Gene immer wieder an die veränderten Bedingungen anpassen. Das gelang anfangs, da sich die Veränderungen in der Ernährungsweise nur langsam, über viele Jahrtausende, vollzogen, recht gut. Doch irgendwann zeigten sich erste Diskrepanzen …

Zuerst die Jäger und Sammler …

SO LANGE IST es noch gar nicht her. Vor rund 200 000 Jahren, als unsere Vorfahren von Afrika aus begannen die Erde zu besiedeln, da waren sie Jäger und Sammler. Manchmal tagelang jagten sie Mammuts und andere Tiere. Sie ernährten sich vorwiegend von Eiweiß und Fett, wovon sie letzteres als Energiereserve speicherten. Die musste reichen, bis die nächste Jagdbeute aufgespürt war. In der Zwischenzeit sammelten sie Wurzeln, Kräuter und Waldfrüchte, um so die fleischlose Zeit zu überbrücken. Sie führten ein Leben in Bewegung und waren ständig auf der Suche nach Nahrung. Übergewicht wird ein Fremdwort für sie gewesen sein. Diesem Leben entsprach die genetische Ausstattung des frühen Homo sapiens. Und entspricht sie weitgehend auch noch heute … Denn die Entwicklung – auch die der menschlichen Ernährung – verlief und verläuft viel schneller, als sich unsere Gene verändern können.

… dann die Ackerbauern

DIE ERSTE ENTSCHEIDENDE Revolution begann erst vor rund 10 000 Jahren, als Menschen erstmals als Bauern und Viehzüchter sesshaft wurden. Züchtung, planmäßiger Anbau und regelmäßige Ernten sorgten von nun an für mehr Sicherheit in

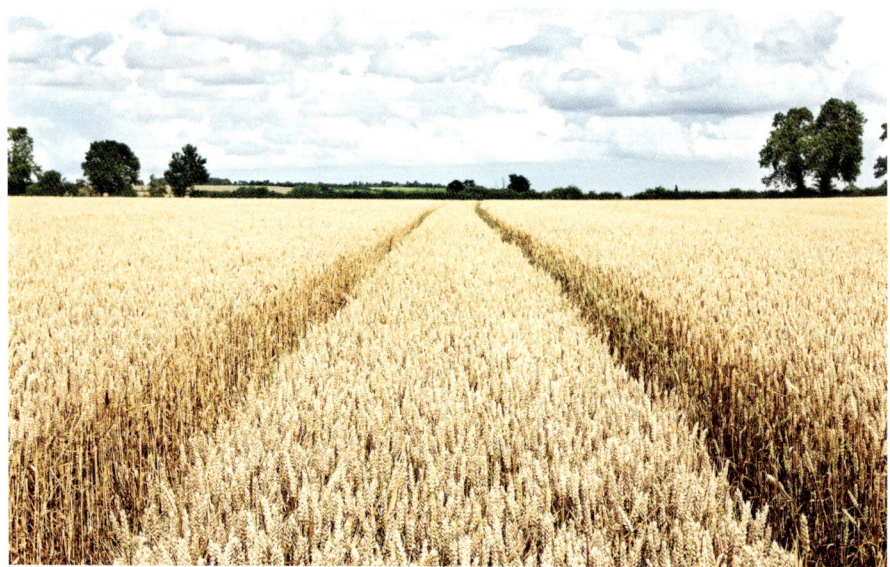

Das »tägliche Brot« – nicht für jeden ist es bekömmlich.

der Nahrungsbereitstellung. Gleichzeitig veränderte sich aber auch die Zusammensetzung der Nahrung. Anstelle der Eiweiße und Fette begannen nun die Kohlenhydrate die Hauptrolle in der Ernährung der Ackerbauern zu spielen. Auch das eine Herausforderung an den Stoffwechsel und die Gene, die ihn steuern. Immerhin – auch die Arbeit der Bauern und Tierzüchter war schwer, und allzu oft sorgten Klima und Wetter für Ernteausfälle und Hungerkatastrophen. Übergewicht wird auch zu diesen Zeiten eher die Ausnahme gewesen sein. Und auch die ursprünglichen »Jäger-und-Sammler-Gene« begannen, sich durch Mutationen über viele Generationen hinweg an die veränderten Ernährungsbedingungen anzupassen.

Die Umwelt prägt die Lebensweise

NUN FANDEN LÄNGST nicht alle Auswanderer aus Afrika später geografische und klimatische Bedingungen vor, die Ackerbau und Viehzucht ermöglichten. Sie blieben über Generationen hinweg Jäger und Sammler. Manche sogar bis heute, man denke nur an die Bewohner der arktischen Regionen – die Eskimos –, oder manche Volksstämme in Asien und Lateinamerika, die auch heute noch vorwiegend von der Jagd und von wild wachsenden Pflanzen leben. Sie haben noch heute die Jäger-und-Sammler-Gene.

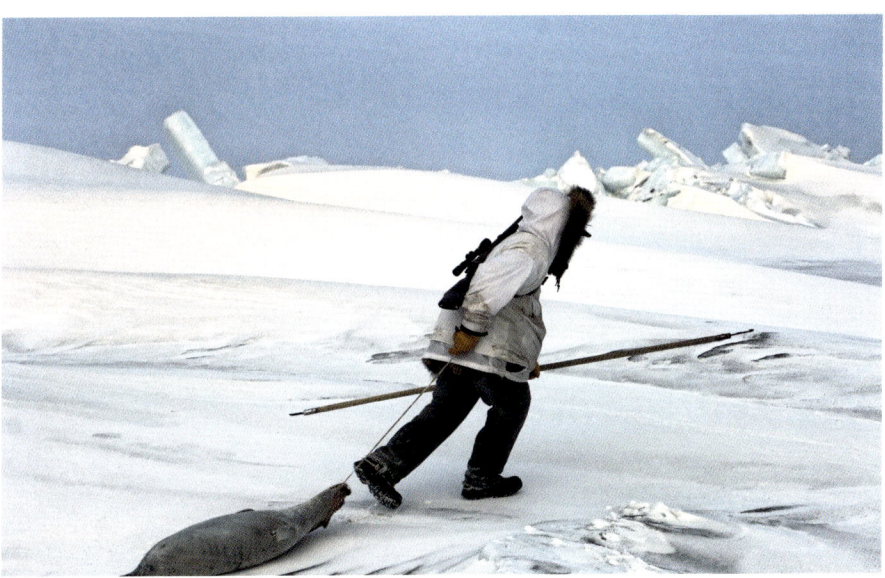

Die Bewohner der arktischen Regionen tragen bis heute Jäger-und-Sammler-Gene in sich.

Zwei Ernährungstypen ...

SO HABEN SICH im Laufe der Menschheitsentwicklung zwei grundlegende Ernährungstypen herausgebildet, deren für den Stoffwechsel verantwortliche Gene sich durch kleine, aber bedeutsame Variationen unterscheiden.

Die einen, die vorwiegend »Jäger-und-Sammler-Gene« aufweisen, können fetthaltige Nahrung gut verwerten. Sie verfügen über ausreichende und gut funktionierende Biokatalysatoren, Enzyme und Hormone, die dafür sorgen, dass die Nahrungsfette im Darm weitgehend aufgespalten, im Gewebe zwischengelagert und schließlich in den Kraftwerken der Körperzellen, den Mitochondrien, »verbrannt« und damit in Energie umgewandelt werden. Enthält die Nahrung dieser Menschen jedoch größere Mengen an Kohlenhydraten, die in Zucker umgewandelt werden, so

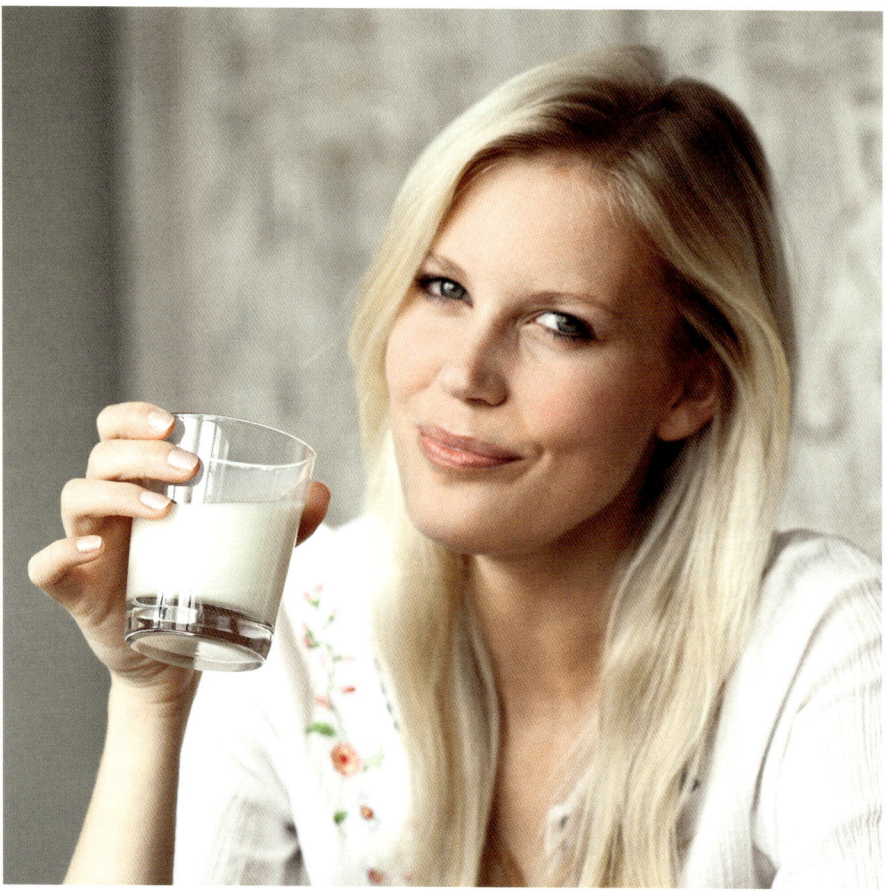

Nicht jedem Erwachsenen bekommt die Milch; weltweit haben viele eine Laktoseintoleranz.

bleiben diese Nährstoffe dem Organismus des Jäger-und-Sammler-Typen »fremd«. Seine durch die Gene programmierten Stoffwechselhelfer haben es schwerer, größere Mengen an Zuckern so zu verstoffwechseln, dass sie vollständig in Energie umgewandelt werden. Es kommt zu Verdauungsstörungen, oft mit dem Ergebnis, dass die Energie der Kohlenhydrate direkt in Fett umgewandelt wird, das dauerhaft im Gewebe gespeichert wird. Auf Dauer führt das zu Übergewicht mit all den negativen Folgen, die noch ausführlich beschrieben werden.

Unverträgliche Nahrung

Schließlich kann es auch zu bestimmten sehr ausgeprägten Nahrungsunverträglichkeiten kommen, vor allem gegen Laktose, den Milchzucker. Da die frühen Jäger und Sammler die von Tieren stammende Milch nicht kannten, wurde bei ihnen das Gen, welches das Enzym Laktase, das den Milchzucker abbaut, nach der Stillphase mit Muttermilch bereits in der frühen Kindheit »abgeschaltet«. Auch heute noch sind davon etwa 15 Prozent der erwachsenen Europäer – in Deutschland immerhin rund zwölf Millionen Menschen – betroffen. Weltweit ist die Laktoseintoleranz noch wesentlich weiter verbreitet, besonders in Asien. sind über 90 Prozent der Menschen laktoseintolerant. Dort werden auch heute noch praktisch keine Milch- und Käseprodukte verzehrt, sondern hauptsächlich das pflanzliche Soja. Umgekehrt gibt es bei uns aber eine große Anzahl von Menschen, die das angeblich so gesunde Soja sowie Sojaprodukte gar nicht gut vertragen.

Es muss eine spontane Genveränderung gewesen sein, die im Gefolge der aufkommenden landwirtschaftlichen Tierhaltung wohl in Nordeuropa dafür gesorgt hat, dass das Laktasegen dauerhaft »angeschaltet« blieb. Die Vererbung dieser Genmutation über viele Generationen hat schließlich sogar dafür gesorgt, dass die Kuhmilch bei uns für die Mehrheit der Erwachsenen verträglich wurde.

Übergewicht droht

Eine Genveränderung ist auch eng verbunden mit der Herausbildung des zweiten grundlegenden Ernährungs- und Stoffwechseltyps – dem des »Ackerbauern«. Ihm gelang es im Laufe der Jahrtausende immer besser, immer größere Mengen an Kohlenhydraten in der Nahrung effektiver zu verarbeiten, um daraus Energie zu gewinnen. Auch daran hatten Genveränderungen, Mutationen, die von Generation zu Generation vererbt und so immer weiter verbreitet wurden, den entscheidenden Anteil. Sie sorgten und sorgen dafür, dass das Hormon Insulin, das den Transport der Glucose (Zucker) in die Zellen organisiert und dadurch den Zuckergehalt im Blut reguliert, besonders effektiv funktioniert und das nötige Sättigungsgefühl herstellt.

Menschen mit einer derartigen Genausstattung haben allerdings Probleme, wenn ihre Nahrung zu fettreich ist. Da vorwiegend Kohlenhydrate verstoffwechselt werden, bleibt das überschüssige Fett ungenutzt und wird in einer wachsenden Zahl von Fettzellen gespeichert. Übergewicht ist die Folge, vor allem dann, wenn die nicht den Genen entsprechende Ernährung zusätzlich mit einem Mangel an Bewegung, also weniger Verbrennung, verbunden ist.

... und ein Mischtyp

WIR HABEN ALSO zu konstatieren, dass sich im Lauf der Menschheitsentwicklung zwei grundlegende, durch unterschiedliche Genvarianten bestimmte Ernährungs- und Stoffwechseltypen herausgebildet haben. Ursächlich dafür waren die jeweiligen geografischen und klimatischen Bedingungen, welche die Grundlagen für den Zugang zu bestimmten Nahrungsmitteln ermöglichten oder beschränkten. Lange Zeit lebten die Menschen in solchen voneinander getrennten Lebensräumen und

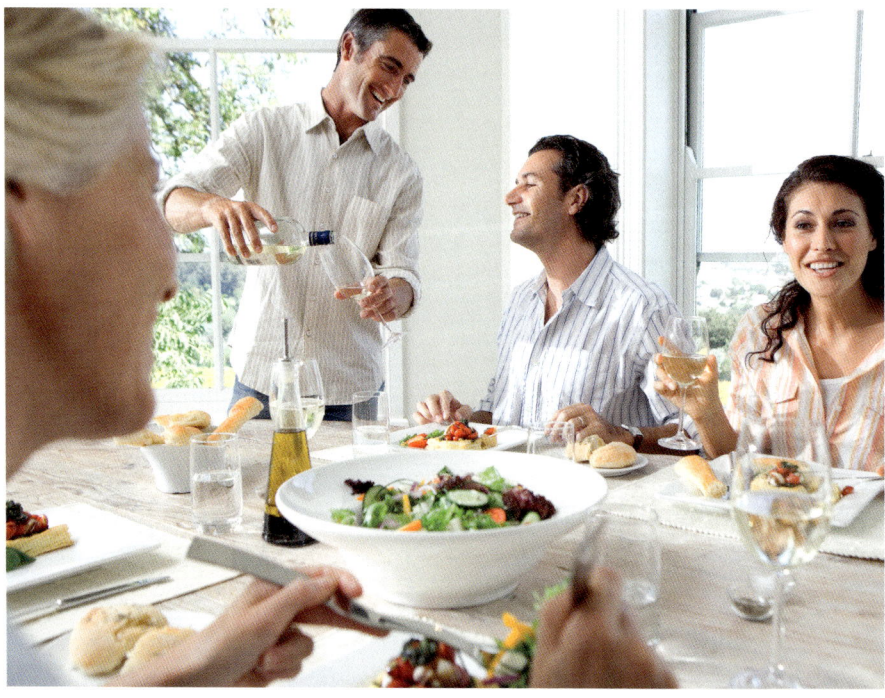

Die heutige Lebens- und Ernährungsweise entspricht häufig nicht den natürlichen Anlagen der Menschen.

GENE UND ERNÄHRUNG

konnten so ihren Gentyp ausprägen. Doch mit wachsender Bevölkerungszahl vergrößerten sich die besiedelten Flächen, man begegnete sich, vermischte sich mit den früher Fremden. So entstand schließlich – wieder durch lang dauernde Vererbung – ein dritter Ernährungstyp, der die Genvarianten beider »Urtypen« in sich trägt und der beides – Fette wie Kohlenhydrate – etwa gleich gut verstoffwechseln kann, wenn er sie denn in einem ausgewogenen Verhältnis zu sich nimmt.

Es versteht sich, dass dieser »Mischtyp« entwicklungsgeschichtlich gesehen deutlich »jünger« ist als der ursprüngliche »Jäger-und-Sammler-Typ« und auch als der Typ des »Ackerbauern«.

Aus der Steinzeit ins Heute

UND NOCH ETWAS haben wir zu berücksichtigen, wenn wir praktische Schlussfolgerungen aus diesen Erkenntnissen ziehen wollen: Die gesellschaftliche Entwicklung der Menschheit – Arbeit, Kultur, Lebensweise, darin eingeschlossen die Ernährungsweise – hat sich zunehmend schneller verändert als unsere Gene. Inmitten der Errungenschaften unserer modernen Welt leben wir mit ihnen noch in der Steinzeit oder allenfalls wie zu Beginn von Ackerbau und Viehzucht.

Und bedenken sollten wir auch, dass die äußere Entwicklung immer rasanter verläuft. Waren es von den frühen Jägern und Sammlern bis zu den ersten Ackerbauern noch Hunderttausende von Jahren und von da an immerhin noch Zehntausende bis zum Beginn der technischen Revolution, in denen sich die Gene langsam an veränderte Bedingungen anpassen konnten, so sind seit den Tagen des ersten Maschinenpfluges bis heute gerade einmal 300 Jahre vergangen.

Der Fortschritt hat seinen Preis

Und so entspricht die heutige Lebens- und Ernährungsweise, wenigstens in den industriell entwickelten Ländern, bei sehr vielen Menschen ganz und gar nicht mehr ihren natürlichen Anlagen. Nahrungsmittel, viele davon industriell be- oder verarbeitet, stehen im Übermaß zur Verfügung. Wir essen oft mehr, als wir zum Leben benötigen. Weil wir kaum noch körperlich arbeiten und weil wir uns immer weniger bewegen. Und wir essen häufig das Falsche, das, was unserer individuellen genetischen Ausstattung, unserem Ernährungstyp, nicht entspricht. Die Folgen sind bekannt: Allein in Deutschland sind rund die Hälfte der Menschen übergewichtig – in der Folge davon nehmen gefährliche Krankheiten wie Diabetes, Herz- und Kreislaufleiden, Krebs und schwere Verdauungsstörungen wie etwa das Metabolische Syndrom in bedrohlichem Tempo zu. Das bedeutet für viele Betroffene und deren Angehörige viel Leid und kostet die Gesellschaft ständig wachsende Aufwendungen für das Gesundheitswesen in Milliardenhöhe.

_Nutrigenetik und Nutrigenomik machen's möglich

DOCH MIT DER zunehmenden Gefahr wächst das Rettende auch. Die Fortschritte der modernen Genforschung – beflügelt vor allem durch die vollständige Aufklärung des menschlichen Genoms – ermöglichen es schon heute, mithilfe einfacher und immer kostengünstigerer Gentests herauszufinden, wer welche Variationen

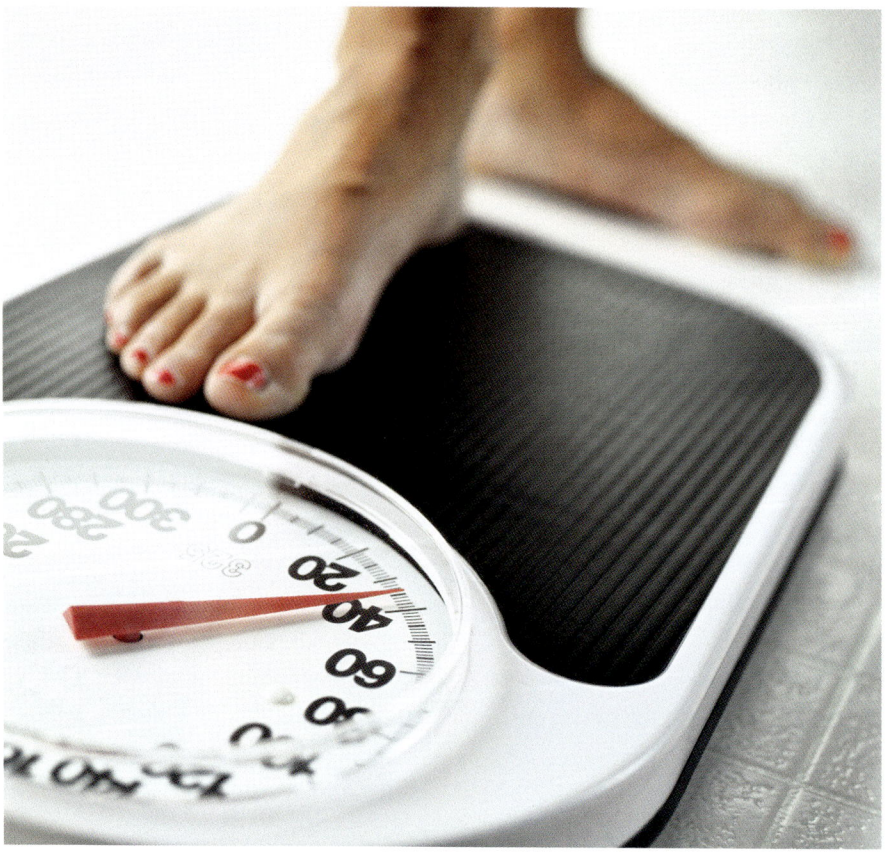

Wer im Einklang mit seinen Genen lebt, muss die Waage nicht fürchten.

(die SNPs) auf welchen Abschnitten welcher Gene aufweist. Das gilt auch für die Gene, die den Stoffwechsel steuern und die letztlich bestimmen, zu welchem Ernährungstyp jemand gehört.

Essen und leben im Einklang mit den Genen

Ein spezieller Forschungszweig der Genetik – die Nutrigenetik – bedient sich dieser Erkenntnisse, um einerseits ganz gezielt entsprechende Nachweisverfahren zu entwickeln und zu vervollkommnen und andererseits, um für jeden genetischen Typus eine optimale, der jeweiligen Genvariante entsprechende Ernährungsempfehlung auszuarbeiten.

Und noch mehr: Es wurden auch Varianten bestimmter Gene gefunden, die eine genetisch begründete grundsätzliche Neigung zum Übergewicht bewirken; andere beeinflussen, wie leicht oder schwer jemand abnehmen kann, und wieder andere sind verantwortlich dafür, ob man durch sportliche Aktivitäten rascher und leichter abnehmen kann oder ob selbst intensives Training kaum Einfluss auf den Abnehmprozess hat. Das Ziel ist ein personalisiertes Ernährungskonzept, das möglichst vollständig die individuelle genetische Konstellation jedes Einzelnen berücksichtigt. So wird der Stoffwechsel ins Gleichgewicht gebracht, die Risiken für Übergewicht und ernährungsbedingte Krankheiten werden minimiert. Gesundheit, hohe körperliche und geistige Leistungsfähigkeit und Wohlbefinden sind dann das Ergebnis einer Ernährung in Einklang mit den Genen.

Diesem Ziel hat sich auch **genetic balance**® verschrieben. Mit einem speziellen Gentest und einem darauf aufbauenden individuellen Stoffwechselprogramm. Mehr und ausführlich dazu im Kapitel »Der virtuelle Gentest – welcher Stoffwechseltyp sind Sie«. Jetzt wollen wir erst einmal herausfinden, wie unser Stoffwechsel überhaupt funktioniert.

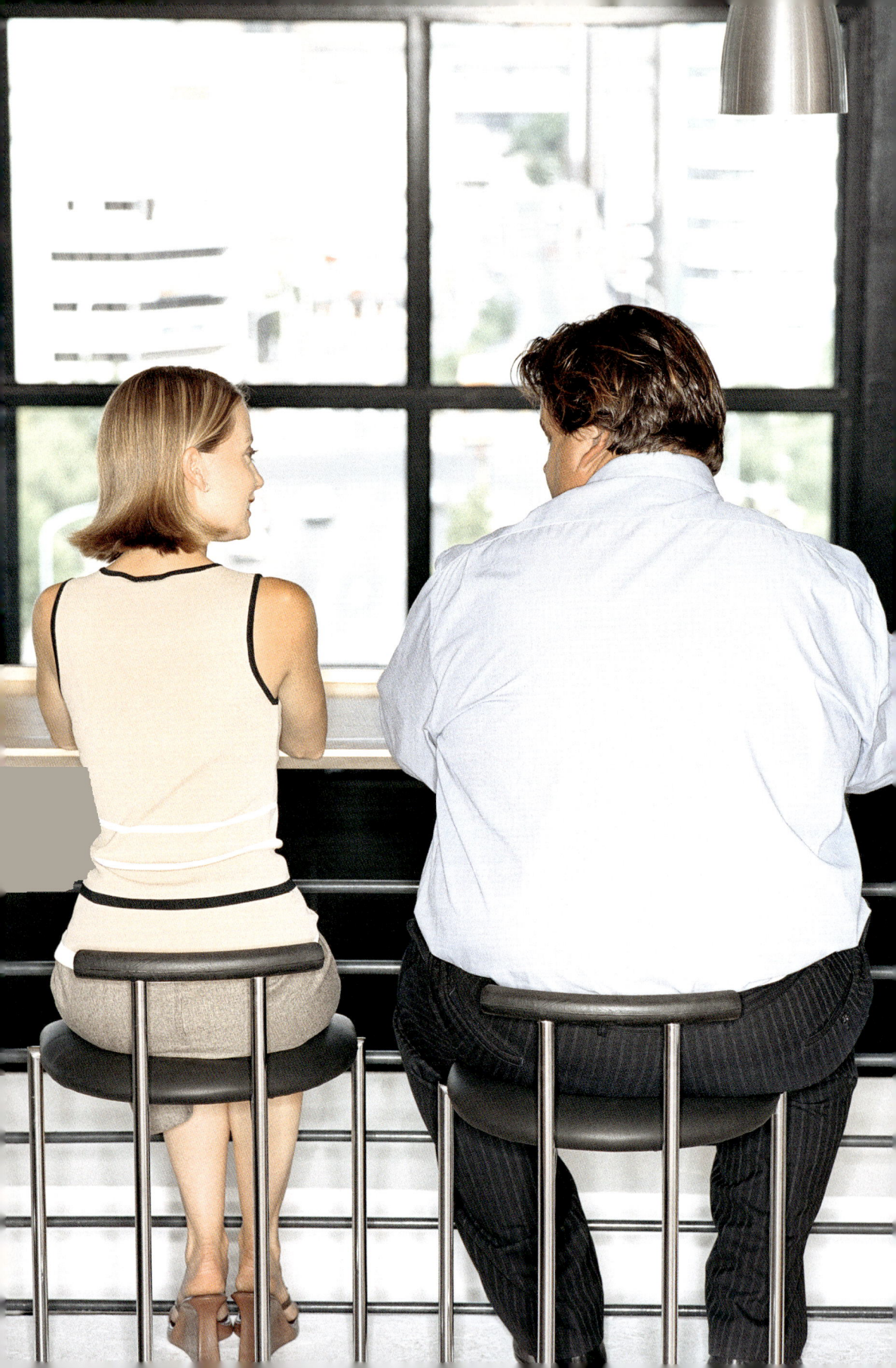

Vom Stoffwechsel und von seinen Typen

Weil in diesem Buch immer wieder der Begriff Stoffwechsel und von ihm abgeleitete Bezeichnungen wie Stoffwechseltypen oder Stoffwechselprogramm genannt werden, sollten wir uns wenigstens kurz damit befassen. Auf den folgenden Seiten erfahren Sie, was denn darunter zu verstehen ist. Keine Angst, es wird nicht allzu kompliziert.

Was wir essen

ES SIND VOR allem drei Hauptnährstoffe, die wir mit den täglichen Mahlzeiten zu uns nehmen – Fett, Kohlenhydrate und Eiweiß. Was sind das für Stoffe, und was bewirken sie in unserem Körper?

Fett

DIESEN LEBENSWICHTIGEN NÄHRSTOFF beziehen wir aus Fleisch, Fisch, Butter und anderen tierischen Produkten sowie aus Pflanzenölen und -fetten. Chemisch gesehen sind die Fette Verbindungen von verschiedenen Fettsäuren mit dem Alkohol Glycerin. Fette sind vorwiegend Energielieferanten und werden in den Mitochondrien, den Energiekraftwerken der Zellen, umgewandelt, »verbrannt«. Darüber hinaus transportieren sie lebenswichtige fettlösliche Vitamine und versorgen den Organismus mit wichtigen essenziellen Aminosäuren. Eine gewisse Menge an Fettgewebe ist erforderlich, um uns vor Kälte zu schützen, innere Organe vor Ver-

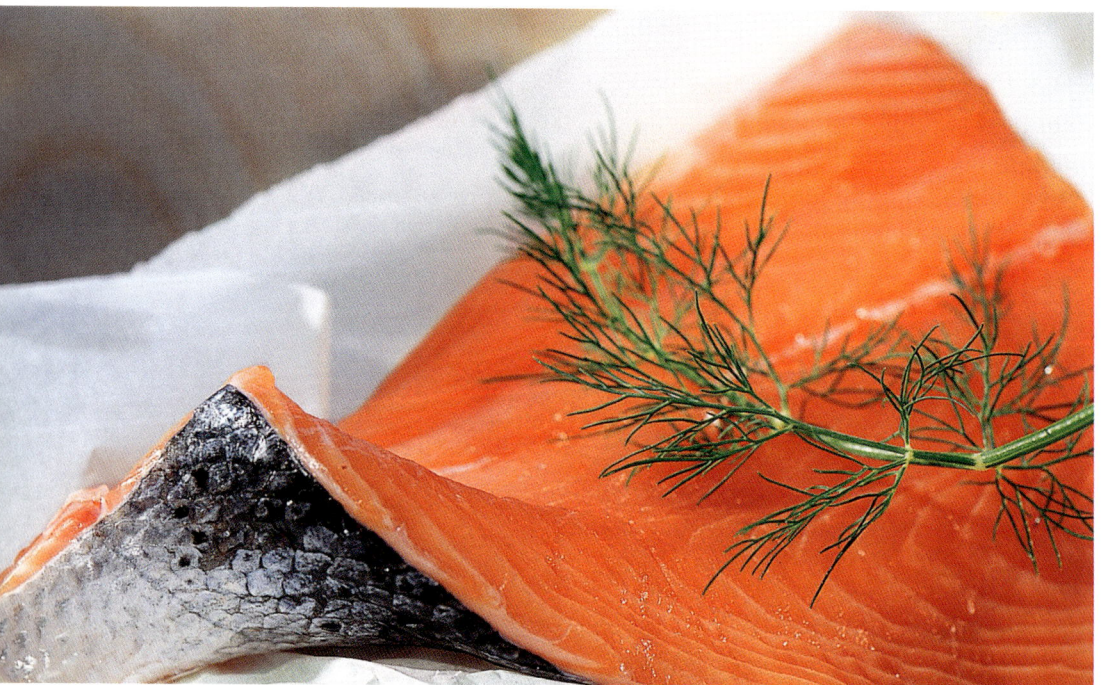

Fisch enthält besonders reichlich gesunde Fettsäuren.

letzungen zu bewahren und die Haut geschmeidig zu halten. Fett ist zudem wichtiger Bestandteil der Zellwände und auch an der Synthese von Hormonen beteiligt.

Wertvolle Fette – vor allem aus pflanzlichen Quellen und Fisch – enthalten reichlich mehrfach ungesättigte Omega 3- und Omega 6-Fettsäuren. Diese werden als essenziell bezeichnet, da sie der Mensch nicht selbst herstellen kann und deswegen mit der Nahrung zuführen muss. Fleisch und andere tierische Fette enthalten dagegen vorwiegend gesättigte Fettsäuren, die weniger zu einer gesunden Ernährung beitragen. Möglichst meiden sollte man aber die sogenannten Transfette, gehärtete Fette, die vor allem in industriell hergestellten Lebensmitteln und in der typischen Fastfoodernährung enthalten sind.

Fette sind also wichtige, unverzichtbare Nährstoffe, die allerdings in Maßen verzehrt werden sollten. Wird dem Körper permanent mehr Fettenergie zugeführt als er benötigt, wird das überschüssige Fett in Fettzellen gespeichert. Das führt auf Dauer zu gefährlichem Übergewicht mit den entsprechenden Risiken für die Gesundheit.

Wohin mit dem Fett?

Mit der Nahrung nehmen wir verschiedene Fette auf: Triglyceride, z. B. aus Pflanzenölen, Cholesterin, z. B. aus Fleisch und Eiern sowie Fettsäuren unterschiedlicher Größe und Sättigung. Sie werden in Magen und Darm emulgiert und mithilfe des in der Leber gebildeten Gallensaftes in kleinste Fetttröpfchen umgewandelt. Dann beginnen fettspaltende Enzyme, die Lipasen, ihre Arbeit und zerlegen die komplexen Fette. Die Enzyme spalten von den komplexen Fettmolekülen (Lipiden) freie Fettsäuren ab und machen so die Fette transportfähig.

Durch die Membranwand des Dünndarms gelangen die dermaßen aufbereiteten Fette dann ins Blut, wo sie von speziellen Eiweißkörpern, den Lipoproteinen, zu den Muskeln, ins Fettgewebe und in die Leber transportiert werden. Dort werden sie zur Energiegewinnung »verbrannt« oder gespeichert.

Fettzellen als Energiereserve

Das Fettgewebe stellt das körpereigene Fettdepot zur Energielieferung dar. Hier werden bei Bedarf Fette abgebaut, die dann auf dem Weg über das Blut zu den »Energiekraftwerken« in den Zellen gelangen, wo sie schließlich zur Energiegewinnung »verbrannt« werden.

Wie wir sehen, wird der komplizierte Prozess der Verdauung und Verstoffwechselung der Nahrungsfette, den wir hier nur sehr vereinfacht dargestellt haben, durch eine Vielzahl von Biokatalysatoren – Transporteiweißen, Enzymen und Hormonen – ermöglicht und gelenkt.

Das tödliche Quartett

So bezeichnet man auch das metabolische Syndrom, ein Krankheitsbild, das gerade auch hierzulande immer mehr Opfer fordert. Erhebliches ÜBERGEWICHT führt zu BLUTHOCHDRUCK, erhöhten BLUTFETTWERTEN und zur INSULINRESISTENZ. Das sind die vier Risikofaktoren, die schließlich zu Diabetes mellitus, koronaren Herzkrankheiten, zum Herzinfarkt oder zum Schlaganfall führen können.

Ursachen für die wachsende Bedrohung sind permanente Über- und Fehlernährung sowie der Mangel an körperlicher Bewegung, wie sie für breite Bevölkerungskreise in den westlichen Industrieländern leider typisch geworden sind.

Einen ganz entscheidenden Einfluss auf die Entstehung des metabolischen Syndroms hat das sogenannte viszerale Fettgewebe, das sich zwischen den Organen in der Bauchhöhle ablagert. Die Fettzellen dieses Gewebes sind hormonell aktiv und hemmen die Aktivität des Insulins, das für die Regulierung des Blutzuckers sorgen soll. Es werden Entzündungsstoffe freigesetzt, und gleichzeitig verändern sich die Blutfettwerte. Das »gute« HDL-Cholesterin wird abgebaut, die Werte für das »böse« LDL-Cholesterin, das die Blutgefäße verstopfen kann, und für Triglyceride, die das Blut zähflüssiger machen, steigen stark an.

Ein erster Hinweis auf ein möglicherweise bestehendes Risiko ist ein wachsender Bauchumfang. Wenn er – gemessen an der Taille – bei Frauen 88 Zentimeter, bei Männern 102 Zentimeter überschreitet, ist Gefahr im Verzug. Dann sollte unbedingt eine ärztliche Laboruntersuchung im Blut vorgenommen werden. Die Diagnose trifft sehr wahrscheinlich zu, wenn:

- die Serumtriglyzeride über 150 mg/dl sind;
- das HDL-Cholesterin unter 40 mg/dl bei Männern bzw. unter 50 mg/dl bei Frauen liegt;
- das LDL-Cholesterin über 130–160 mg/dl liegt;
- der Blutdruck Werte von 130/85 mmHg überschreitet;
- der Nüchternblutzucker über 110 mg/dl gestiegen ist.

Trifft diese Diagnose zu, sollte man seinen Lebensstil grundsätzlich ändern. Das Übergewicht muss abgebaut werden, regelmäßige körperliche Aktivität ist erforderlich. Gegebenenfalls müssen ein bereits bestehender Diabetes und der Bluthochdruck auch medikamentös behandelt werden.

Gene regeln die Fettverbrennung

Die »Bauanleitung« für alle diese Helfer aber liefern die dafür zuständigen Gene. Wenn eines oder mehrere davon in der Abfolge ihrer »Buchstaben« Abweichungen aufweisen, kann es geschehen, dass eines oder mehrere der Helfereiweiße nicht richtig funktionieren und das komplexe metabolische Geschehen aus der Balance gerät. Dann kommt es zu einer mehr oder weniger ausgeprägten Störung im Verdauungs- und Stoffwechselprozess. Mögliche schwerwiegende Folgen sind dann: Übergewicht und erhöhte Blutfettwerte, die zu lebensbedrohenden Krankheiten führen können.

Wird rechtzeitig – etwa durch einen Gentest – eine genetisch bedingte Beeinflussung oder gar Störung des Fettstoffwechsels festgestellt, kann Abhilfe geschaffen werden. Beispielsweise durch eine Ernährungsumstellung, die den Fettkonsum reduziert, oder/und geeignete Medikamente, die das gestörte metabolische Gleichgewicht wiederherstellen.

Kohlenhydrate

WÄHREND DIE FETTE als »langsame« Energielieferanten wirken, also ausdauernde Energieleistungen unterstützen, gelten die Kohlenhydrate als »schnelle« Energiebereitsteller, die kurzfristig Spitzenleistungen (auch beim Sport) ermöglichen.

Kohlenhydrate gewinnen wir hauptsächlich aus Getreideprodukten, Kartoffeln, Zucker und zum Teil auch aus Gemüse und Obst.

Aus der Sicht des Chemikers handelt es sich dabei um Saccharide, also Zucker, die in verschiedenen Kettenlängen vorkommen: Monosaccharide (Einfachzucker, z. B. Traubenzucker, Fruchtzucker), Disaccharide (Zweifachzucker, z. B. Kristallzucker, Milchzucker), Oligosaccharide (Mehrfachzucker, z. B. Raffinose) und Polysaccharide (Vielfachzucker, z. B. Stärke, Cellulose).

Unabhängig von der Kettenlänge werden alle Kohlenhydrate im Körper zu Glucose verstoffwechselt, die über das Blut in die Körperzellen gelangt und dort energetisch verwertet wird. Vor allem das Gehirn benötigt Glucose als Energiequelle, da es Fettenergie nicht verwerten kann.

Die Kettenlänge der Kohlenhydrate wirkt sich allerdings auf den Blutzuckerspiegel aus. Während kurzkettige Zucker sehr schnell zu Glucose ab- bzw. umgebaut werden, was zu einer kurzzeitig verstärkten Insulinaktivität führt, die den Blutzuckerspiegel sofort wieder stark absenkt und dadurch ein Hungergefühl hervorruft, werden langkettige Kohlenhydrate langsamer abgebaut, sodass Blutzuckerschwankungen vermieden werden. Es wird deshalb empfohlen, langkettige Kohlenhydrate aus Vollkornprodukten sowie aus Obst und Gemüse zu bevorzugen, auch weil diese zusätzlich wichtige Ballaststoffe sowie Vitamine und sekundäre Pflanzenstoffe enthalten. Außerdem machen sie länger satt und bringen den Insulinspiegel nicht so dramatisch durcheinander.

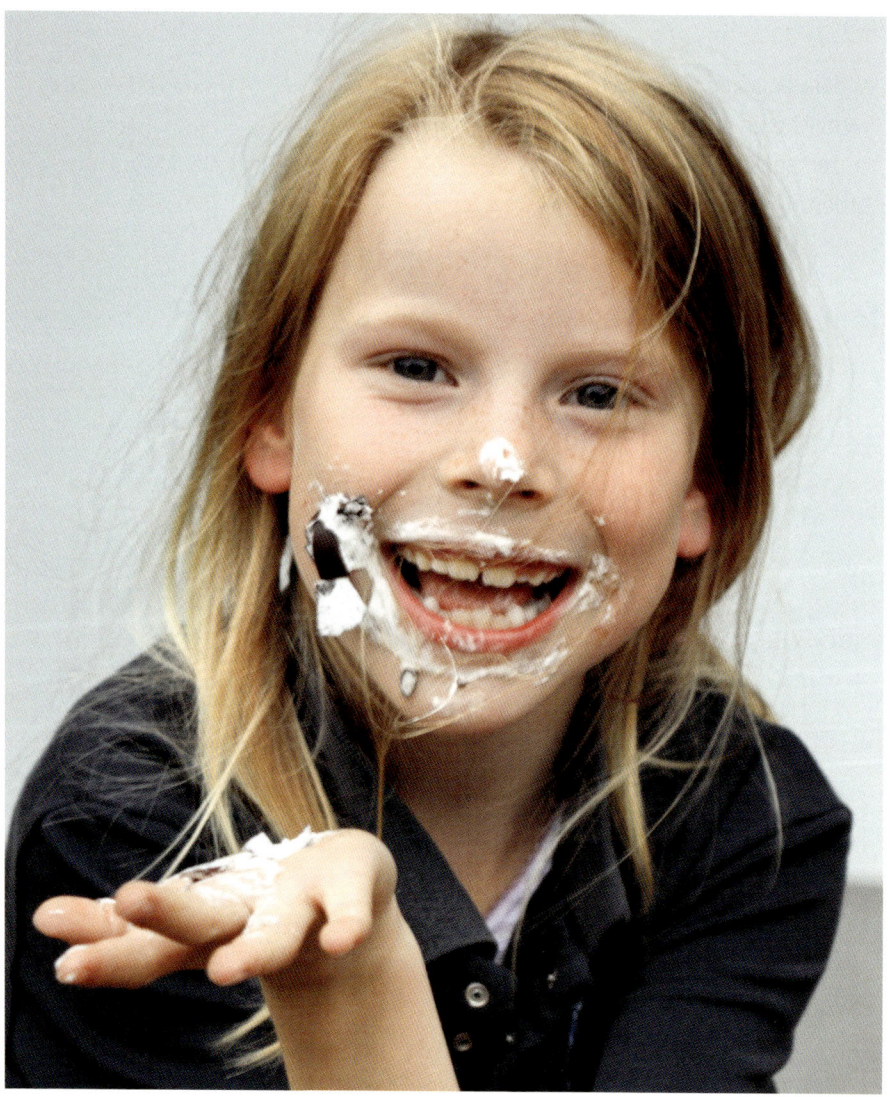

Süßes enthält besonders viele Kohlenhydrate – die süße Lust kann leicht zur Last werden.

VOM STOFFWECHSEL UND VON SEINEN TYPEN

Ebenso wie die Fette sind also Kohlenhydrate unentbehrliche Nährstoffe, aber auch bei ihnen spielt die Qualität die entscheidende Rolle. Und: Ein Zuviel führt ebenso wie bei den Fetten zu gefährlichem Übergewicht, denn auch überschüssiger Zucker landet letztlich als Fett an Bauch und Hüften.

Kohlenhydrate – schnelle Energie und süße Last

Kohlenhydrate sind unser Hauptenergielieferant. Sie sind Im Unterschied zu den Fetten relativ schnell verwertbar, da sie auch ohne Sauerstoff (anaerob) Energie liefern. Der wichtigste Kohlenhydratbaustein ist die Glucose. Jede Körperzelle kann Glucose durch die Zellmembran aufnehmen und auch wieder abgeben. In den Zellen der verschiedenen Organe kann der Zucker (die Glucose) also entweder die chemische Energie für die Muskeltätigkeit, für den Aufbau der körpereigenen Substanzen sowie für die Gehirnaktivität liefern oder aber als Glykogen gespeichert werden.

Insulin regelt den Blutzucker

Bei der Verdauung werden die mehr oder weniger komplexen Kohlenhydrate aus der Nahrung durch Verdauungsenzyme in einfache Glucosemoleküle aufgespalten, die im Dünndarm in das Blut abgegeben werden. Nach dem Verzehr von Kohlenhydraten steigt der Blutzuckerspiegel daher rasch an. Die ins Blut aufgenommene Glucose muss also erst einmal zwischengespeichert werden.

Das Signal hierzu gibt das Insulin, ein wichtiges Stoffwechselhormon aus der Bauchspeicheldrüse. Es signalisiert dem Muskel- und Lebergewebe, jetzt verstärkt Glucose aus dem Blut aufzunehmen und als Glykogen ein- bzw. zwischenzulagern. Dadurch sinkt der Blutzuckerspiegel rasch wieder auf sein normales Niveau. Wird er andererseits zu niedrig, signalisiert die Unterzuckerung ein Hungergefühl, dass Nahrung benötigt wird.

Gene regeln den Insulinstoffwechsel

Insulin ist also ein entscheidender Faktor bei der Regulierung des Kohlenhydratstoffwechsels. Menge und Aktivität dieses Hormons werden durch Gene gesteuert. Aufgrund von vererbbaren Genmutationen kann es zu einer Insulinresistenz kommen, d. h., das Hormon ist zwar vorhanden, kann seine Wirkung aber nicht voll entfalten. Zunächst wird dies durch die Ausschüttung immer größerer Insulinmengen kompensiert, bald jedoch kann die Bauchspeicheldrüse die erhöhte Hormonproduktion nicht mehr aufrechterhalten. Der Blutzuckerspiegel gerät außer Kontrolle – Übergewicht und Diabetes sind die krankhaften Folgen.

Zu viel macht dick

Neben der vererbten, also angeborenen Insulinresistenz gilt Übergewicht als eine der Hauptursachen für Diabetes mellitus. Im Fettgewebe übergewichtiger Menschen wird nämlich in großen Mengen ein Botenstoff produziert, der dafür sorgt, dass Muskel- und Leberzellen kaum noch auf das blutzuckerregulierende Insulin reagieren und der Blutzuckerspiegel steigt.

Wenn die Versorgung der Gewebe mit Kohlenhydraten größer ist als ihr Verbrauch, wird der Überschuss in Fett umgewandelt und als Depotfett gespeichert.

__Eiweiße

Ebenso unverzichtbar wie Fette und Kohlenhydrate in unserer Ernährung sind Eiweiße, auch Proteine genannt. Sie sind u. a. in Fleisch, Fisch, Eiern, Milchprodukten, Soja, Hülsenfrüchten und Nüssen enthalten.

Proteine bestehen aus unterschiedlich langen Molekülketten, die aus 20 verschiedenen Aminosäuren gebildet werden. Acht dieser Aminosäuren sind essenziell, d. h., sie sind im wahrsten Sinne des Wortes lebensnotwendig, können aber im Organismus nicht hergestellt werden und müssen deshalb mit der Nahrung zugeführt werden.

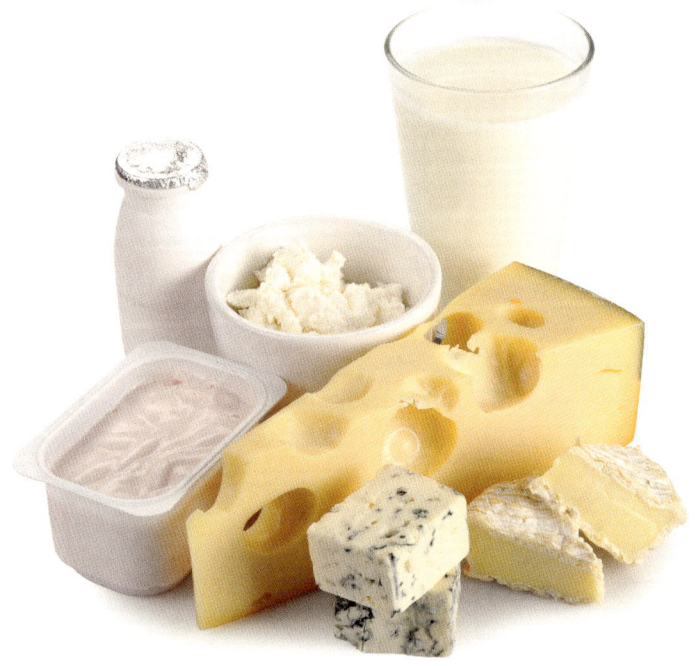

Eiweiße übernehmen im Körper vielfältige Aufgaben. Sie bilden die Hauptbestandteile aller Körperzellen, der Organe und der Gewebe, vor allem der Muskeln. Auch die DNA, die Erbinformation in den Zellen, die Trägerin unserer Gene, enthält Aminosäuren, ebenso die Enzyme und auch viele Hormone, die das Geschehen in unserem Körper regulieren.

Zur Energiegewinnung wird Eiweiß nur herangezogen, wenn ein Mangel an Fetten oder Kohlenhydraten besteht, also z. B. bei einer starken Reduktionsdiät. Dann besteht die Gefahr, dass Muskelmasse verloren geht und Muskelschwund entsteht, sodass auch die Fettverbrennung durch Muskelaktivität weiter eingeschränkt wird. Dem muss mit sportlichen Aktivitäten, auch mit Krafttraining, entgegengewirkt werden. Im Normalfall werden überschüssige Proteine aber im Organismus abgebaut, und die Abbauprodukte, z. B. Harnstoff, werden über die Nieren ausgeschieden. Eine ständig überhöhte Eiweißzufuhr kann allerdings den Stoffwechsel und die Nieren über die Maßen belasten und langfristig zu Erkrankungen führen.

Gefährlicher Eiweißmangel

Wesentlich bedrohlicher ist aber ein Eiweißmangel. Besonders im Wachstumsalter führt er zu körperlicher und auch zu geistiger Unterentwicklung. Die geistige und körperliche Leistungsfähigkeit, die Leistungsfähigkeit unseres Immunsystems und die Widerstandsfähigkeit gegenüber Infektionen sinken bei ungenügender Eiweißzufuhr, wie sie heute noch in vielen armen Ländern vorherrscht. Hierzulande tritt dieses Problem allerdings sehr selten auf, da wir in der Regel gut mit Eiweiß versorgt sind.

Enzyme bei der Arbeit

Die Verstoffwechselung der Eiweiße aus der Nahrung beginnt im Magen und endet im Dünndarm. Das saure Magenmilieu aktiviert spezifische eiweißspaltende Enzyme – Proteasen und Peptidasen –, die damit beginnen, die komplexen Eiweiße, beispielsweise eine Portion Fleisch oder Fisch, in kürzere Ketten zu zerlegen. Im basischen Dünndarm setzen andere Enzyme – z. B. Trypsin und Chymotrypsin – die Spaltung fort, bis hin zu den einzelnen Aminosäuren. Diese gelangen dann durch die Darmwand ins Blut und werden zu den Organzellen transportiert, wo sie – unter Kontrolle durch die Gene – zu den benötigten körpereigenen Proteinen synthetisiert werden.

Am Ende des Eiweißstoffwechsels bleibt Harnstoff zurück – eine einfache organische Stickstoffverbindung, die der Organismus nicht mehr verwerten kann. Sie wird über die Nieren mit dem Urin ausgeschieden.

Was noch fehlt

SO WICHTIG DIE oben genannten Grundnährstoffe auch sind, sie allein reichen für eine gesunde Ernährung nicht aus. Zum Leben, ja zum Überleben brauchen wir noch mehr:

Vitamine

Das sind komplexe organische Verbindungen, die im Stoffwechsel eine unverzichtbare Rolle spielen. Sie werden benötigt, damit Zellen entstehen, Blutkörperchen gebildet werden, Muskeln wachsen. Vitaminmangel kann zu ernsthaften Gesundheitsstörungen bis hin zu tödlichen Krankheiten führen.

Vitamine sind vor allem in frischen Lebensmitteln enthalten – in Obst, Gemüse, Nüssen und Kernen, aber auch in Fleisch und Fisch sowie in Vollkornprodukten.

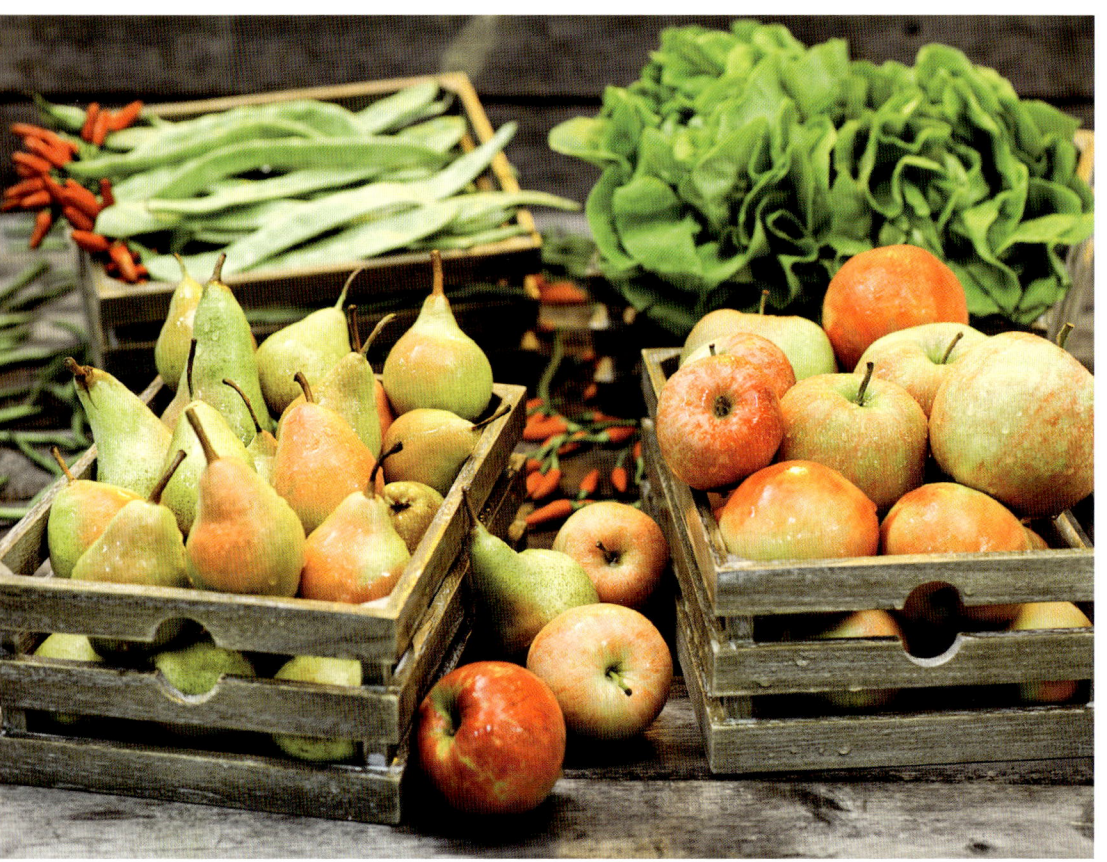

Obst und Gemüse liefern die lebenswichtigen Vitamine.

Beim Kochen und Braten werden die wichtigen Lebensstoffe leider oftmals zerstört, deswegen sind gedünstete oder rohe Zubereitungen schonender. Während einige Vitamine wasserlöslich sind (z. B. Vitamin C), sind andere (z. B. A, D, E und K) nur in Fett löslich, müssen also mit fetthaltigen Speisen zusammen aufgenommen werden. Übrigens ein wichtiger Grund dafür, dass man auch bei strengen Diäten niemals ganz auf Fett verzichten darf.

Mineralien

Das sind relativ einfach gebaute anorganische Verbindungen, die aber wichtige Aufgaben im Körper erfüllen. Sie sind Bestandteile von Hormonen, helfen dem Immunsystem und sind auch wesentlich an der Weiterleitung von Nervenimpulsen beteiligt. Viele Organe wären ohne sie nicht funktionsfähig.

Wir unterscheiden bei dieser Nährstoffklasse zum einen die sogenannten Mengenelemente wie z. B. Kalzium, Magnesium, Phosphor und Schwefel, von denen wir täglich mehr als 50 Milligramm brauchen, und zum anderen die Spurenelemente wie z. B. Selen, Mangan, Zink und Jod. Von ihnen benötigt der Organismus nur minimale Mengen, aber ohne sie leidet er Mangel.

Kalzium ist in Milchprodukten enthalten, Phosphor, Jod und Selen in Fischen, Mangan und Zink in Vollkornprodukten, Magnesium in Nüssen, Phosphor im Fleisch.

Ballaststoffe

Sie sind zwar nicht unbedingt lebensnotwendig, aber für die Verdauung unverzichtbar. Die in Gemüse, Salaten, Vollkornerzeugnissen und vielen Obstsorten enthaltenen Pflanzenstoffe – oft handelt es sich um Zellulose – haben zwar keinen unmittelbaren Nährwert, sorgen aber durch die Anregung der Darmbewegung dafür, dass die Nahrungsmittel durch das Verdauungssystem transportiert werden und dabei ihre Nährstoffe an den Organismus abgeben. Außerdem sorgen sie für eine gesunde Darmflora, einen wichtigen Bestandteil unseres Immunsystems. In den Nahrungsmitteltabellen, die Sie im Anhang des Buches finden, finden Sie Hinweise darauf, welche Nahrungsmittel diese Stoffe enthalten.

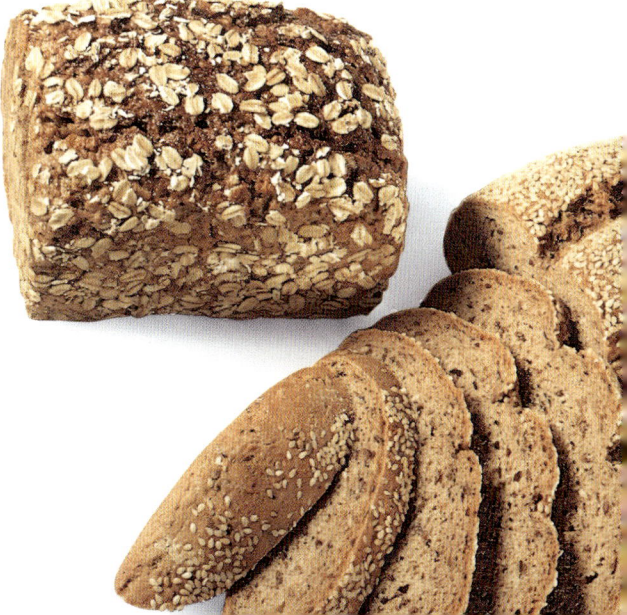

Sekundäre Pflanzenstoffe

Auch sie sind nicht unmittelbar lebensnotwendig, gehören aber zu einer gesunden, genussvollen Ernährung. Es handelt sich um eine Vielzahl organischer Verbindungen, die den Pflanzen, ihren Blättern, Blüten, Früchten und Samen, ihren individuellen Geschmack, ihren Geruch, ihr Aroma und ihre Farbe verleihen und sie schützen.

Einige von ihnen können sogar noch mehr: Die des Knoblauchs senken z. B. den Blutdruck, die Flavone aus grünem Tee, Beeren und Weintrauben wirken antioxidativ und damit zellschützend und immunsteigernd.

Leben heißt Stoffwechsel

NACHDEM WIR DIE Stoffwechselwege der Hauptnährstoffe Kohlenhydrate, Fette und Eiweiße skizziert haben, wissen wir, wie unterschiedlich sie sind. Aber wir erkennen auch, was sie gemeinsam haben: Sie versorgen unseren Körper mit der erforderlichen Energie, mit den nötigen Baustoffen und mit den Substanzen, die den Transport und die Verteilung der Nährstoffe ermöglichen und optimieren. Leben ist Stoffwechsel.

Auf diesen Stoffwechselwegen verändern die meisten Nährstoffe ihre Beschaffenheit. Sie werden abgebaut, umgebaut und neu zusammengebaut. Manche werden auch für kürzere oder längere Zeit in körpereigenen Deponien gespeichert und dann weitertransportiert, wenn sie benötigt werden.

Die Gene bestimmen mit

Wenn einer oder mehrere dieser Nährstoffe nicht oder nicht richtig verstoffwechselt werden, kommt es zu einer Störung im Gesamtsystem des Stoffwechsels. Das kann geschehen, wenn Nährstoffe fehlen oder wenn ihr Verhältnis in der Nahrung nicht ausgewogen ist. Dem kann man aber mit einer Veränderung der Ernährungsweise begegnen.

Oft aber haben Störungen des Stoffwechsels auch andere – genetische – Ursachen. Mutationen der Genabschnitte, die beispielsweise die »Bauanleitung« für bestimmte Enzyme oder Hormone tragen, können bewirken, dass diese Enzyme oder Hormone nicht oder nicht optimal oder aber auch besonders effektiv ihre spezifische Stoffwechselarbeit leisten. Je nachdem, welche Gene bzw. Genabschnitte und folglich welche »Genprodukte« betroffen sind, wird der eine beispielsweise Fette gut verbrennen können, aber Kohlenhydrate nicht so gut verstoffwechseln können. Oder umgekehrt.

Auf den Typ kommt es an

Weil diese Genvariationen sich im langen Verlauf der menschlichen Evolution herausgebildet haben und bis heute vererbt werden, haben sich bestimmte, genetisch begründete Stoffwechseltypen herausgebildet. Eben jene »Jäger und Sammler«-Typen, denen auch fettreichere Nahrung gut bekommt, die aber zurückhaltender bei Kohlenhydraten sein sollten; und andererseits die »Ackerbauer«-Typen, die Kohlenhydrate gut vertragen, aber zu viel Fettes besser meiden sollten. Dazu gibt es noch sogenannte »Mischtypen«, die bei ausgeglichener Ernährung gesund, schlank und fit bleiben.

Vererbbare Genvariationen sind auch dafür verantwortlich, dass manche Menschen gewissermaßen natürlicherweise zu einem erhöhten Gewicht neigen oder dass sportliche Aktivitäten mehr oder weniger gut beim Energieverbrennen und Abnehmen helfen oder auch, dass viele Menschen nach einer Schlankheitskur infolge des sogenannten genetischen Jo-Jo-Effekts rasch wieder an Gewicht zunehmen.

Nahrungsunverträglichkeiten und mehr

Bestimmte Genmutationen, die über Generationen vererbt werden, bewirken bestimmte angeborene Nahrungsunverträglichkeiten, z. B. für die Laktose in Milch und Milchprodukten oder für Gluten, eine Klebersubstanz, die in vielen Getreidesorten enthalten ist.

Genetisch bedingte Störungen des Stoffwechsels sind heutzutage recht weit verbreitet. Manchmal sind sie harmlos und kaum zu bemerken, manche spüren sie, wenn sie bestimmte Speisen mehr oder weniger gut vertragen, sie können aber auch – wie bei den eben erwähnten Nahrungsunverträglichkeiten – zu größeren Beeinträchtigungen der Lebensqualität oder sogar zu ernsthaften, schweren Krankheiten führen.

Tierisch unbekömmlich

Drei Viertel der erwachsenen Weltbevölkerung vertragen keinen Milchzucker. Doch die regionalen und ethnischen Unterschiede sind groß. In Schweden müssen weniger als fünf Prozent auf Milch von Säugetieren, Käse und Co. verzichten. In Japan hingegen fast alle. Die Nachfahren der weißen Einwanderer in den USA vertragen Milchzucker besser als die der schwarzen.

Laktoseunverträglichkeit (in %)	in
bis 5	Schweden
10–15	* USA
15–20	Deutschland
20–30	Russland
30–40	Frankreich
50–60	Mexiko
60–65	Indien
65–70	** USA
70–80	Griechenland
90–100	China
95–100	Japan
* weiße Bevölkerung ** schwarze Bevölkerung	

Die weltweite Verbreitung der Laktoseintoleranz bei Erwachsenen.
QUELLE: WHO 2012

Die Wissenschaft hilft

Die moderne Genforschung kann bereits auf gute Erfolge bei der Erkundung und Erklärung solcher Genvariationen verweisen, und sie setzt diesen Weg beschleunigt und entschlossen fort.

Der **genetic balance**®-Gentest, ein genetischer Stoffwechseltest aus einer Speichelprobe, nutzt diese Erkenntnisse und ermöglicht es, dass jedermann Kenntnis über sein individuelles genetisches Stoffwechselprofil erhält und daraus Schlussfolgerungen für seinen persönlichen Ernährungs- und Lebensstil ziehen kann. Das individualisierte **genetic balance**®-Stoffwechselprogramm hilft dabei, seinem persönlichen Stoffwechseltyp entsprechend, auf genetisch natürliche Weise schlank, fit und gesund zu werden und zu bleiben.

Ein komplexer Prozess

Unter Stoffwechsel – in der Fachsprache auch Metabolismus genannt – verstehen wir ganz allgemein die Gesamtheit der chemischen Reaktionen in unserem Organismus, die für die Aufnahme, den Transport und die Umwandlung von Stoffen sowie für die Ausscheidung ihrer Endprodukte erforderlich sind. Alle diese biochemischen Prozesse – beispielsweise die Atmung und die Nahrungsverarbeitung, um nur diese beiden zu nennen – haben zwei lebenswichtige Aufgaben: den Aufbau und die Erhaltung der Körpersubstanz sowie die Gewinnung von Energie, um unsere vielfältigen Körperfunktionen in Gang zu halten. Gesteuert werden diese Prozesse von Enzymen, das sind Biokatalysatoren (Beschleuniger), die ihrerseits durch Gene in Betrieb gesetzt und gelenkt werden. Wie gut oder auch weniger gut jedes einzelne Enzym seine spezielle Aufgabe in diesem komplexen Prozess erfüllt, hängt also ganz entscheidend von der Aktivität des Gens oder der Gene ab, die seinen Einsatz dirigieren.

Woher kommt die Lebensenergie?

Wir essen sie! Weil die Nährstoffe Fett und Kohlenhydrate, die wir mit jeder Mahlzeit aufnehmen, verstoffwechselt und unter Mitwirkung des Sauerstoffs aus der Atmung sowie gesteuert durch die Enzyme verbrannt und in Energie verwandelt werden. Ein Wunder des Lebens! Sehr vereinfacht lässt sich dieser komplizierte Prozess, der viele Zwischenstufen durchläuft, durch die folgende Reaktionsgleichung darstellen:

$$\text{Nährstoff} + \text{Sauerstoff} \rightarrow \text{Energie} + \text{Wasser} + \text{Kohlendioxid}$$

Während Wasser und Kohlendioxid ausgeschieden werden, steht die Energie den Zellen der Körperorgane, der Muskeln, des Gehirns usw. zur Verfügung, damit sie ihre lebenswichtigen Aufgaben erfüllen können. Dabei wird ein Teil der Energie sofort verbraucht, ein anderer bleibt in Reserve für den Fall, dass der Nahrungsnachschub ausbleibt oder vermindert ist. Aber: Wenn wir zu viel des Guten tun, ständig mehr Energiestoffe, sprich Nahrung, zuführen, als die Kraftwerke in unseren Zellen benötigen und verarbeiten können, dann schaltet der Stoffwechsel um und deponiert die überschüssige Energie als Fett um Bauch und Hüften. Übergewicht droht!

Gute und schlechte Futterverwerter

Die eben genannten Mechanismen des Stoffwechsels laufen im Prinzip bei jedem von uns in gleicher Weise ab. Im Prinzip. Denn es ist doch auch eine Tatsache, dass einige beim Essen kräftig zulangen können, ohne dass man es ihrer Figur ansieht, während andere beinahe schon beim Anblick eines Tortenstücks aus der Fasson geraten. Oder: Denken wir nur an die Freundinnen Lisa und Grit, die wir bereits auf den ersten Buchseiten kennengelernt haben. Sie erinnern sich? Während Lisa mit einer gerade angesagten Diät schon nach einer Woche fünf Kilo abgenommen hat, quälte sich Grit mindestens vier Wochen mit der gleichen Diät und verlor dabei gerade mal drei Kilogramm. Und hatte diese nach kurzer Zeit, in der sie sich wieder normal ernährte, gleich wieder drauf.

Früher sprach man da von guten und von schlechten Futterverwertern – gut wäre in diesem Sinne Grit, da das »Futter« bei ihr offensichtlich gut »anschlägt«. Ist das gut? Bei einem Masttier vielleicht – aber bei Grit?

__Schon wieder die Gene

SCHON FRÜH WUSSTE man, dass diese Unterschiede irgendwie mit dem Stoffwechsel zu tun haben müssen. Heute weiß man viel mehr darüber, wie sie zustande kommen. Auch und vor allem dank der Erfolge der Genforschung. Denn es sind die Gene, welche die Enzyme bei der Regulierung des Stoffwechsels anfeuern oder auch bremsen. Und je nach der ererbten Genkonstellation kann dann die eine – z. B. Lisa – die Nährstoffe effektiver in Energie umwandeln, gewissermaßen »verbrennen«, während die andere – Grit – offensichtlich dazu neigt, die Energie in Form von Fettzellen, sprich Körpergewicht, anzulegen.

Kennt man nun die individuelle Struktur der Gene, die für diese Vorgänge »verantwortlich« sind – und man kann sie jetzt genetisch messen –, dann kann man ganz kleine, aber in dieser Hinsicht entscheidende Unterschiede in ihrer Struktur feststellen. Und diese kleinen Differenzen sorgen eben dafür, dass die Enzyme, die von diesen verschiedenen Genen dirigiert werden, auch verschieden agieren.

Heute kennt man eine Reihe dieser »Gewichtsgene«, die auch bei genetic balance® eine Hauptrolle spielen – wir werden sie in einem späteren Kapitel noch genauer unter die Lupe nehmen.

Fett vs. Kohlenhydrate

Aber noch mehr: Diese Genvarianten reagieren auch unterschiedlich auf die verschiedenen Energienährstoffe. Deshalb können z. B. die Träger der einen Variante Fette gut verwerten, verbrennen, haben aber ihre mehr oder weniger großen Schwierigkeiten bei der Verstoffwechselung von Kohlenhydraten.

Menschen mit einer anderen Genvariante können dagegen Kohlenhydrate effektiv verwerten, haben aber bei fettreicher Ernährung ihre Probleme. Hat man diese Gendifferenzen ausfindig gemacht, z. B. durch die Beantwortung und Auswertung unseres Tests oder genauer durch einen echten Gentest aus dem Labor, kann man die betreffenden Personen ganz bestimmten Stoffwechseltypen (Ernährungstypen) zuordnen.

Typen gibt es …
… viele, jedoch wollen wir uns hier zunächst auf die konzentrieren, die sich durch ihren Stoffwechsel hinsichtlich der verschiedenen Nährstoffe unterscheiden.

Wenn Sie herausfinden, dass Sie dem Typus des **guten Fettverbrenners** angehören, werden Ihnen fetthaltige Speisen nicht nur gut bekommen, Sie werden sie auch gut verwerten, ohne dabei Verdauungsprobleme zu haben, und Sie werden auch keine Gewichtsprobleme bekommen. Vorausgesetzt natürlich, dass Sie nicht übermäßig zulangen, hauptsächlich »gute« Fette verwenden und dass Sie den Anteil an Kohlenhydraten bei Ihren Mahlzeiten reduzieren.

Welches für Sie das richtige Maß ist, was »gute« Fette sind und wie Sie das optimale Verhältnis von Fetten und Kohlenhydraten sowie Eiweißen in Ihrer Nahrung finden, erfahren Sie, wenn Sie sich Ihr ganz persönliches Ernährungs- und Fitnessprogramm im Rahmen des **genetic balance**®-Stoffwechselprogramms zusammenstellen.

Gehören Sie aber zum Typus des **effektiven Kohlenhydratverwerters,** dann werden Sie wahrscheinlich auch ein (vielleicht heimlich unterdrücktes?) Faible für Süßes haben. Dem können Sie – in Maßen! – durchaus hin und wieder frönen, ohne gleich um die Figur fürchten zu müssen. Vorausgesetzt – Sie ahnen es schon –, dass Sie den Anteil von Fett in Ihrer Ernährung herunterfahren. Und seien Sie auch bei den beliebten Kohlenhydraten wählerisch; meiden Sie die leeren, wertlosen aus Weißmehl und viel Zucker und bevorzugen Sie die gehaltvollen, wertvollen aus Vollkornprodukten.

Wie es genau geht, was für Sie persönlich das richtige Maß und die optimalen Verhältnisse sind, das erfahren auch Sie, wenn Sie beim **genetic balance**®-Stoffwechselprogramm angelangt sind.

Hier nur noch so viel: Was für die Stabilität Ihres Körpergewichts durch typgerechte Ernährung gilt, bewährt sich selbstverständlich auch, wenn Sie ein paar oder mehr Kilo draufhaben und abnehmen wollen. Weniger essen, ja, aber auch dabei sollten die optimalen Nährstoffkombinationen eingehalten werden. Dann geht's schneller, sicherer und hält lange an. Auch dazu später noch mehr.

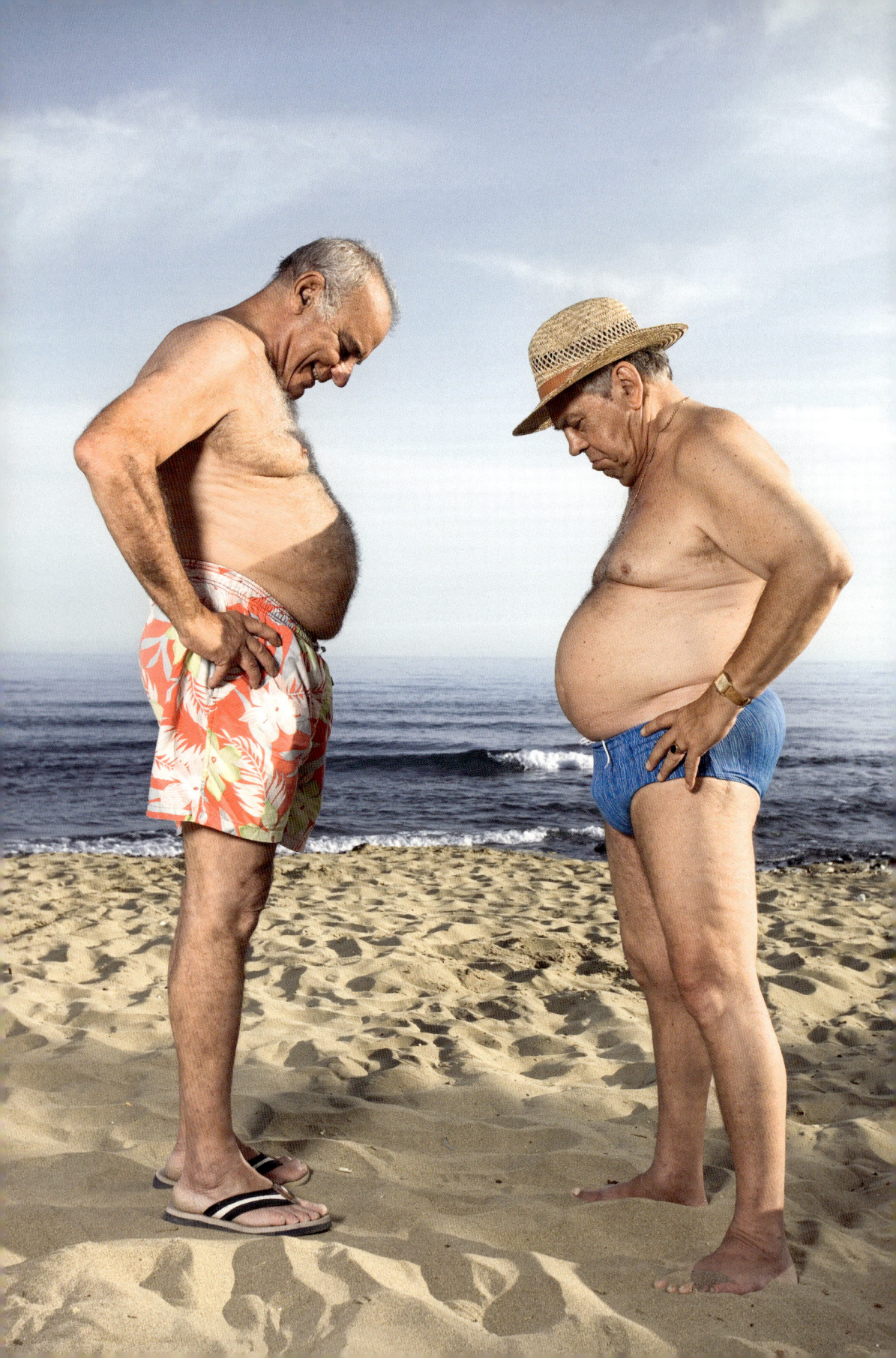

Rund und gesund?
Das hat noch nie gestimmt!

Wenn es denn so wäre, müssten wir Deutschen immer gesünder werden, denn runder werden wir von Jahr zu Jahr. Erst vor Kurzem hat eine neue aufsehenerregende Studie des renommierten Robert-Koch-Instituts zur Gewichtsentwicklung unserer Mitbürger Erschreckendes zutage gebracht. Danach sind immer mehr Menschen in Deutschland übergewichtig oder gefährlich fettleibig. Der Anteil der stark Übergewichtigen/Fettleibigen ist zwischen 2008 und 2011 – in nur drei Jahren! – um mehr als 14 Prozent auf ca. 23,6 Prozent der Gesamtbevölkerung angewachsen – bei Männern wie bei Frauen. Das sind fast 20 Millionen Menschen, jeder Vierte! Wir sind auf dem besten Weg, das »dickste Land« in Europa zu werden.

Ein gefährliches Risiko

UND DIE GESUNDHEIT? Geradezu logisch und unvermeidlich folgt aus der Studie, dass zugleich auch die – vor allem durch starkes Übergewicht bedingten – Diabeteserkrankungen auf einem beängstigenden Vormarsch sind. Die Anzahl der Erkrankten stieg im gleichen Zeitraum um sage und schreibe 38,5 Prozent an. Fast fünf Millionen Menschen leiden in unserem Land an dieser heimtückischen Krankheit und ihren gefährlichen Konsequenzen. Doch diese wirklich Dicken bilden ja nur die freilich immer breiter werdende Spitze des Eisbergs, der Übergewicht heißt. Rund 67 Prozent der deutschen Männer schleppen mehr Kilo mit sich herum, als ihnen guttut; das Gleiche gilt für 53 Prozent der Frauen.

Wie viel wiegt die Menschheit?

287 Millionen Tonnen wiegen alle Erwachsenen der Welt zusammen. Dies haben Epidemiologen um Ian Roberts von der London School of Hygiene and Tropical Medicine mithilfe von Datenbanken der Vereinten Nationen und der Weltgesundheitsorganisation errechnet (BMC Public Health, online). Allerdings stammen die Angaben aus dem Jahr 2005. Den größten Anteil an der menschlichen Masse hatten demnach die Asiaten mit gut 162 Millionen Tonnen – immerhin machten sie im Jahr 2005 rund 60 Prozent der erwachsenen Weltbevölkerung aus. Auf Europa entfielen 43 Millionen Tonnen, auf Nordamerika etwa halb so viel. Dort lebten 2005 aber auch nur sechs Prozent aller Erwachsenen. Der durchschnittliche Body-Mass-Index (BMI) lag in Nordamerika bei 28,7, in Asien nur bei 22,9. Ein BMI von mehr als 25 gilt als Übergewicht, von mehr als 30 als Fettleibigkeit!

Die dicken Deutschen

Zwei Drittel der Männer und mehr als die Hälfte der Frauen in diesem Land sind also nach der Norm der Weltgesundheitsorganisation übergewichtig – vorsichtig geschätzt rund 48 Millionen Menschen. Rein statistisch eine/r in jeder Familie.

Eine wahrhaft erschreckende Bilanz und hochgradig gefährlich für jeden Einzelnen und für unser Gesundheitssystem. Denn es ist ja bei Weitem nicht (nur) die Sorge um eine attraktive Figur, die viele Übergewichtige drückt, sondern vielmehr das deutlich erhöhte Risiko, infolge ihres Übergewichts früher oder später Diabetes oder Herz-Kreislauf-Erkrankungen zu bekommen, sogar einen Herzinfarkt oder Schlaganfall zu erleiden.

Auch chronische Erkrankungen der Knochen und Gelenke, eine Schwächung des Immunsystems und eine Reihe weiterer Leiden sind ursächlich auf das Zuviel an Körpergewicht zurückzuführen.

Wir essen zu viel und oft das Falsche

Für den einzelnen Betroffenen bedeutet das einen erheblichen Verlust an Lebensqualität, für unsere Gesellschaft eine gewaltige – vor allem finanzielle – Herausforderung für das Gesundheitssystem, das schon jetzt in allen Fugen ächzt.

Die Ursachen? Die sind schnell genannt: Wir essen zu viel, zu fett, zu süß und zu hastig. Und wir bewegen uns zu wenig. Punkt. Doch diese oft verkündete, an sich richtige und sehr eingängige Schlussfolgerung enthält nur einen Teil der Wahrheit. Viele werden übergewichtig oder – und das geschieht leider auch allzu oft – haben keinen dauerhaften Erfolg, wenn sie abnehmen wollen, obwohl sie sich ehrgeizig und glaubhaft um eine Gewichtsabnahme bemühen. Warum? Weil viele nicht unbedingt zu viel, sondern das genetisch Falsche essen. Tag für Tag, Jahr für Jahr, ein Leben lang Nahrung zu sich nehmen, die nicht ihrer genetischen Veranlagung entspricht. Nahrung, die der Stoffwechsel nicht effektiv verarbeiten kann und die sich deshalb als stille, aber gefährliche Fettreserve um Bauch und Hüften legt.

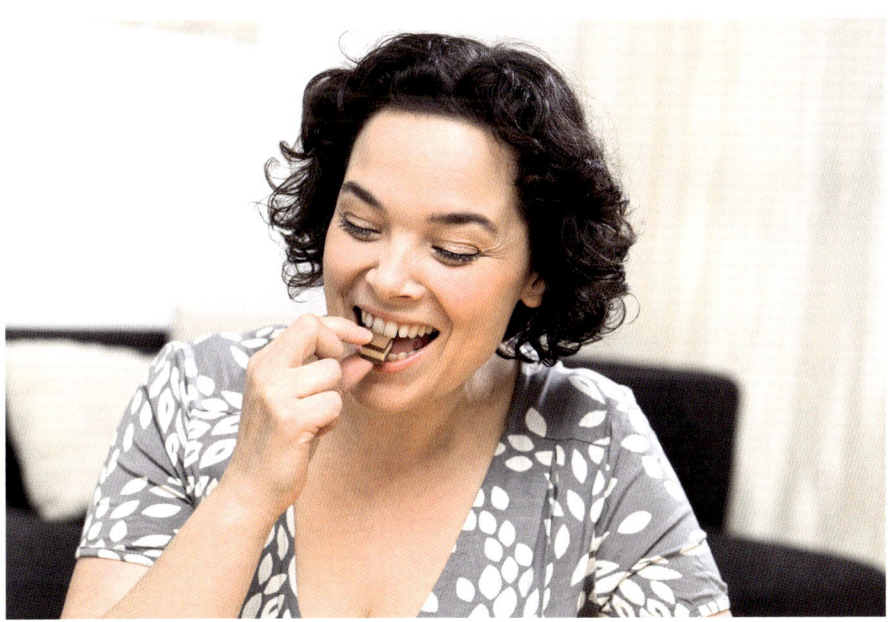

Zwei Drittel der Männer und mehr als die Hälfte der Frauen in Deutschland sind übergewichtig.

> ### Übergewichtige Schwangere – dicke Babys
>
> Weil in Deutschland Frauen immer später Kinder bekommen und die künftigen Mütter im Schnitt immer dicker sind, ist das Risiko, am sogenannten Gestationsdiabetes zu erkranken, für sie deutlich erhöht. »Von diesen Fällen wird aber nur jeder zehnte rechtzeitig erkannt«, mahnt der Mediziner Andreas Plagemann, Berliner Charité, in einem SPIEGEL-Artikel (25/2012).
>
> Wenn infolge des Schwangerschaftsdiabetes der Stoffwechsel der werdenden Mütter entgleist, wird der Fetus geradezu mit Zucker überschwemmt. Die Folge sind nicht nur Vier-Kilo-Babys, die kaum normal entbunden werden können; der Organismus des Kleinen versucht zudem, den Kohlenhydratüberfluss im Mutterleib durch erhöhte Insulinproduktion zu bewältigen. Weil sich aber zur gleichen Zeit das Sättigungszentrum im Zwischenhirn entwickelt, wird der Eindruck geprägt, dass der derzeitige Nährstoffüberschuss normal ist. Eine normale Ernährung im späteren Leben wird dann als »akute Hungersnot« empfunden. Deshalb ist es kein Wunder, wenn diese Kinder sehr oft übergewichtig sind und ein hohes Risiko haben, selbst einen Diabetes zu entwickeln.
>
> Die Empfehlung von Prof. Plagemann: Möglichst mit Normalgewicht in eine Schwangerschaft starten und ein Diabetes-Screening machen.
>
> **INFO**

Die Wissenschaft hilft

Gehören Sie auch dazu – zu denen, die bisher, meist unbewusst, gegen ihre »Natur« gegessen haben? Dann kann Ihnen die moderne Genforschung, dann kann Ihnen dieses Buch helfen, mit sich, mit Ihren Genen in Einklang zu kommen. Dann können Sie den Teufelskreis aus Übergewicht, falschen Diätkuren, Jo-Jo-Effekt und erneutem Übergewicht verlassen und mit etwas Disziplin wieder Ihr persönliches Normal- oder Wohlfühlgewicht erreichen und auf Dauer halten.

Wie das geht? Bei unserem »virtuellen Gentest« oder – wenn Sie sich dann noch nicht ganz sicher sind – durch einen **genetic balance**®-Speicheltest aus dem Labor erfahren Sie zuverlässig, zu welchem genetischen Ernährungstyp Sie gehören, welche Nährstoffe Sie besonders gut verwerten und welche Sie besser meiden oder aber wenigstens einschränken sollten. Daraus folgt dann ein für den jeweiligen Ernährungstyp, also für Sie, individuell maßgeschneidertes Stoffwechselprogramm, das Sie schnell zum Erfolg führen sollte. Lesen Sie mehr dazu ab Seite 103.

Zuerst die Analyse

Doch bevor das Problem gelöst werden kann, muss es erst einmal genauer bestimmt werden. Heißt in diesem Zusammenhang, die Frage zu beantworten, wie das denn nun mit dem Körpergewicht ist. Wo beginnt das Übergewicht, wann wird es gefährlich, und wo beginnt das, was den hässlichen Namen Fettsucht trägt.

Dazu reicht es nicht, sich auf die Waage zu stellen und die Kilogramm abzulesen. Dieses absolute Körpergewicht berücksichtigt ja nicht die Körpergröße eines Menschen, seine Konstitution, sein Lebensalter.

Es gibt nun einige Berechnungsformeln und daraus gewonnene Indizes, die diese Umstände wenigstens annäherungsweise berücksichtigen und so quantitative, vergleichbare Werte liefern.

Dicke schlafen schlechter

Mehr als zwei Millionen Menschen in Deutschland haben im Schlaf Atemaussetzer, leiden an der obstruktiven Schlafapnoe. Das teilte jetzt die Deutsche Gesellschaft für Hals-Nasen-Ohren-Heilkunde, Kopf- und Halschirurgie mit. Meist seien Menschen – vor allem Männer – mit starkem Übergewicht betroffen.

Wer deshalb schlecht schläft, leidet unter Tagesschläfrigkeit, ist weniger leistungsfähig und häufig auch unfallgefährdet.

Bei schwerer Schlafapnoe steigt auch die Gefahr von Folgeerkrankungen wie Bluthochdruck, Herz-Kreislauf-Krankheiten oder Diabetes.

Der kompetente Rat eines Schlafforschers: Eine Gewichtsreduktion um zehn Prozent kann die Anzahl der nächtlichen Atempausen halbieren und die Beschwerden deutlich lindern.

BMI – der Body-Mass-Index

SCHON 1832 ENTWICKELTE Adolphe Quetelet eine Formel, die das Körpergewicht eines Menschen in Relation zu seiner Körpergröße bewertet. Sie lautet:

$$BMI = \frac{\text{Körpergewicht in kg}}{\text{Körpergröße in m} \times \text{Körpergröße in m}}$$

Und so werden die Ergebnisse offiziell bewertet:

BMI	»Gewichtsklasse«
< 16,0	stark untergewichtig
16,0–17,0	mäßig untergewichtig
17,0–18,5	leicht untergewichtig
18,5–25,0	normalgewichtig
25,0–30,0	übergewichtig
30,0–35,0	stark übergewichtig
35,0–40,0	fettsüchtig
> 40,0	stark fettsüchtig

Kleine, feine Unterschiede

So weit die nackten Zahlen. Will man sie richtig einordnen, gibt es aber noch einiges zu berücksichtigen. Geschlecht und Lebensalter spielen dabei eine wichtige Rolle. So haben Männer in der Regel einen höheren Anteil von Muskelmasse bezogen auf die Gesamtkörpermasse als Frauen. Deshalb setzt man die BMI-Bewertungsgrenzen bei Männern höher an als bei Frauen. Demnach liegt das Normalgewicht bei Männern im BMI-Bereich von 20 bis 25, bei Frauen zwischen 19 und 24.

Beachtet werden sollte auch, dass ein leichter Anstieg des BMI mit zunehmendem Alter durchaus normal und sogar protektiv, also schützend ist.

Lebensalter	BMI Frauen	BMI Männer
19–24 Jahre	18–23	19–24
25–34 Jahre	19–24	20–25
35–44 Jahre	20–25	21–26
45–54 Jahre	21–26	22–27
55–65 Jahre	22–27	23–28
über 65 Jahre	23–28	24–29

Nicht anwenden sollte man die BMI-Zuordnung in dieser Form auf die Gewichtsbewertung von Schwangeren, stillenden Müttern, sehr kranken und sehr alten Menschen. Und vor allem auch nicht auf die Bewertung von Kindern und Heranwachsenden. Für diese Gruppe gibt es besondere Tabellen, getrennt für Mädchen und Jungen.

RUND UND GESUND – DAS HAT NOCH NIE GESTIMMT

BMI Mädchen

Alter	starkes Untergewicht	Untergewicht	Normal-gewicht	Übergewicht	starkes Übergewicht
8	12,2	13,2	15,9	18,8	22,3
9	13,0	13,7	16,4	19,8	23,4
10	13,4	14,2	16,9	20,7	23,4
11	13,8	14,6	17,7	20,8	22,9
12	14,8	16,0	18,4	21,5	23,4
13	15,2	15,6	18,9	22,1	24,4
14	16,2	17,0	19,4	23,2	26,0
15	16,9	17,6	20,2	23,2	27,6
16	16,9	17,8	20,3	22,8	24,2
17	17,1	17,8	20,5	23,4	25,7
18	17,6	18,3	20,6	23,5	25,0

BMI Jungen

Alter	starkes Untergewicht	Untergewicht	Normal-gewicht	Übergewicht	starkes Übergewicht
8	12,5	14,2	16,4	19,3	22,6
9	12,8	13,7	17,1	19,4	21,6
10	13,9	14,6	17,1	21,4	25,0
11	14,0	14,3	17,8	21,2	23,1
12	14,6	14,8	18,4	22,0	24,8
13	15,6	16,2	19,1	21,7	24,5
14	16,1	16,7	19,8	22,6	25,7
15	17,0	17,8	20,2	23,1	25,9
16	17,8	18,5	21,0	23,7	26,0
17	17,6	18,6	21,6	23,7	25,8
18	17,6	18,6	21,8	24,0	26,8

Kinder-BMI-Tabelle nach Coners, Hebebrand, Heseker, Himmelmann, Remschmidt, Schäfer, 1996

Im Internet findet man überdies eine Vielzahl von sogenannten BMI-Rechnern, bei denen man die entsprechenden Körperwerte eingeben kann und dann den dazu passenden BMI ablesen kann, z. B. bei www.genetic-balance.de.

Unser Quartett auf dem BMI-Prüfstand

SO VIEL ZUR Theorie – zurück ins wahre Leben. Schau'n wir mal, wie es sich mit den Gewichten unseres Quartetts – Lisa, Grit, Thomas und Ben – verhält:

Die Studentin **Lisa,** 26, bringt bei einer Körpergröße von 1,68 m ein Gewicht von 69 kg auf die Waage. Daraus ergibt sich ein BMI von 24,5. Lisa ist also höchstens leicht übergewichtig.

Bürokauffrau **Grit,** 29, wiegt 74 kg bei einer Größe von 1,65 m. Ihr BMI von 27,2 zeigt ein deutliches Übergewicht an.

Der im Außendienst tätige Angestellte **Thomas,** 40, ist 1,76 m groß und wiegt 68 kg. Mit einem BMI von 21,9 hat er ein gutes Normalgewicht.

Schließlich **Ben:** Der 51-jährige Behördenangestellte wiegt stolze 98 kg bei einer Körpergröße von 1,79 m. Der daraus errechnete BMI von 30,6 stuft Ben als stark übergewichtig ein.

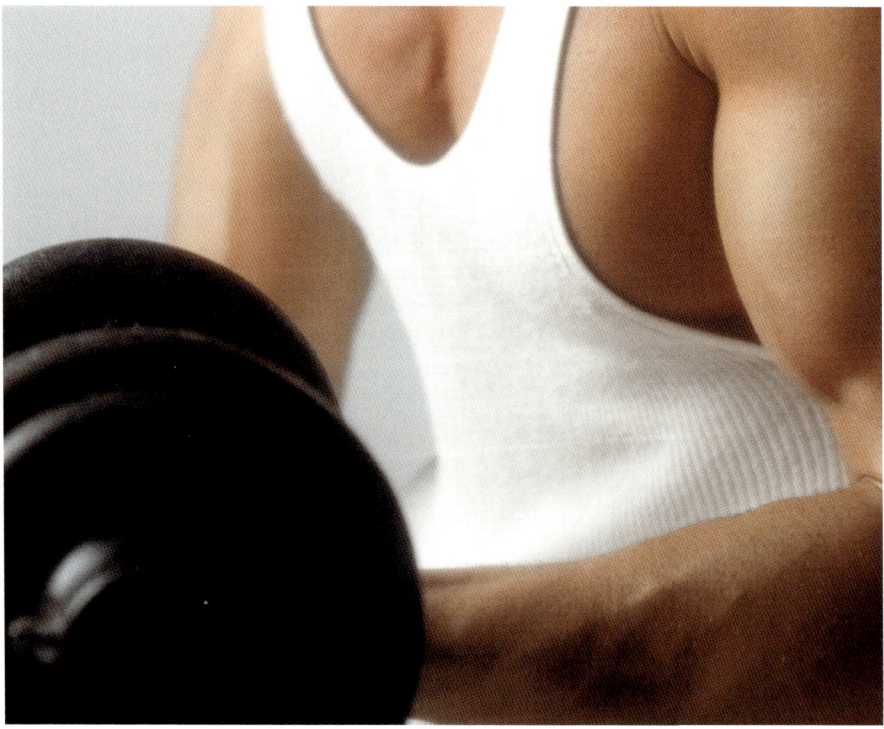

Aktive Sportler mit viel Muskelmasse haben naturgemäß einen höheren BMI – bei ihnen ist das normal.

| Und Ihr BMI: _____ | kg : (Größe in m)² |

So weit, so gut oder so schlecht. Wir werden die vier weiter begleiten. Und dabei werden wir erfahren, wo – wenn vorhanden – bei ihnen die überzähligen Pfunde sitzen und wie sie die am besten loswerden.

Gutes und böses Übergewicht?

Wie wir gesehen haben, unterscheidet der BMI nicht zwischen Fett- und Muskelmasse. Dabei ist dieser Unterschied sehr wichtig, denn Muskeln bilden gewissermaßen das »gute« und Fett das »böse« Übergewicht. Aktive Sportler, auch körperlich schwer arbeitende Menschen, die viele Muskel-Kilos auf die Waage bringen, aber nur wenig Körperfett haben, wären nach den gängigen BMI-Kategorien meist als »übergewichtig« einzustufen, was natürlich unsinnig ist.

Es ist das Fett, vor allem das, welches sich um Bauch und Hüften ansammelt, was nicht nur die Figur verdirbt, sondern besonders bedrohlich für die Gesundheit ist. Wenn wir zu viel davon haben, drohen Herzinfarkt, Schlaganfall, Diabetes, ja sogar Krebs. Warum das so ist, werden wir an anderer Stelle noch ausführlich erklären.

Ein bisschen Zuviel kann auch gesund sein

In jüngster Zeit gibt es aus der Wissenschaft Hinweise, dass die oben genannten BMI-Grenzwerte möglicherweise etwas differenzierter zu betrachten sind. Demnach kann ein BMI von 25–30 möglicherweise als »noch gesund« angesehen werden, da neuere Studien ergeben haben, dass Menschen mit leichtem bis mittlerem Übergewicht durchschnittlich länger leben. Wie eine in Israel durchgeführte Langzeitstudie an 10 000 Männern ergeben hat, haben Männer über 40 Jahre mit leichtem Übergewicht (BMI 25–27) deutlich bessere Aussichten auf Langlebigkeit als solche mit »Normalgewicht«. Bei starkem Übergewicht (BMI > 27) sank die Lebenserwartung aber wieder. Vielleicht ein Trost für diejenigen, die sich mit ihrem etwas höheren Körpergewicht zwar wohl, aber dennoch bisher ein wenig schuldig gefühlt haben. So wird Ihr »Wohlfühlgewicht« vielleicht bald zum »Idealgewicht«.

Taille – Hüfte – Bauch: Wo sitzt das Fett?

Einen wichtigen Hinweis dafür, ob das Fett beim Gewicht eine dominierende Rolle spielt, erhält man, wenn man die Umfänge von Taille und Hüfte (in cm) misst und dann den ersten Wert durch den zweiten teilt. Der sich daraus ergebende »Waist-to-hip-ratio« (WtH) sollte bei Frauen nicht über 0,85 und bei Männern nicht über 1 liegen. Ist er höher, ist zu viel Fett im Spiel.

Bringen wir auch hier wieder unsere vier Freunde ins Spiel:

Lisa hat mit ihren Taillen-Hüft-Maßen 78/90 einen WtH-Wert von 0,87; bei ihr spielt also Fett keine große Rolle.

Anders bei **Grit** (92/97). Ein WtH von 0,95 weist darauf hin, dass sich bereits eine bedenkliche Menge an Bauchfett angesammelt hat.

Mit einem WtH von 0,96 ist **Thomas** (108/113), was das Fett angeht, wohl auf der sicheren Seite.

Ben dagegen erreicht mit Messwerten von 121 und 115 cm ein Taille-Hüfte-Verhältnis von 1,05. Er muss sich sehr ernsthaft darum kümmern, den Bauchspeck loszuwerden.

Und das ist Ihr Verhältnis: _____   Taille (cm) : Hüfte (cm)

Darf's noch etwas genauer sein?

Jetzt wollen wir es doch noch ganz genau wissen. Wie hoch ist der Fettanteil am Körpergewicht? Wie hoch soll er, darf er sein?

In der medizinischen Praxis gibt es eine Reihe mehr oder weniger komplizierter Messverfahren, mit denen Ihr Arzt den Körperfettanteil bestimmen kann. Für die alltägliche Anwendung reicht aber auch eine Personenwaage, die den Fettanteil durch bioelektrische Impedanzanalyse quantitativ bestimmt und in »Prozent der Körpermasse« anzeigt. Solche Waagen kann man im Fachhandel erwerben. Es gibt sogar welche, die neben dem Fettanteil auch die prozentuale Verteilung von Körperwasser, Knochen- und Muskelmasse anzeigen. Die Messergebnisse solcher Geräte stimmen zwar nicht auf die Kommastelle genau, sie sind aber hinreichend, um grundsätzliche Zustände und Entwicklungen zu dokumentieren.

Bleiben wir beim Fett. Auch hier gibt es keine universellen Richtwerte, die ein für alle Mal und für alle gelten. Entsprechende Empfehlungen und Normwerte hängen vom Alter, vom Geschlecht und auch vom Körperbau ab. Normalgewichtige junge Frauen haben im Durchschnitt einen Körperfettanteil von 25 Prozent, gleichaltrige Männer einen von 18 Prozent. Dieser Anteil steigt in der Regel mit zunehmendem Alter an, vor allem dann, wenn die Muskelmasse abnimmt. Im Alter von 45 bis 50 Jahren sind bei Frauen Körperfettanteile von 25 bis 30 Prozent typisch, Männer erreichen in dieser Altersphase durchschnittlich 22 bis 24 Prozent.

Etwas verallgemeinert kann man sagen: Gesund ist bei Frauen ein Körperfettanteil, der unter 30, besser unter 25 Prozent des Körpergewichts liegt.

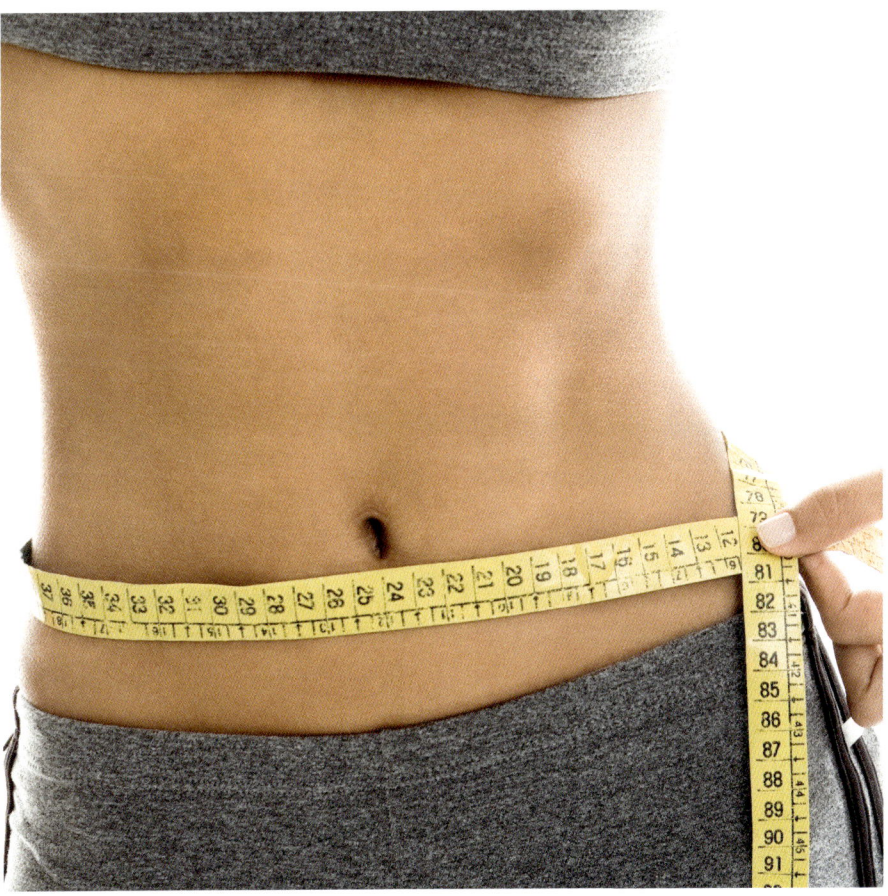

Das Verhältnis von Taillen- und Hüftumfang gibt Auskunft über die Fettverteilung.

Bei Männern sollte der Fettanteil unter 25, besser unter 20 Prozent liegen.

Übrigens: Der grundsätzlich etwas höhere Körperfettanteil bei Frauen ist sehr wahrscheinlich von der Evolution »bewusst« bestimmt worden, da während der Schwangerschafts- und Stillzeit größere Energiereserven für die Versorgung der Nachkommen benötigt werden.

Eine Übersicht vermittelt auch die folgende Tabelle (von W. W. K. Hoeger, »Principles + Labs for Fitness and Wellness«, 1999).

Alter (Jahre)	Körperfettanteil Frauen (%)			Körperfettanteil Männer (%)		
	gut	normal	schlecht	gut	normal	schlecht
< 20	17–22	22–27	> 27	12–17	17–22	> 22
20–29	18–23	23–28	> 28	13–18	18–23	> 23
30–39	19–24	24–29	> 29	14–19	19–24	> 24
40–50	20–25	25–30	> 30	15–20	20–25	> 25
> 50	21–26	26–31	> 31	16–21	21–26	> 26

Das sind, wie gesagt, nur allgemeine Richtwerte, da man auch mit deutlich weniger Fett sehr gesund und glücklich leben kann. Leistungssportler haben während ihrer aktiven Zeit oft nur einen Fettanteil von 8 bis 12 Prozent, ein Bodybuilder während der Zeit der Wettbewerbe sogar weniger als 5 Prozent. Absolut lebensnotwendig sind für Männer zwischen 2 und 5 Prozent, für Frauen 10 bis 13 Prozent.

Jetzt stellen wir mal unsere vier Kandidaten auf die Fettwaage. Dabei ergibt sich:

Für **Lisa** ein Fettanteil von 28 Prozent; das ist ein normaler Wert, der aber bereits an der oberen Grenze liegt.

Grit hat einen Körperfettanteil von 32 Prozent; das ist deutlich zu hoch und bereits ein Gesundheitsrisiko.

Bei **Thomas** wird ein Fettanteil von 23 Prozent gemessen; ein Wert, mit dem er vorerst zufrieden sein kann.

Ganz anders **Ben**: Seine Waage zeigt einen Fettanteil von 34 Prozent an. Das sollte auf keinen Fall so bleiben!

Wie viele Kalorien dürfen es denn sein?

SO BERECHNEN SIE Ihren täglichen Kalorienbedarf und Ihren Grundumsatz. Letzterer ist gewissermaßen Ihr Kalorienbedarf in Ruhe, also im Liegen oder im Sitzen. Bei körperlicher oder geistiger Aktivität erhöht sich der Bedarf entsprechend der Tätigkeit, die Sie ausüben.

Formeln zur Berechnung des Grundumsatzes

Eine einfache, in den Medien oft genutzte Faustformel zur Berechnung des Tagesbedarfs in Ruhe lautet:

> Für Männer: Körpergewicht (in kg) x 24 = Kalorienbedarf pro Tag
>
> Für Frauen: 0,9 x Körpergewicht (in kg) x 24 = Kalorienbedarf pro Tag

Beispiel: Ein Mann mit 70 kg Körpergewicht hat einen annähernden Kalorienbedarf von 1680 kcal am Tag, eine Frau mit 70 kg einen von 1512 kcal.

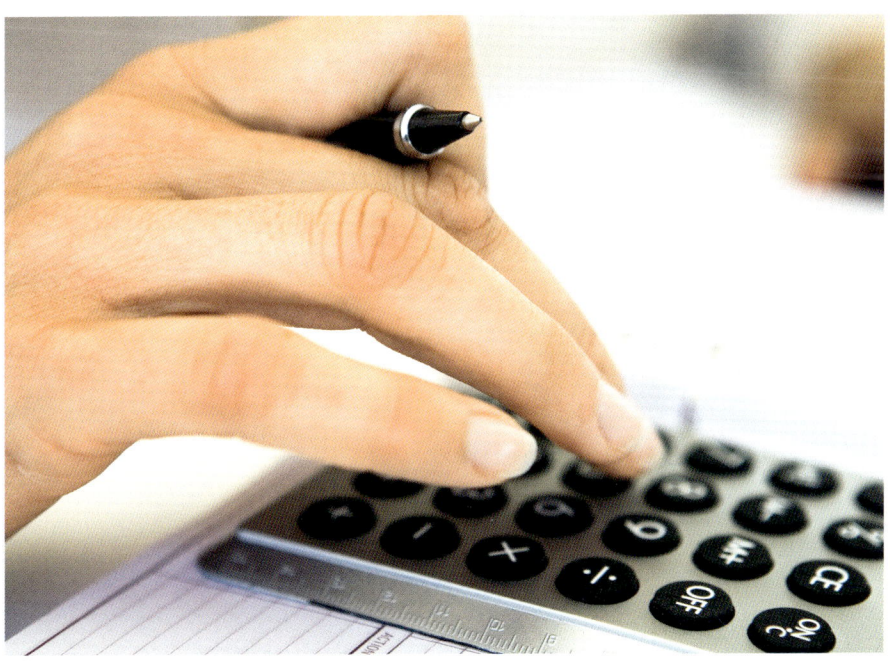

Es gibt mehrere Methoden zur Berechnung des Kalorienverbrauchs.

Die Ergebnisse sind allerdings nur als grobe Näherungswerte zu verstehen, denn sie berücksichtigen keine weiteren individuellen Eigenschaften, wie etwa Körpergröße und Lebensalter. Diese berücksichtigt eine wesentlich präzisere Näherungsformel, die von J. A. Harris und F. G Benedict bereits 1918 veröffentlicht wurde. Danach wird der tägliche Ruhe-Grundumsatz (G) wie folgt errechnet:

Für Männer:

G = 66,5 + (13,7 x Körpergewicht in kg) + (5,0 x Körpergröße in cm)
   − (6,8 x Lebensalter in Jahren)

Für Frauen:

G = 655 + (9,6 x Körpergewicht in kg) + (1,8 x Körpergröße in cm)
   − (4,7 x Lebensalter in Jahren)

Der enorme Unterschied im ersten Formelglied (66,5 zu 655) berücksichtigt, dass der Grundumsatz von Männern deutlich stärker von der Körperstatur und der davon abhängigen Muskelmasse bestimmt wird.

Weil mit steigendem Körperfettanteil der Grundumsatz je Kilogramm Körpergewicht abnimmt, sollten Sie ab einem Body-Mass-Index über 30 besser die sogenannte Broca-Formel anwenden. Die lautet:

Für Männer:

$G_{(korr.)}$ = (3,4 x Körpergewicht in kg) + (15,3 x Körpergröße in cm) −
       (6,8 x Lebensalter in Jahren) − 961

Für Frauen:

$G_{(korr.)}$ = (2,4 x Körpergewicht in kg) + (9,0 x Körpergröße in cm) −
       (4,7 x Lebensalter in Jahren) − 65

Schließlich noch eine letzte Formel, die 1990 von Mifflin und St. Jeor entwickelt wurde und die die Änderungen im Lebensstil in der heutigen Zeit berücksichtigen soll. Sie lautet:

Für Männer:

G = (10,0 x Körpergewicht in kg) + (6,25 x Körpergröße in cm) –

(5,0 x Lebensalter in Jahren) + 5

Für Frauen:

G = (10,0 x Körpergewicht in kg) + (6,25 x Körpergröße in cm) –

(5,0 x Lebensalter in Jahren) – 161

Die Ergebnisse, die mit dieser Formel erreicht werden, sollen noch mal um etwa fünf Prozent genauer sein als die der vorgenannten – Harris-Benedict und Broca. Wichtig ist auf jeden Fall, seinen täglichen Ruhe-Grundumsatz zu kennen.

Die Aktivitätsfaktoren

Wenn Sie auf diese Weise Ihren persönlichen Grundumsatz errechnet haben, müssen Sie diesen noch mit den entsprechenden Aktivitätsfaktoren multiplizieren, um Ihren täglichen Kalorienbedarf zu errechnen. Die Aktivitätsfaktoren sind:

	Aktivitätsfaktor
Wenn Sie hauptsächlich liegen oder sitzen	1,1–1,2
Wenn Sie überwiegend sitzend tätig und körperlich wenig aktiv sind	1,4–1,6
Wenn Sie sitzend, gehend und stehend tätig sind	1,6–1,8
Wenn Sie hauptsächlich gehend und stehend tätig sind	1,8–1,9
Wenn Sie eine körperlich schwere Arbeit verrichten	2,0–2,5
Wenn Sie körperliche Schwerstarbeit leisten	bis 6,0

Der so errechnete tägliche Gesamtkalorienbedarf sowie Ihr BMI sind nun die Ausgangswerte für Ihr ganz persönliches Diätprogramm, mit dem Sie – natürlich unter Berücksichtigung Ihrer individuellen Genkonstellation – Ihr Wunschgewicht erreichen wollen und können.

Sollten Sie untergewichtig sein (BMI weniger als 18,5), müssen Sie die tägliche Kalorienmenge erhöhen. Untergewicht führt zu einer Mangelversorgung des Körpers mit Nährstoffen, Vitaminen und Mineralstoffen. Wichtige Körperorgane können dann ihre Funktionen nicht mehr ausreichend erfüllen.

Sind Sie übergewichtig (BMI 25–29) oder gar fettsüchtig (BMI > 30), sollten Sie die tägliche Kalorienmenge reduzieren und durch sportliche Aktivitäten zusätzliche Kalorien abbauen. Übergewicht gilt als ernsthafter Risikofaktor für lebensbedrohliche Erkrankungen wie Herzinfarkt, Schlaganfall und Diabetes mellitus mit ihren Folgeerkrankungen. Auch Knochen und Gelenke sowie das Immunsystem sind gefährdet.

Die Ausgangspositionen

Nachdem sie sich mit Ihnen durch dieses Formelgestrüpp gearbeitet haben, wollen Lisa, Grit, Thomas und Ben wissen, wie das nun bei ihnen ist mit Grundumsatz und Kalorienverbrauch.

Wir benutzen für Lisa, Grit und Thomas die Harris-Benedict-Formel, für Ben zur Übung die nach Broca. Dann ergibt sich für

> **Lisa**:
>
> Grundumsatz =
>
> 655 + (9,6 x 69 kg) + (1,8 x 168 cm) − (4,7 x 26 Jahre) = 1497,6 kcal/Tag

Weil Lisa als Studentin überwiegend sitzend, stehend und gehend tätig ist und gelegentlich ein wenig Sport treibt, setzen wir für sie einen Aktivitätsfaktor von 1,7 an. Damit ergibt sich für sie ein maximaler täglicher Kalorienbedarf von (gerundet) **2546 kcal.**

> **Grit**:
>
> Grundumsatz =
>
> 655 + (9,6 x 74 kg) + (1,8 x 165 cm) − (4,7 x 29 Jahre) = 1526,1 kcal/Tag

Grit, die Bürokauffrau, ist ganz überwiegend sitzend tätig und dazu total unsportlich; ihr Aktivitätsfaktor wird daher mit 1,4 angesetzt. Daraus errechnet sich ein maximaler täglicher Kalorienbedarf von **2137 kcal.**

> **Thomas:**
>
> Grundumsatz =
>
> 66,5 + (13,7 x 68 kg) + (5 x 176 cm) − (6,8 x 40 Jahre) = 1606,1 kcal/Tag

Als Außendienstler ist Thomas sehr viel zu Fuß unterwegs, allerdings treibt er nur gelegentlich etwas Sport. Sein Aktivitätsfaktor ist 1,9. Damit kommt er auf einen maximalen täglichen Kalorienbedarf von **3052 kcal**.

> **Ben** (nach der Broca-Formel):
>
> Grundumsatz =
>
> (3,4 x 98 kg) + (15,3 x 179 cm) − (6,8 x 51 Jahre) − 961 = 1764,1 kcal/Tag

Ben ist Behördenangestellter und vorwiegend sitzend tätig; seit kurzer Zeit treibt er jedoch nach Feierabend ziemlich regelmäßig Ausdauersport. Wir setzen deshalb seinen Aktivitätsfaktor mit 1,8 an. Sein maximaler täglicher Kalorienbedarf läge derzeit also bei **3175 kcal**.

Das also sind gewissermaßen die Ausgangspositionen für unsere vier Begleiter. Im folgenden Abschnitt werden wir noch sehen, wie es um ihren Body-Mass-Index bestellt ist, wie sich ihr Gewicht verteilt und vor allem, wie es bei ihnen um das Körperfett steht. Ein Übermaß davon ruiniert ja nicht nur die Figur, sondern stellt ein gefährliches Gesundheitsrisiko dar.

Eines ist jetzt schon klar: Wenn sie abnehmen wollen, und das sollten Grit und Ben unbedingt, werden sie ihren derzeitigen Kalorienverbrauch deutlich reduzieren bzw. durch sportliche Aktivitäten zusätzlich Energie »verbrennen« müssen.

Wie das am besten und am schnellsten gelingt, erfahren Sie, wenn Sie sich im Rahmen des **genetic balance**®-Stoffwechselprogramms Ihr ganz individuelles Diät- und Sportprogramm zusammenstellen. Denn dann kommen zusätzlich noch Ihre Gene ins Spiel. Davon, wie die beschaffen sind, hängt nämlich der Erfolg ganz entscheidend ab. Warum das so ist, lesen Sie in den nun folgenden Kapiteln »Der virtuelle Gentest – welcher Stoffwechseltyp sind Sie?« und »Das **genetic balance**®- Stoffwechselprogramm«.

Doch, bevor Sie weiterlesen, rechnen Sie Ihren täglichen Grundumsatz und den sich daraus ergebenden maximalen täglichen Kalorienbedarf aus. Dann wissen Sie, wo Sie stehen.

Mein Grundumsatz: _____   z. B. nach der Broca-Formel

Mein Kalorienbedarf: _____   Grundumsatz x Aktivitätsfaktor

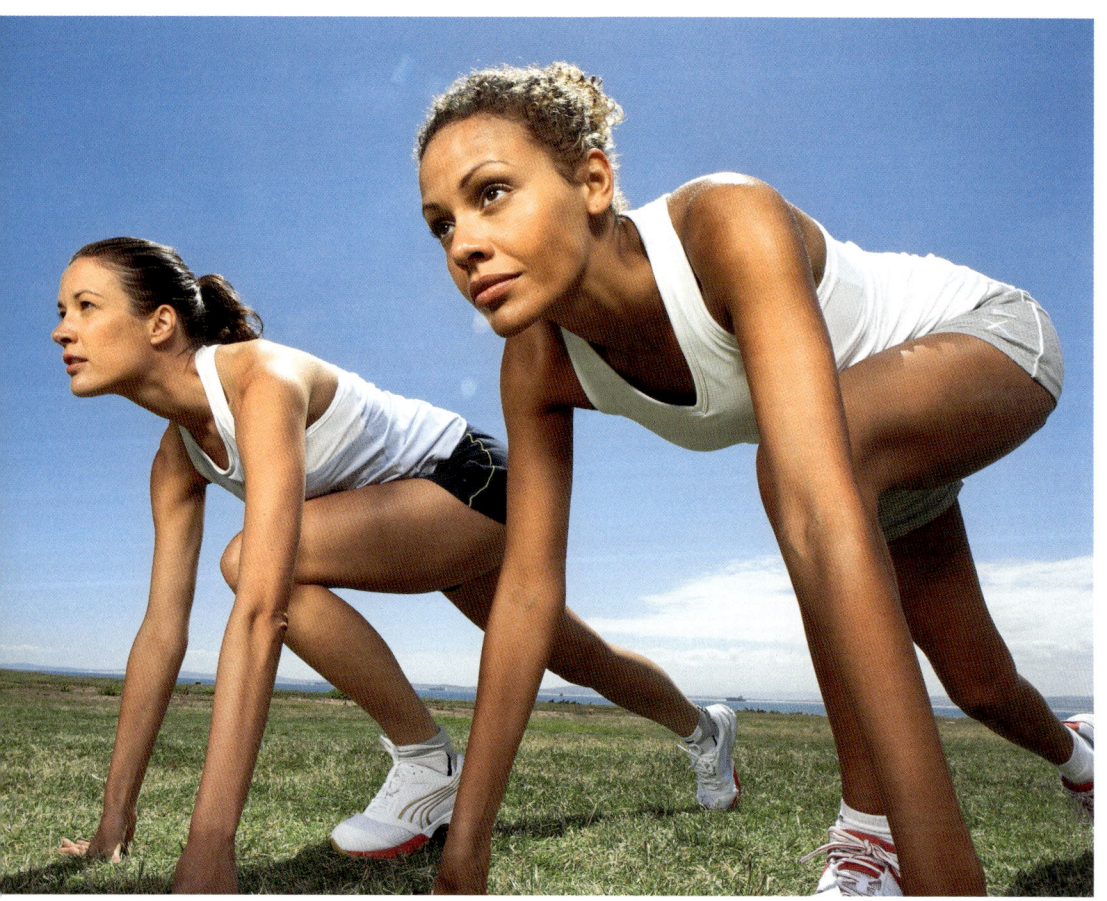

Eine erste Bilanz

JETZT IST ES an der Zeit, einen ersten Zwischenstopp einzulegen. Sie wissen nun schon eine ganze Menge über Ihre körperliche Verfassung, und Sie können die gemessenen bzw. errechneten Werte miteinander in Beziehung setzen sowie mit den vorhandenen »Normalwerten« vergleichen. Daraus erkennen Sie schon, wo Sie gegenwärtig stehen und was Sie möglicherweise verändern, verbessern wollen. Sie können, ja, Sie sollten dann ein Ziel formulieren. Von dieser Startposition aus.

Was wissen wir, und was ist unser Ziel?

Erstens: Wir können unser Körpergewicht einordnen. Unser BMI sagt uns, ob wir unter-, normal-, übergewichtig oder gar fettsüchtig sind. Das Ziel kann heißen: Normalgewicht oder – besser – Wohlfühlgewicht!

Zweitens: Wir kennen unseren individuellen täglichen Grundumsatz in Ruhe und den daraus abgeleiteten maximalen täglichen Kalorienbedarf, die sich aus unserem aktuellen Körpergewicht, der Körpergröße, dem Lebensalter und unserer alltäglichen Aktivität ergeben.

Das Ziel kann heißen: Ich werde meinen Kalorienverbrauch z. B. um 30 Prozent reduzieren!

Drittens: Wir wissen um den Fettanteil unseres Körpers und wir wissen auch, wo am Körper sich das Fett konzentriert, ob es ein mehr oder weniger großes Gesundheitsrisiko darstellt.

Das Ziel kann heißen: das überschüssige (und ganz und gar überflüssige) Fett auf den für mich geltenden Normalwert oder darunter zu reduzieren!

Das erste Fazit unserer Probanden

Werden wir wieder konkret und betrachten und bewerten wir die Startpositionen unserer vier Begleiter:

Lisa, die 26-jährige Studentin, wiegt 69 kg bei einer Körpergröße von 1,68 m. Ihr BMI liegt mit 24,5 leicht über dem Normalwert. Obwohl ihr Taille-Hüfte-Quotient recht günstig ist, liegt ihr gemessener Körperfettanteil mit 28 Prozent bereits an der oberen Grenze des Normalen.

Lisa möchte ihren Wohlfühl-BMI von 23,0 erreichen. Dafür muss sie vier Kilogramm abnehmen, das entspricht einer Reduktion von 28 000 Kilokalorien, da ein Kilogramm Körperfett einer Energiemenge von ca. 7000 kcal entspricht – also 4 x 7000 = 28 000.

Bürokauffrau **Grit,** 29, bringt bei einer Körpergröße von 1,65 m ein Gewicht von 74 kg auf die Waage. Ihr BMI von 27,2 zeigt ein deutliches Übergewicht an. Ihr Taille-Hüfte-Quotient von 0,95 weist auf gefährliches Bauchfett hin, was durch den gemessenen Körperfettanteil von 32 Prozent bestätigt wird.

Grit will unbedingt abnehmen und zunächst einen Normal-BMI von 24,0 erreichen, d. h., ein Gewicht von 65 kg. Dafür muss sie neun Kilo abnehmen, was eine Kalorienreduktion von 63 000 kcal (9 x 7000 kcal) erfordert.

Thomas, unser 40-jähriger Außendienstler, der bei einer Größe von 1,76 m 68 kg wiegt und dafür einen sehr guten BMI von 21,9 erhält, hat sowohl mit dem Gewicht als auch mit dem Körperfett keine Probleme.

Er will aus dem genetic balance®-Test insbesondere erfahren, welche Nährstoffe für ihn genetisch besonders bekömmlich und gesund sind, und er will seine Speiseauswahl für die Zukunft entsprechend optimieren. Damit er so bleibt, wie er ist – schlank, fit und gesund.

Dass auch er schlank und fit wird, darauf hofft **Ben,** 51, der vierte im Bunde, der bei einer Körpergröße von 1,79 stolze 98 kg wiegt. Sein BMI von 30,6 stuft Ben als bereits stark übergewichtig ein. Auch sein Bauchspeck und ein Fettanteil von 34 Prozent sind Alarmzeichen.

Sein Ziel ist erst einmal, einen BMI von 25,0 zu erreichen. Das bedeutet für ihn, sein Körpergewicht um mindestens 18 Kilogramm zu senken, was einer Kalorienreduktion von immerhin 126 000 kcal entspricht. Er wird es nicht leicht haben – aber möglich ist es!

Und wie ist Ihre Startposition, und was ist Ihr Ziel?

Dazu stellen Sie zunächst einmal Ihre Ausgangswerte zusammen – Größe, Gewicht, BMI, Taille-Hüfte-Quotient, Körperfettanteil und den täglichen maximalen Kalorienbedarf. Dann formulieren Sie Ihr Ziel: das Wunschgewicht bzw. den entsprechenden Ziel-BMI. Dazu können Sie die folgenden Formeln verwenden:

$$\text{Wunschgewicht} = \text{Ziel-BMI} \times (\text{Körpergröße in m})^2$$

oder

$$\text{Ziel-BMI} = \frac{\text{Wunschgewicht in kg}}{(\text{Körpergröße in m})^2}$$

Beispiel: Sie sind 1,75 m groß und wiegen derzeit 85 kg.
Dann ist Ihr derzeitiger BMI:

$$\text{Aktueller BMI} = \frac{85 \text{ kg}}{(1{,}75 \text{ m})^2} = 27{,}8$$

Ihr Ziel ist es, einen BMI von 23,0 zu erreichen. Dann ergibt sich:

$$\text{Wunschgewicht} = 23 \text{ (Ziel-BMI)} \times 1{,}75 \text{ m} \times 1{,}75 \text{ m (Größe)} = 70{,}4 \text{ kg}.$$

Da in unserem Beispiel das aktuelle Gewicht 85 kg beträgt, bedeutet das, dass Sie Ihr Gewicht um rund 15 kg reduzieren müssten, um das Wunschgewicht von ca. 70 kg zu erreichen. Da ein Kilogramm Körperfett ca. 7000 kcal entspricht, müssen Sie also insgesamt etwa 105 000 Kilokalorien abbauen.

Auf die Plätze …

Unsere vier Begleiter – Lisa, Grit, Thomas und Ben – und hoffentlich auch Sie, liebe Leserin, lieber Leser, sind nun bereit. Sie kennen Ihre aktuelle Situation und haben Ihr Ziel formuliert. Steigen Sie jetzt in das genetic balance®-Testprogramm ein und erfahren Sie, wie Sie Ihre Ziele sicher und erfolgreich erreichen können.

Ihre Gene, Ihre individuelle genetische Konstellation werden sie dabei ganz natürlich unterstützen. Ihre Gene zu entschlüsseln wird die erste Aufgabe sein. Dazu gibt es einen umfangreichen Fragebogen, nach dessen Beantwortung und Auswertung Sie wissen sollten, welche Nährstoffe Sie aufgrund Ihrer genetischen Anlagen besonders gut verwerten und welche Sie besser einschränken sollten, weil sie Ihren Stoffwechsel belasten und sich eher als zusätzliche Last für Ihren Körper und das Gewicht erweisen.

Diese Erkenntnis ist entscheidend dafür, wie Ihr persönliches Abnehmprogramm aussehen soll, damit es erfolgreich wird.

Sie erfahren aber noch mehr: Zum Beispiel, ob Sie etwa ein »guter Abnehmtyp« sind, also relativ leicht an Gewicht verlieren, oder ob es Ihnen schwerer fällt und Sie deshalb energischer und eventuell auch langfristiger reduzieren müssen, um Ihr Ziel zu erreichen.

Oder ob Sie leichter durch Kalorienreduktion abnehmen und eventuell sportliche Aktivitäten bei Ihnen eher weniger Gewichtsabnahme bewirken. Oder, ob es genau umgekehrt ist. Und auch, wie es bei Ihnen mit dem sogenannten Jo-Jo-Effekt

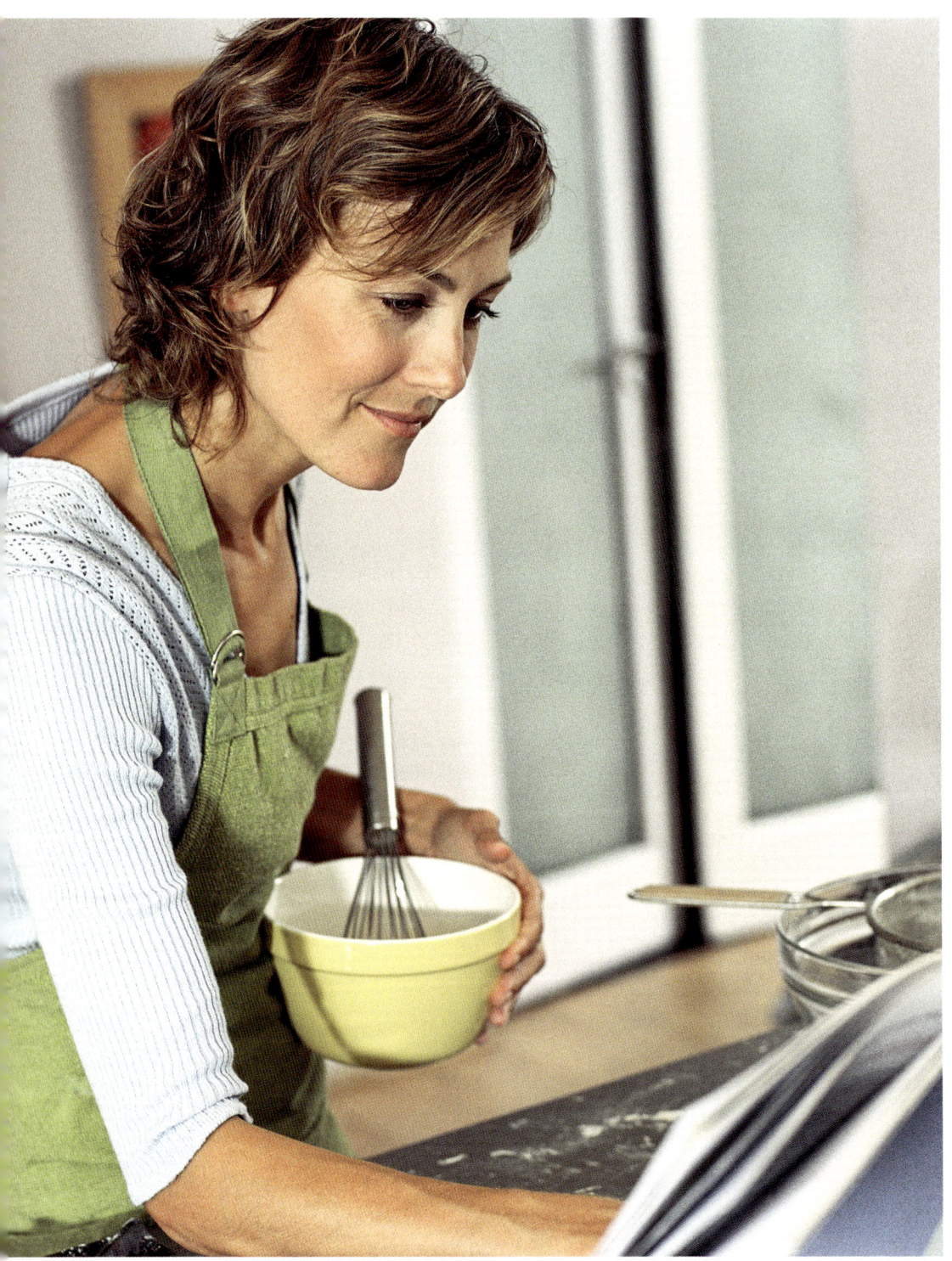

ist, also ob die Tendenz besteht, dass Sie nach einer Diät rasch wieder zulegen. Dann ist natürlich anschließend mehr Disziplin gefragt.

Virtuell oder real?

Die Grundlagen für unseren Fragebogentest sind die Ergebnisse von über 3000 realen Gentests sowie von zahlreichen wissenschaftlichen Studien. Aber auch ein sehr genauer Fragebogentest hat seine Grenzen. Deswegen ist natürlich nur ein realer Gentest aus dem Labor absolut genau. Da sich die Gene eines Menschen nicht mehr ändern, reicht aber pro genetischer Fragestellung ein einziger Test im Leben aus, um ein präzises Ergebnis zu erhalten. Alles zusammen aber wird die Grundlage für einen ganz persönlichen Diät- und Stoffwechselplan sein, den Sie sich aus dem anschließenden **genetic balance**®-Stoffwechselprogramm zusammenstellen können und mit dem Sie sicher und erfolgreich schlank, fit und gesund werden und bleiben können.

Übrigens: Wenn Sie sich nach dem »virtuellen Gentest« noch nicht ganz sicher sein sollten, wie es um Ihre Gewichtsgene steht und zu welchem der genannten Stoffwechseltypen Sie gehören, dann sollten Sie wissen, dass die Grenzen zwischen den Ja- oder Nein-Antworten durchaus fließend sein können und auch Mischformen bzw. Mischtypen möglich sind. Aber auch für solche Ergebnisse hat das Programm entsprechende Ratschläge und Handlungsempfehlungen.

Und noch einmal: Wenn Sie ganz sichergehen wollen, dann kann ein einmaliger »richtiger« Gentest aus einer Speichelprobe Klarheit bringen. Wie der funktioniert und wie Sie dazu kommen, lesen Sie in den nächsten Kapiteln.

Und jetzt geht's los ...

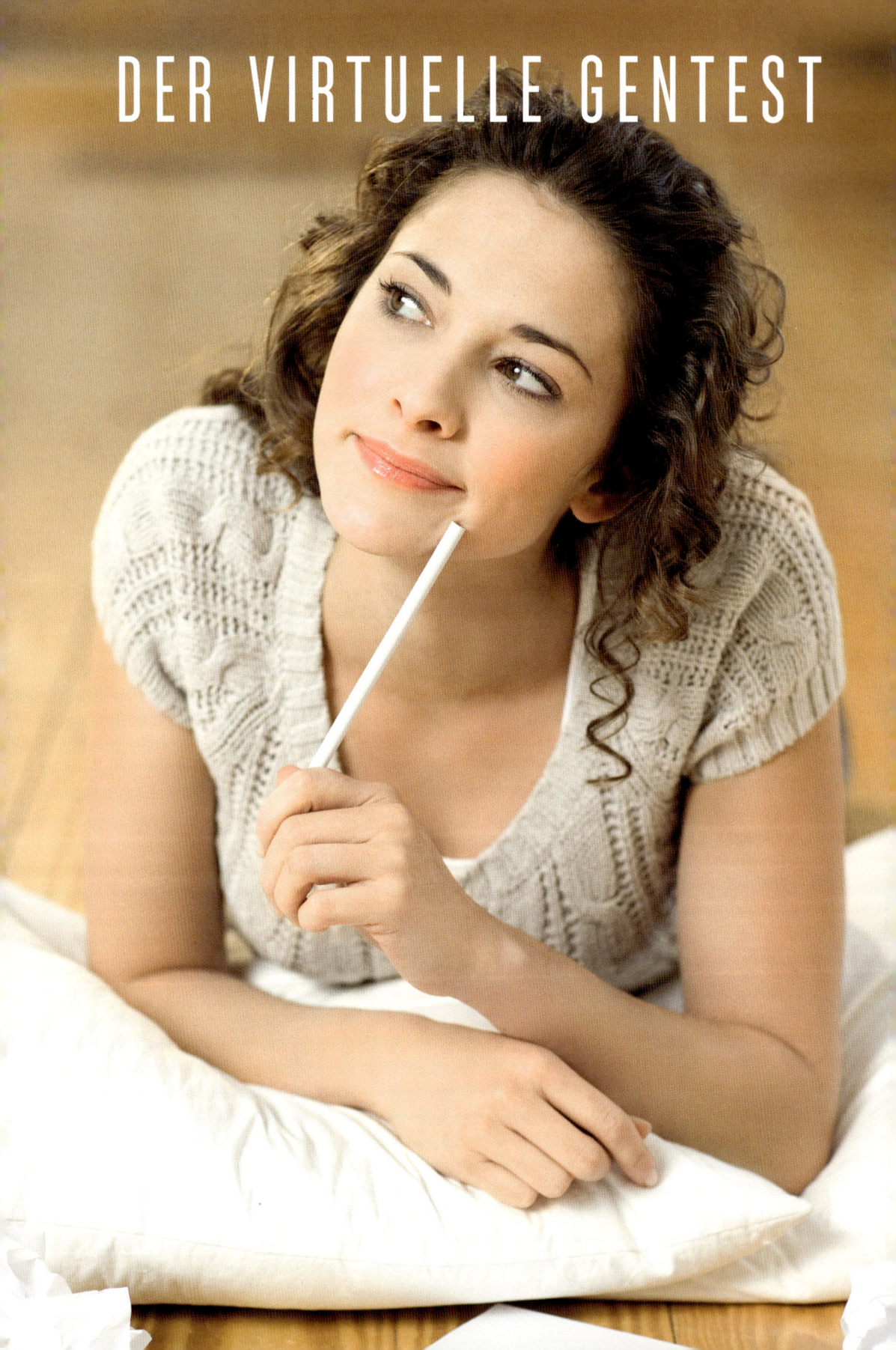
DER VIRTUELLE GENTEST

Welcher Stoffwechseltyp sind Sie?

Nun sind Sie dran! Nehmen Sie sich etwas Zeit, um die Fragen auf den nächsten Seiten zu beantworten – gewissenhaft und ehrlich zu sich selbst.

Nach der Auswertung werden Sie ziemlich sicher wissen, in welche Stoffwechselorientierung Ihre individuelle genetische Ausstattung neigt.

Sie finden heraus, welche Nährstoffe für Sie besonders geeignet sind, und Sie erfahren, wie Sie erfolgreich abnehmen und Ihr Wunschgewicht halten können.

Ein für alle Mal!

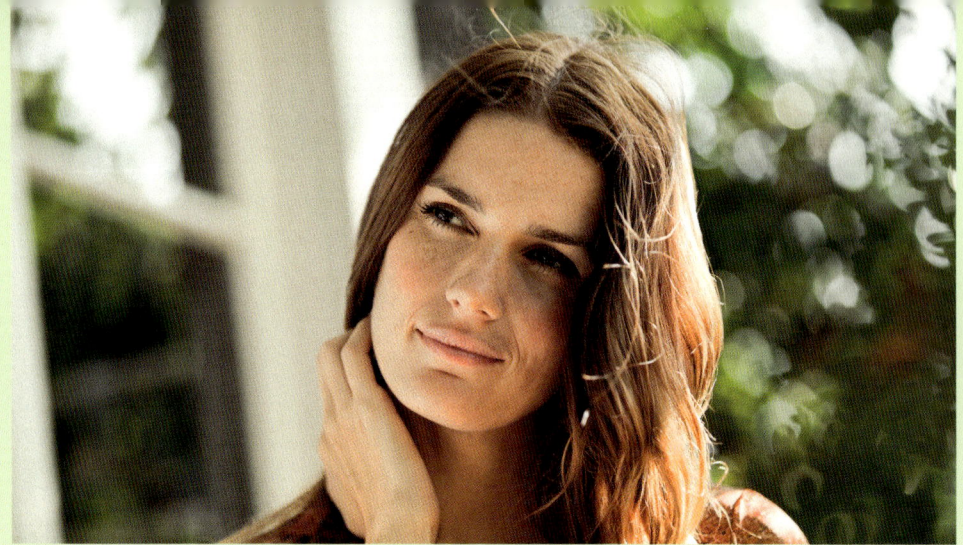

__Bevor Sie beginnen …

… DIE FOLGENDEN FRAGEN zu beantworten, beachten Sie bitte Folgendes:
Die Antwortmöglichkeiten umfassen jeweils fünf Stufen, denen Sie jeweils folgende Punktwerte zuordnen:

Das trifft ganz sicher/absolut zu	5 Punkte
Das ist sehr zutreffend/sehr wahrscheinlich	4 Punkte
Das ist mäßig zutreffend/weiß nicht	3 Punkte
Das ist weniger zutreffend	2 Punkte
Das trifft gar nicht zu	1 Punkt

Wählen Sie bei der Auswahl der Antwortstufen diejenige aus, die Ihrem gegenwärtigen Empfinden oder Ihrer Erfahrung am meisten entspricht, nicht die, die Sie sich wünschen oder die Sie für die beste halten.

Wenn Sie das Gefühl haben, dass einzelne Fragen nicht voll und ganz auf Sie zutreffen, dann orientieren Sie sich bei der Beantwortung einfach an der Tendenz der Fragestellung.

Es kann auch vorkommen, dass Sie nicht oder nicht genau wissen, wie Sie auf bestimmte Nahrungsmittel oder Essgewohnheiten reagieren. Dann ist die Antwort »weiß nicht« die richtige.

Und nun geht es los!

I. Bestimmen Sie Ihren Ernährungstyp

Die ersten Fragen beziehen sich auf die Empfindlichkeit gegenüber Fetten (Fragenkomplex A)

1. Haben Sie das Gefühl, dass Sie stärker an Gewicht zunehmen, wenn Sie häufiger Fleisch, Wurst und Käse zu den Hauptmahlzeiten essen?

5	4	3	2	1
ja, ganz sicher	sehr wahrscheinlich	mäßig/weiß nicht	weniger	gar nicht

2. Werden Sie eher dick, wenn Sie Fettes essen?

5	4	3	2	1
ja, ganz sicher	sehr wahrscheinlich	mäßig/weiß nicht	weniger	gar nicht

3. Öfter mal eine Bratwurst, Mayonnaise oder ein Milchshake – werden Sie davon dick?

5	4	3	2	1
ja, ganz sicher	sehr wahrscheinlich	mäßig/weiß nicht	weniger	gar nicht

4. Nehmen Sie schneller zu, wenn Sie zum Frühstück und zum Abendessen bevorzugt Wurst, Butter und fetten Käse essen?

5	4	3	2	1
ja, ganz sicher	sehr wahrscheinlich	mäßig/weiß nicht	weniger	gar nicht

5. Hatten Sie mit einer fettarmen (Low Fat) Diät schon einmal gute Abnehmerfolge?

5	4	3	2	1
ja, ganz sicher	sehr wahrscheinlich	mäßig/weiß nicht	weniger	gar nicht

Zählen Sie nun Ihre Antwortpunkte zusammen:

Bis 10 Punkte: Sie sind vermutlich nicht empfindlich gegen Fett in Ihrer Ernährung.

11 und mehr Punkte: Sie sind vermutlich empfindlich gegen Fett in Ihrer Ernährung.

Die nächsten Fragen beziehen sich auf die Empfindlichkeit gegenüber Kohlenhydraten (Fragenkomplex B)

1. Wenn Sie abgespannt sind, haben Sie dann das Gefühl, dass Ihnen Süßigkeiten rasch neue Energie bringen?

5	4	3	2	1
ja, ganz sicher	sehr wahrscheinlich	mäßig/weiß nicht	weniger	gar nicht

2. Haben Sie das Gefühl, dass Sie leichter an Gewicht zunehmen, wenn Sie bevorzugt Brot, Pizza oder andere Weißmehlprodukte zu den Hauptmahlzeiten essen?

5	4	3	2	1
ja, ganz sicher	sehr wahrscheinlich	mäßig/weiß nicht	weniger	gar nicht

3. Nehmen Sie schneller zu, wenn Sie viel Brötchen oder Weißbrot/Toastbrot mit Marmelade, Nussaufstrich, Honig oder einem anderen süßen Aufstrich essen?

5	4	3	2	1
ja, ganz sicher	sehr wahrscheinlich	mäßig/weiß nicht	weniger	gar nicht

4. Werden Sie dick, wenn viel Nudeln, Kartoffeln oder Reisgerichte auf dem Speiseplan stehen?

5	4	3	2	1
ja, ganz sicher	sehr wahrscheinlich	mäßig/weiß nicht	weniger	gar nicht

5. Hatten Sie mit einer kohlenhydratarmen (Low Carb) Diät schon einmal gute Abnehmerfolge?

5	4	3	2	1
ja, ganz sicher	sehr wahrscheinlich	mäßig/weiß nicht	weniger	gar nicht

Zählen Sie nun Ihre Antwortpunkte zusammen: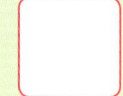

Bis 10 Punkte: Sie sind vermutlich nicht empfindlich gegen Kohlenhydrate in Ihrer Ernährung.

11 und mehr Punkte: Sie sind vermutlich empfindlich gegen Kohlenhydrate in Ihrer Ernährung.

Ihr ganz persönlicher Ernährungstyp:

x Wenn Sie nur gegen Fette in Ihrer Ernährung empfindlich sind (11 oder mehr Punkte bei Fragenkomplex A), nicht aber gegen Kohlenhydrate (bis 10 Punkte bei Fragenkomplex B), dann sind Sie vermutlich ein **guter Kohlenhydratverwerter,** d. h. Sie können aufgrund Ihrer genetischen Disposition diese Nährstoffe besonders gut verstoffwechseln. Fette und schwere Speisen sollten Sie eher meiden, besonders dann, wenn Sie abnehmen wollen. Ihre optimale Ernährung sollte sich wie folgt zusammensetzen:

Kohlenhydrate	65 %
Fett	20 %
Eiweiß	15 %

x Wenn Sie nur gegen Kohlenhydrate in Ihrer Ernährung empfindlich sind (11 und mehr Punkte bei Fragenkomplex B), nicht aber gegen Fette (bis 10 Punkte bei Fragenkomplex A), dann sind Sie vermutlich ein **guter Fettverbrenner,** d. h., Sie können diese Nährstoffe besonders gut verstoffwechseln. Kohlenhydratreiche Speisen, vor allem Getreideprodukte, Kartoffeln und Süßes, sollten Sie eher meiden, besonders dann, wenn Sie abnehmen wollen. Ihre optimale Ernährung sollte sich wie folgt zusammensetzen:

Kohlenhydrate	45 %
Fett	35 %
Eiweiß	20 %

x Wenn Sie gegen beide oder keine der beiden Nährstoffe empfindlich sind, dann sind Sie mit großer Wahrscheinlichkeit ein **Mischtyp,** können also Kohlenhydrate und Fette gleichermaßen gut verstoffwechseln. Allerdings führen auch beide Nährstoffe zur Gewichtszunahme, wenn Sie zu viel davon essen.
Ihre optimale Ernährung sollte sich wie folgt zusammensetzen:

Kohlenhydrate	55 %
Fett	25 %
Eiweiß	20 %

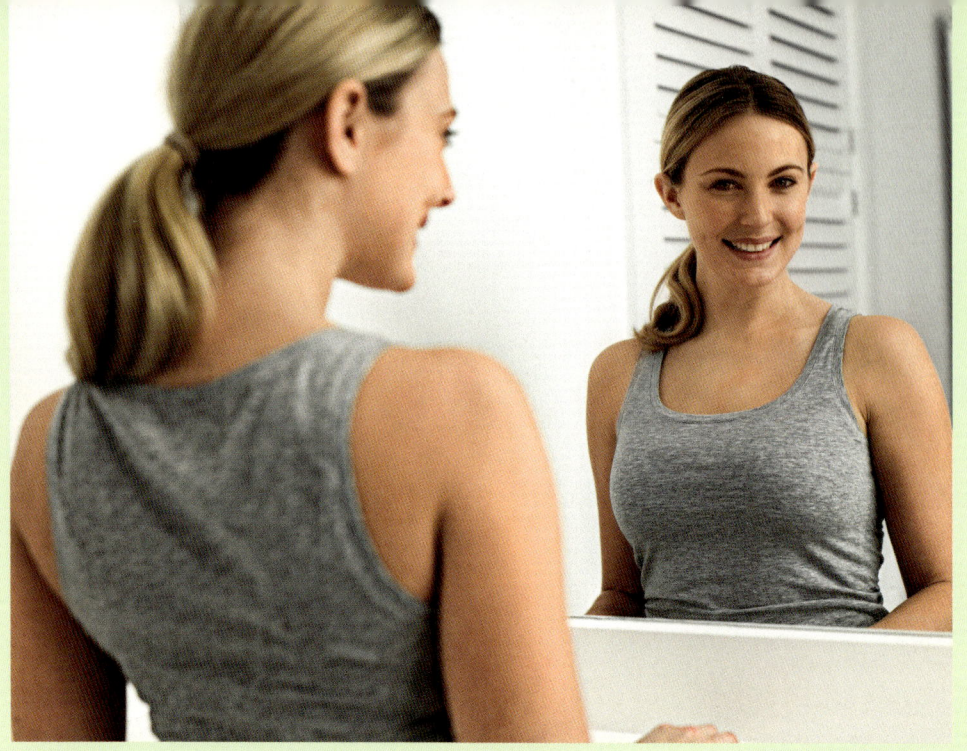

II. Wie leicht oder schwer fällt Ihnen das Abnehmen?

JE NACH GENETISCHER Veranlagung entwickelt unser Körper eine mehr oder weniger große Resistenz (Widerstand) gegen einen Gewichtsverlust. Das hatte zu frühen Zeiten der Menschheitsentwicklung gewiss seinen guten Grund, ist aber heute manchmal sehr hinderlich, wenn man abnehmen will oder muss.

Wie sieht es damit bei Ihnen aus?

1. Blieb/bleibt Ihr Körpergewicht über längere Zeit konstant – auch ohne Diäten und Sport?

5	4	3	2	1
ja, ganz sicher	sehr wahrscheinlich	mäßig/weiß nicht	weniger	gar nicht

2. Wenn Sie eine kurze Zeit weniger essen, stellen Sie dann schon bald eine spürbare Gewichtsabnahme fest?

5	4	3	2	1
ja, ganz sicher	sehr wahrscheinlich	mäßig/weiß nicht	weniger	gar nicht

DER VIRTUELLE GENTEST

II. ABNAHMETYP

3. Wissen Sie, ob Sie durch Reduktion des Kalorienverbrauchs auf 70 Prozent Ihres Bedarfs innerhalb einer Woche mehr als ein halbes Kilo abnehmen könnten?

5	4	3	2	1
ja, ganz sicher	sehr wahrscheinlich	mäßig/weiß nicht	weniger	gar nicht

4. Wenn Sie eine Zeit lang – z. B. während der Feiertage zum Jahreswechsel – viel und üppig gegessen haben, können Sie danach die Gewichtszunahme schnell wieder abbauen?

5	4	3	2	1
ja, ganz sicher	sehr wahrscheinlich	mäßig/weiß nicht	weniger	gar nicht

5. Spricht Ihr Körpergewicht schnell auf eine Ernährungsumstellung – z. B. auf ein Diätprogramm – an?

5	4	3	2	1
ja, ganz sicher	sehr wahrscheinlich	mäßig/weiß nicht	weniger	gar nicht

Addieren Sie jetzt wieder Ihre Antwortpunkte:

11 und mehr Punkte: Die Resistenz gegen das Abnehmen ist bei Ihnen eher gering. Sie sind aufgrund Ihrer genetischen Anlagen deshalb sehr wahrscheinlich ein starker Abnahmetyp, d. h., Sie können alleine durch Kalorienreduktion leicht und schnell Körpergewicht abbauen. Wenn Sie sich typgerecht ernähren, besteht bei Ihnen kaum die Gefahr, dass Sie übergewichtig werden. Sollten Sie derzeit übergewichtig sein, wird es Ihnen durch die Teilnahme am Vier-Phasen-Stoffwechselprogramm von genetic balance® relativ leicht gelingen, Ihr Wunschgewicht zu erreichen und zu halten.

Bis 10 Punkte: Die Resistenz gegen das Abnehmen ist bei Ihnen eher ausgeprägt. Aufgrund Ihrer genetischen Veranlagung sind Sie deshalb ein eher schwacher Abnahmetyp, d. h., es wird Ihnen nicht sehr leicht fallen, alleine durch eine nur mäßige Kalorienreduktion viel und schnell Körpergewicht abzubauen. Sie sollten sich unbedingt typgerecht ernähren und – wenn Sie abnehmen wollen – eine intensivere Kalorienreduktion und ein entsprechendes Sportprogramm wählen. Beides hält das Vier-Phasen-Stoffwechselprogramm von genetic balance® für Sie bereit.

III. Wie unterstützen sportliche Aktivitäten die Gewichtsabnahme?

WER SCHON EINE Diätkur absolviert hat, weiß, dass Sport im Allgemeinen das Abnehmen fördert – bei manchem mehr, beim anderen weniger. Wie sieht es damit bei Ihnen aus?

1. Führt Sport bei Ihnen im Allgemeinen zu einer Gewichtsabnahme?

5	4	3	2	1
ja, ganz sicher	sehr wahrscheinlich	mäßig/weiß nicht	weniger	gar nicht

2. Hatten/haben Sie mit regelmäßigen leichten sportlichen Aktivitäten (Wandern, Jogging, Radfahren) schon Erfolge beim Abnehmen?

5	4	3	2	1
ja, ganz sicher	sehr wahrscheinlich	mäßig/weiß nicht	weniger	gar nicht

3. Führt regelmäßiger Ausdauersport bei Ihnen zur Gewichtsabnahme?

5	4	3	2	1
ja, ganz sicher	sehr wahrscheinlich	mäßig/weiß nicht	weniger	gar nicht

4. Führt Kraftsport (Muskeltraining) bei Ihnen eher zur Gewichtsabnahme?

5	4	3	2	1
ja, ganz sicher	sehr wahrscheinlich	mäßig/weiß nicht	weniger	gar nicht

5. Haben Sie zugenommen, als Sie mit früheren sportlichen Aktivitäten aufgehört haben?

5	4	3	2	1
ja, ganz sicher	sehr wahrscheinlich	mäßig/weiß nicht	weniger	gar nicht

Bitte zählen Sie jetzt Ihre Antwortpunkte zusammen:

DER VIRTUELLE GENTEST

Bis 20 Punkte: Wegen Ihrer persönlichen genetischen Anlagen sind Sie eher im Bereich des schwachen Sporttyps, d. h., sportliche Aktivitäten unterstützen Sie eher wenig, wenn Sie Ihr Körpergewicht reduzieren wollen. Wahrscheinlich werden Sie Ihr Wunschgewicht vor allem durch eine verstärkte Kalorienreduktion erreichen können. Entsprechende Hinweise finden Sie im Kapitel »genetic balance®-Stoffwechselprogramm«. Trotzdem sollten Sie auf regelmäßige sportliche Betätigung nicht verzichten; Sie stärken damit Herz und Kreislauf sowie Ihre allgemeine Leistungsfähigkeit und das Wohlbefinden.

21 und mehr Punkte: Sie tendieren, genetisch bedingt, eher in den Bereich des starken Sporttyps, d. h., schon leichte bis mäßige sportliche Aktivitäten sollten Sie unterstützen, wenn Sie abnehmen wollen. Ein für Sie geeignetes Sportprogramm finden Sie im Rahmen des genetic balance®-Stoffwechselprogramms.

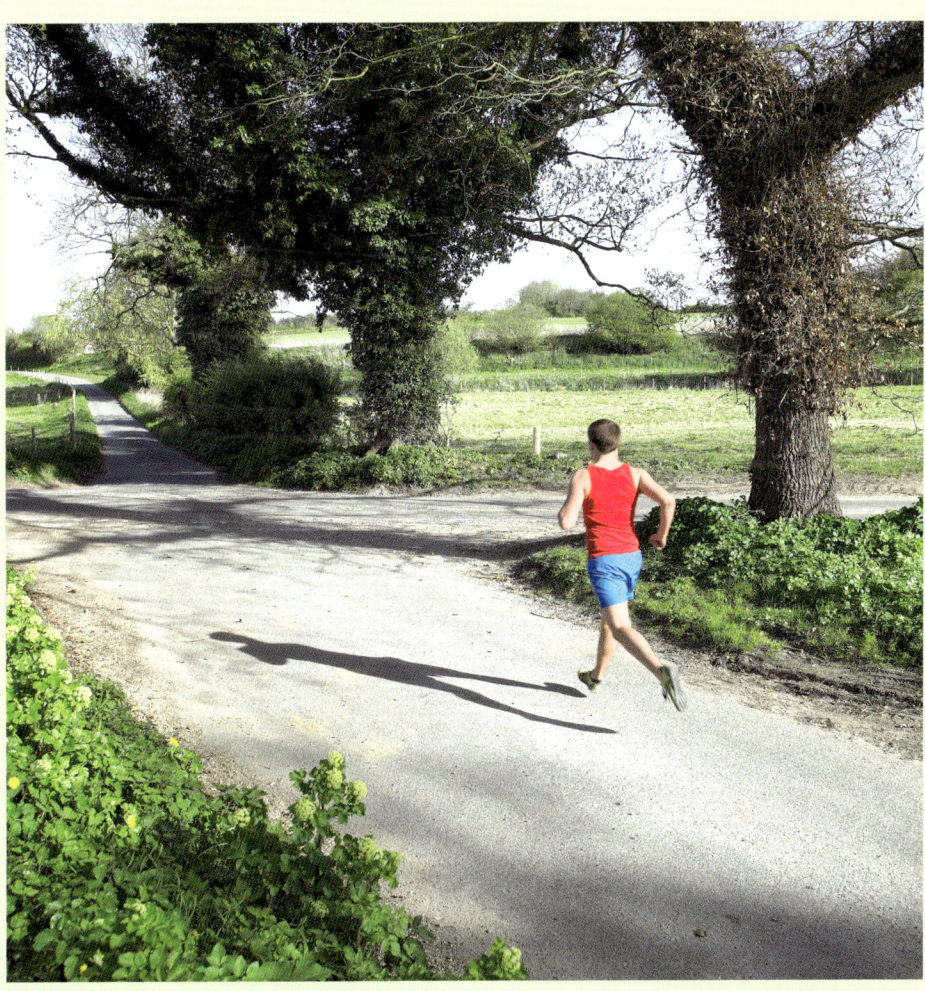

IV. Wie langfristig ist der Abnahmeeffekt?

VIELE HABEN ES schon erlebt und erleben es immer wieder: Kaum hat man ein Diätprogramm scheinbar erfolgreich beendet, beginnen die Pfunde schon wieder zu wachsen. Manchmal hat man am Ende mehr auf der Hüfte als vor der Abspeckkur. Schuld ist der sogenannte Jo-Jo-Effekt, der in der Steinzeit gewiss seinen Nutzen hatte, heute aber viele zur Verzweiflung treibt ...

1. War/ist Ihr Körpergewicht auch ohne eine Diätmaßnahme über einen längeren Zeitraum stabil?

5	4	3	2	1
ja, ganz sicher	sehr wahrscheinlich	mäßig/weiß nicht	weniger	gar nicht

2. Wie lange ist Ihr Körpergewicht nach einer Diätkur stabil geblieben?

5	4	3	2	1
> 9 Monate	ca. 6 Monate	ca. 3 Monate	ca. 1 Monat	nur Wochen

3. Ist/war das Körpergewicht Ihrer Mutter über längere Zeit stabil?

5	4	3	2	1
ja, ganz sicher	sehr wahrscheinlich	mäßig/weiß nicht	weniger	gar nicht

4. Ist/war das Körpergewicht Ihres Vaters über längere Zeit stabil?

5	4	3	2	1
ja, ganz sicher	sehr wahrscheinlich	mäßig/weiß nicht	weniger	gar nicht

5. Ist das Körpergewicht Ihrer Geschwister über längere Zeit stabil?

5	4	3	2	1
ja, ganz sicher	sehr wahrscheinlich	mäßig/weiß nicht	weniger	gar nicht

Addieren Sie jetzt wieder Ihre Antwortpunkte:

DER VIRTUELLE GENTEST

Bis 15 Punkte: Wegen Ihrer genetischen Voraussetzungen neigen Sie zu einem mittleren bis starken Jo-Jo-Effekt, d. h., Sie müssen damit rechnen, dass Sie nach einer zunächst erfolgreichen Gewichtsreduktion sehr schnell und sehr stark wieder zunehmen, nicht selten sogar ein paar Kilo mehr, als Sie vor der Diät hatten. Das wird vor allem dann eintreten und deutlich stärker sein, wenn Sie sich nicht typgerecht ernähren. Begegnen können Sie dem Effekt, der so viele der handelsüblichen Diätprogramme und Schlankheitskuren scheitern lässt, indem Sie das von genetic balance® entwickelte Stoffwechselprogramm konsequent und auf Dauer einhalten.

16 oder mehr Punkte: Ihre Gene bewirken, dass bei Ihnen so gut wie kein oder nur ein schwacher Jo-Jo-Effekt auftritt, d. h., Sie können das erreichte Gewicht nach einer Diätmaßnahme verhältnismäßig leicht halten und müssen nicht befürchten, dass Sie schnell wieder zunehmen, wenn Sie nach dem Abnehmen »normal« essen. Wenn Sie sich entsprechend Ihrem Stoffwechseltyp ernähren, sind Sie erst recht auf der sicheren Seite.

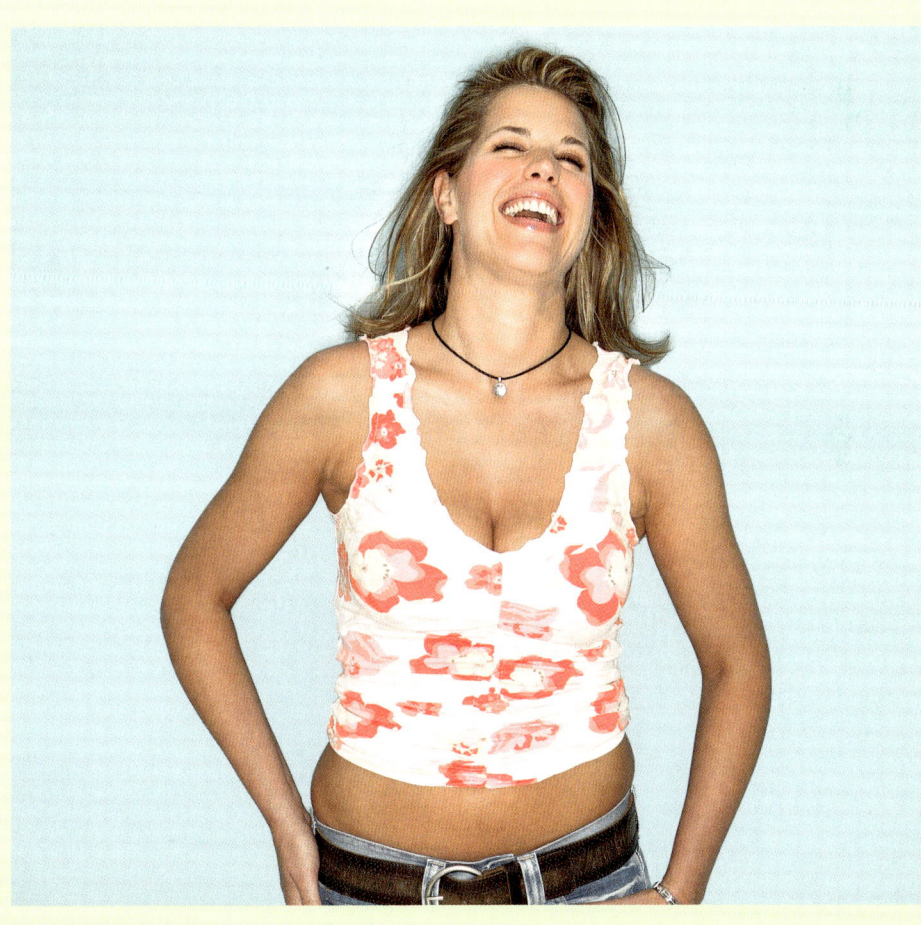

V. Gibt es bei Ihnen eine genetisch bedingte grundsätzliche Neigung zu Übergewicht?

Wer noch vor wenigen Jahren darauf hinwies, dass eine Neigung zu Übergewicht vererbt werden kann, erntete meist Zweifel oder Ablehnung. Heute weiß man, dass dies gar nicht so selten der Fall ist. Und wie ist das bei Ihnen?

1. Gab/gibt es in Ihrer Familie Fälle von Typ-2-Diabetes?

5	4	3	2	1
ja, ganz sicher	sehr wahrscheinlich	mäßig/weiß nicht	weniger	gar nicht

2. Ist/war Ihre Mutter übergewichtig?

5	4	3	2	1
ja, ganz sicher	sehr wahrscheinlich	mäßig/weiß nicht	weniger	gar nicht

3. Ist/war Ihr Vater übergewichtig?

5	4	3	2	1
ja, ganz sicher	sehr wahrscheinlich	mäßig/weiß nicht	weniger	gar nicht

4. Sind Ihre Geschwister übergewichtig?

5	4	3	2	1
ja, ganz sicher	sehr wahrscheinlich	mäßig/weiß nicht	weniger	gar nicht

5. Waren Sie schon als Kind eher »pummelig«?

5	4	3	2	1
ja, ganz sicher	sehr wahrscheinlich	mäßig/weiß nicht	weniger	gar nicht

Bitte zählen Sie jetzt Ihre Antwortpunkte zusammen:

Bis 10 Punkte: Sie haben aufgrund Ihrer Gene wahrscheinlich eher eine geringe bis keine Neigung zu Übergewicht. Wenn Sie dennoch ein paar Kilo zu viel haben, wird es Ihnen verhältnismäßig leicht fallen, sie wieder loszuwerden, wenn Sie sich typgerecht ernähren und am Vier-Phasen-Stoffwechselprogramm von genetic balance® teilnehmen. Auch wenn Sie Ihr Normal- oder Wunschgewicht erreicht haben, sollten Sie die typgerechte Ernährung unbedingt beibehalten. So bleiben Sie gesund und verbessern Ihre körperliche und psychische Kondition.

11 und mehr Punkte: Sie haben wahrscheinlich eine ererbte, genetisch bedingte Neigung zu Übergewicht. Ihre Gene unterstützen Sie leider nicht, wenn Sie abnehmen wollen. Deshalb sollten Sie das folgende Programm konsequent einhalten, um die negative Wirkung Ihrer Gene auszugleichen. Wenn Ihr BMI höher als 30 ist, sollten Sie sich aber auf alle Fälle bemühen, Ihr »Wohlfühlgewicht« zu erreichen, d. h., einen BMI-Wert zwischen 25 und 29. Ernähren Sie sich typgerecht und beteiligen Sie sich am Vier-Phasen-Stoffwechselprogramm von genetic balance®.

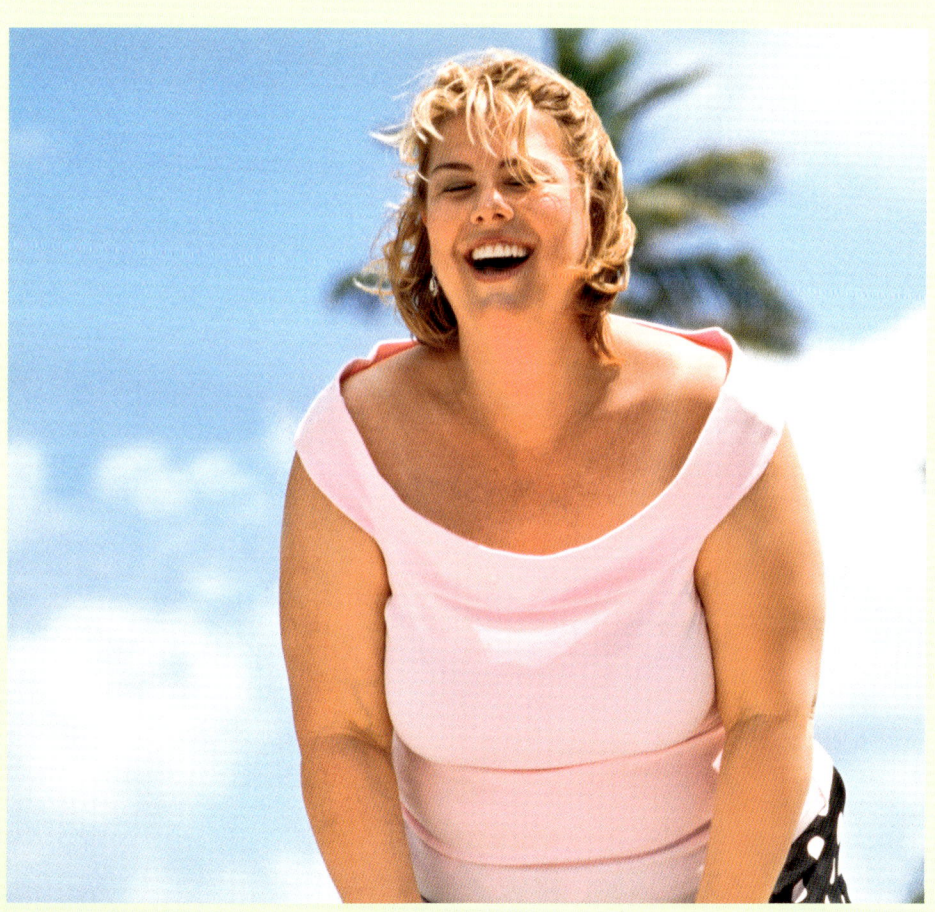

VI. Liegt eine Nahrungsunverträglichkeit vor?

FRAGEN WIR ZUERST nach einer möglichen Laktoseintoleranz, die von den Betroffenen manchmal nicht als solche bemerkt und einfach ignoriert wird. Meist mit sehr unangenehmen Folgen.

1. Wird Ihnen von Kuhmilch oder Milcherzeugnissen häufig schlecht?

5	4	3	2	1
ja, ganz sicher	sehr wahrscheinlich	mäßig/weiß nicht	weniger	gar nicht

2. Haben Sie manchmal unerklärliche Verdauungsprobleme nach einer Mahlzeit mit Milchprodukten (Joghurt, Quark, Frischkäse, Milch)?

5	4	3	2	1
ja, ganz sicher	sehr wahrscheinlich	mäßig/weiß nicht	weniger	gar nicht

3. Traten diese Probleme erst mit zunehmendem Alter auf?

5	4	3	2	1
ja, ganz sicher	sehr wahrscheinlich	mäßig/weiß nicht	weniger	gar nicht

Bitte zählen Sie jetzt Ihre Antwortpunkte zusammen:

Bis 12 Punkte: Sie haben wahrscheinlich keine Laktoseintoleranz.

13 oder mehr Punkte: Sie haben möglicherweise eine genetisch bedingte Laktoseintoleranz. 15 bis 20 Prozent der erwachsenen Europäer weisen eine solche Unverträglichkeit gegenüber dem Milchzucker auf, die auf anderen Kontinenten, beispielsweise in Asien oder Afrika, sehr weit verbreitet ist.

Wenn das bei Ihnen der Fall ist, sollten Sie auf den Verzehr dieser Nahrungsmittel verzichten. Achten Sie beim Einkauf auf die Bezeichnung »laktosefrei«, weil es eine ganze Reihe von Lebensmitteln gibt, die den Milchzucker enthalten können. In den Lebensmitteltabellen im Anhang ist der Gehalt an Laktose vermerkt.

DER VIRTUELLE GENTEST

MANCHE MENSCHEN VERTRAGEN bestimmte Getreideerzeugnisse nicht oder nur schlecht. Dann kann es sich um eine Glutenintoleranz handeln.

1. Wird Ihnen von Getreideerzeugnissen häufig unwohl oder schlecht?

5	4	3	2	1
ja, ganz sicher	sehr wahrscheinlich	mäßig/weiß nicht	weniger	gar nicht

2. Haben Sie gelegentlich unerklärliche Verdauungsprobleme nach einer Mahlzeit mit Weizen, Dinkel oder Hartweizen?

5	4	3	2	1
ja, ganz sicher	sehr wahrscheinlich	mäßig/weiß nicht	weniger	gar nicht

3. Traten diese Probleme erst mit zunehmendem Alter auf?

5	4	3	2	1
ja, ganz sicher	sehr wahrscheinlich	mäßig/weiß nicht	weniger	gar nicht

Bitte zählen Sie jetzt Ihre Antwortpunkte zusammen:

Bis 12 Punkte: Sie haben wahrscheinlich keine Glutenintoleranz.

13 oder mehr Punkte: Es ist möglich, dass Sie unter einer – eher selten vorkommenden – Glutenunverträglichkeit leiden, die durch Ihre genetischen Anlagen bedingt ist. Gluten ist ein Eiweißstoff, der bei einigen Getreidearten als Klebersubstanz fungiert. Da unsere frühen Vorfahren als Jäger und Sammler noch keinen Ackerbau kannten, waren auch Ihre Gene nicht auf die nun neu hinzukommenden Nahrungsmittel »eingestellt«, sodass sie diese nicht oder nur ungenügend verstoffwechseln konnten. Offensichtlich haben sich diese genetischen Anlagen teilweise bis heute weitervererbt. Für die Betroffenen gibt es eine große Zahl glutenfreier Produkte, die im Handel entsprechend etikettiert sind. Die Lebensmitteltabellen im Anhang weisen auf einen Glutengehalt hin.

Beide Nahrungsunverträglichkeiten lassen sich eindeutig durch einen Speichelprobentest, den genetic balance®-Gentest »medic«, nachweisen oder ausschließen. Über diesen Test, seine Durchführung und die Ergebnisse lesen Sie ausführlich ab Seite 141.

_Die Ergebnisse ...

... IHRES VIRTUELLEN GENTESTS können Sie nun zusammenfassen:

I. Mein genetisch bedingter Stoffwechseltyp

☐ Guter Kohlenhydratverwerter

☐ Guter Fettverbrenner

☐ Mischtyp

II. Mein genetisch bedingter Abnahmetyp

☐ Starker Abnahmetyp

☐ Schwacher Abnahmetyp

III. Mein genetisch bedingter Sporttyp

☐ Starker Sporttyp

☐ Schwacher Sporttyp

IV. Mein Jo-Jo-Typ

☐ Kein bzw. schwacher Jo-Jo-Effekt

☐ Starker Jo-Jo-Effekt

V. Meine genetisch bedingte Neigung zu Übergewicht

☐ Stärkere Neigung zu Übergewicht

☐ Keine Neigung zu Übergewicht

VI. Eventuelle Nahrungsunverträglichkeiten

☐ Laktoseintoleranz

☐ Glutenintoleranz

Mit diesen Ergebnissen sowie Ihren Körperdaten (Seiten 69–78) und Ihren Zielvorstellungen steigen wir nun in das genetic balance®-Stoffwechselprogramm ein. Viel Erfolg!

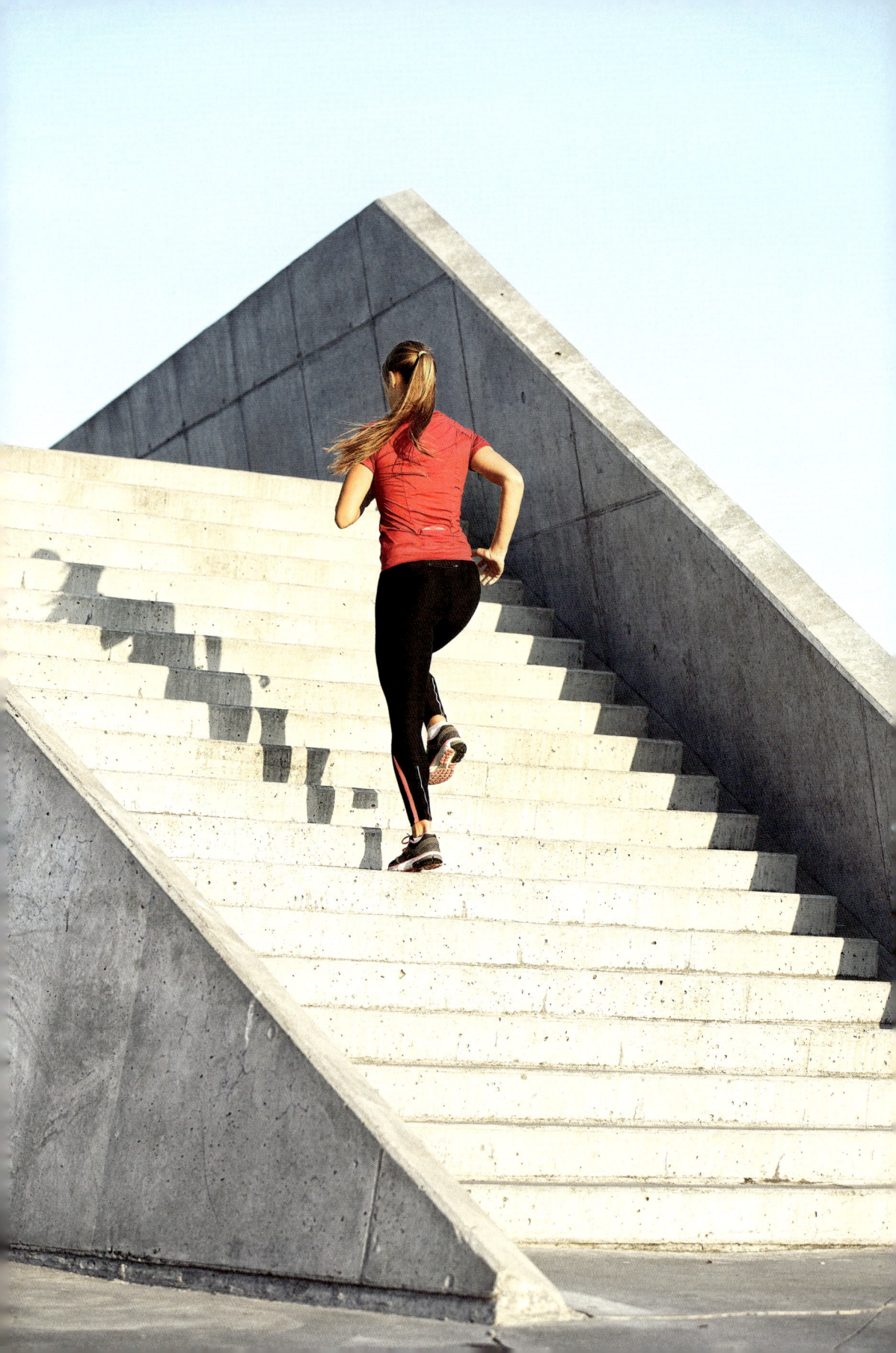

Das genetic balance®- Stoffwechselprogramm

Machen Sie sich nun mit den gefundenen Ergebnissen auf den Weg in Ihr neues Stoffwechselleben. Bestens ausgerüstet mit dem Wissen um Ihren individuellen Stoffwechseltyp finden Sie auf den folgenden Seiten alles, was Sie brauchen, um Ihr persönliches Wunschgewicht zügig und dauerhaft zu erreichen. Setzen Sie sich Ihre Ziele und starten Sie durch ...

Bestimmen Sie Ihre Ziele

NACH DER AUSWERTUNG des Fragebogentests (oder des realen **genetic-balance**®-Gentests aus dem Labor) können Sie entscheiden, wie es weitergehen soll. Fühlen Sie sich mit Ihrem aktuellen Körpergewicht wohl und sind Sie mit Ihrer Fitness zufrieden, dann können Sie die nächsten Abschnitte überspringen und gleich in den Teil des Programms einsteigen, in dem die für Ihre Gene optimale Ernährungsform beschrieben wird.

Zunächst aber sollten Sie eine Bestandsaufnahme machen, die Ihnen zeigt, in welchem Zustand Sie sich derzeit befinden.

Wie steht es um Ihr Körpergewicht?

Wenn Sie in der folgenden Tabelle auf Seite 105 den Schnittpunkt zwischen Ihrer Körpergröße und Ihrem Körpergewicht aufsuchen, finden Sie dort Ihren Body-Mass-Index (BMI). Was es damit genau auf sich hat, haben wir bereits erläutert (Seite 66 ff.). Hier zeigt Ihnen die Färbung an, ob Sie mit Ihrem BMI im Bereich des Normalgewichts liegen oder aber unter- bzw. übergewichtig sind.

Nach Definition der Weltgesundheitsorganisation (WHO) gelten folgende Richtwerte für den BMI:

BMI	Kategorie
bis 20	Untergewicht
21 bis 24	Normalgewicht
25 bis 29	Übergewicht
30 bis 34	Fettsucht Stufe 1
ab 35	Fettsucht Stufen 2 ...

Das sind, wie geschrieben, Richtwerte. Um sie richtig einordnen zu können, sollten Sie noch einmal nachlesen, was wir auf Seite 66 ff. sehr detailliert über den BMI ausgeführt haben. Geschlecht und Alter spielen nämlich bei der Bewertung des Körpergewichts eine nicht unwichtige Rolle. Ebenfalls gelten für Schwangere, stillende Mütter sowie für Kinder und Heranwachsende andere Kriterien. Vergleichen Sie also den hier gefundenen BMI-Wert mit den dort angegebenen Daten und korrigieren Sie ihn dann entsprechend.

DAS genetic-balance®-STOFFWECHSELPROGRAMM

Untergewicht			Normalgewicht				Übergewicht			Fettsucht Stufe 1				Fettsucht Stufe 2 & 3				

Körpergewicht in kg

Größe in cm	45	50	55	60	65	70	75	80	85	90	95	100	105	110	115	120	125	130	135	140
145	21	24	26	29	31	33	36	38	40	43	45	48	50	52	55	57	59	62	64	67
147	21	23	25	28	30	32	35	37	39	42	44	46	49	51	53	56	58	60	62	65
149	20	23	25	27	29	32	34	36	38	41	43	45	47	50	52	54	56	59	61	63
151	20	22	24	26	29	31	33	35	37	39	42	44	46	48	50	53	55	57	59	61
153	19	21	23	26	28	30	32	34	36	38	41	43	45	47	49	51	53	56	58	60
155	19	21	23	25	27	29	31	33	35	37	40	42	44	46	48	50	52	54	56	58
157	18	20	22	24	26	28	30	32	34	37	39	41	43	45	47	49	51	53	55	57
159	18	20	22	24	26	28	30	32	34	36	38	40	42	44	45	47	49	51	53	55
161	17	19	21	23	25	27	29	31	33	35	37	39	41	42	44	46	48	50	52	54
163	17	19	21	23	24	26	28	30	32	34	36	38	40	41	43	45	47	49	51	53
165	17	18	20	22	24	26	28	29	31	33	35	37	39	40	42	44	46	48	50	51
167	16	18	20	22	23	25	27	29	30	32	34	36	38	39	41	43	45	47	48	50
169	16	18	19	21	23	25	26	28	30	32	33	35	37	39	40	42	44	46	47	49
171	15	17	19	21	22	24	26	27	29	31	32	34	36	38	39	41	43	44	46	48
173	15	17	18	20	22	23	25	27	28	30	32	33	35	37	38	40	42	43	45	47
175	15	16	18	20	21	23	24	26	28	29	31	33	34	36	38	39	41	42	44	46
177	14	16	18	19	21	22	24	26	27	29	30	32	34	35	37	38	40	41	43	45
179	14	16	17	19	20	22	23	25	27	28	30	31	33	34	36	37	39	41	42	44
181	14	15	17	18	20	21	23	24	26	27	29	31	32	34	35	37	38	40	41	43
183	13	15	16	18	19	21	22	24	25	27	28	30	31	33	34	36	37	39	40	42
185	13	15	16	18	19	20	22	23	25	26	28	29	31	32	34	35	37	38	39	41
187	13	14	16	17	19	20	21	23	24	26	27	29	30	31	33	34	36	37	39	40
189	13	14	15	17	18	20	21	22	24	25	27	28	29	31	32	34	35	36	38	39
191	12	14	15	16	18	19	21	22	23	25	26	27	29	30	32	33	34	36	37	38
193	12	13	15	16	17	19	20	21	23	24	26	27	28	30	31	32	34	35	36	38
195	12	13	14	16	17	18	20	21	22	24	25	26	28	29	30	32	33	34	36	37
197	12	13	14	15	17	18	19	21	22	23	24	26	27	28	30	31	32	33	35	36
199	11	13	14	15	16	18	19	20	21	23	24	25	27	28	29	30	32	33	34	35

Das ist mein BMI: _____

Und so finden Sie Ihr Wunschgewicht

Wenn sowohl Ihr BMI als auch Ihr Gefühl (und möglicherweise sogar Ihr Hausarzt) dafür sprechen, dass Sie abnehmen sollten, dann bestimmen Sie jetzt das Ziel. Praktischerweise können Sie dafür bei Ihrer Körpergröße so weit in die BMI-Tabelle gehen, bis der Wert erstmals grün erscheint.

Nehmen wir als Beispiel Grit: Die 1,65 m große Bürokauffrau wiegt 74 Kilo; ihr BMI liegt laut Tabelle zwischen 27 und 28, genauer bestimmt hat sie ihn auf Seite 68 zu 27,2. Grit ist übergewichtig. Ein guter Normalwert, also ein grüner BMI-Wert in der Tabelle, wäre mit einem Körpergewicht von 63 Kilo erreicht. Grit müsste also elf Kilogramm abnehmen, um ihr Normalgewicht zu erreichen.

> Und was ist Ihr Wunschgewicht? _____
>
> Wie viel Kilogramm wollen Sie abnehmen? _____

Mit den Genen zum Erfolg

IHR WEG ZUM Wunschgewicht wird nun wesentlich leichter und sicherer, wenn Sie Ihrer genetischen Disposition folgen, die Sie durch das Ergebnis des virtuellen Tests herausgefunden haben. Damit haben Sie den Schlüssel für Ihr ganz individuelles, höchst effektives Abnehm- und Fitnessprogramm in der Hand.

Und das sind die ersten Schritte:

1. Essen Sie fortan typgerecht!

Ob Sie abnehmen wollen oder sich in der Zukunft einfach nur sehr wohl in Ihrer Haut fühlen wollen – von nun an sollten Sie Ihren täglichen Speiseplan entsprechend Ihrem genetischen Ernährungstyp ausrichten.

Als guter **Kohlenhydratverwerter** sollten Sie ihren Fettverzehr deutlich reduzieren und sich dabei vor allem auf pflanzliche Fette und Öle konzentrieren, die gesunde ungesättigte Fettsäuren enthalten. Im Durchschnitt sollten Ihre Mahlzeiten so zusammengesetzt sein:

DAS genetic-balance®-STOFFWECHSELPROGRAMM

Kohlenhydrate	65 %
Fett	20 %
Eiweiß	15 %

In den Tabellen im Anhang finden Sie eine Vielzahl von Lebensmitteln mit den entsprechenden Inhaltsangaben.

Als guter **Fettverbrenner** sollten Sie weniger kohlenhydratreiche Lebensmittel – also z. B. Brot, Nudeln, Süßes – essen. Dafür können Sie sich mehr Fettes leisten. Im Durchschnitt sollten Ihre Mahlzeiten so zusammengesetzt sein:

Kohlenhydrate	45 %
Fett	35 %
Eiweiß	20 %

Wenn Sie ein sogenannter **Mischtyp** sind, also mit beiden Nährstoffen gut zurechtkommen, dann sollten Sie auf eine gute Ausgewogenheit achten. Im Durchschnitt sollten Ihre Mahlzeiten so zusammengesetzt sein:

Kohlenhydrate	55 %
Fett	25 %
Eiweiß	20 %

2. Kalorien reduzieren!

Das klingt banal, doch auch hier hängt der Erfolg von den Genen ab. Wenn Sie ein **starker Abnahmetyp** sind, wird eine Kalorienreduktion bei Ihnen relativ rasch zum Erfolg führen, vorausgesetzt, dass Sie sich typgerecht ernähren und gleichzeitig Ihren täglichen Kalorienverbrauch so weit verringern, dass er unter Ihrem derzeitigen Tagesbedarf liegt. Um Letzteren in etwa herauszufinden, können Sie die nachstehenden Tabellen, jeweils für Frauen und Männer, nutzen. Sie finden ihn dort im Schnittpunkt von Körpergröße und Gewicht.

Frauen

Größe in cm	Körpergewicht in kg														
	50	55	60	65	70	75	80	85	90	95	100	105	110	115	120
150	1460	1518	1576	1633	1691	1748	1806	1864	1921	1979	2036	2094	2152	2209	2267
152,5	1466	1523	1581	1639	1696	1754	1811	1869	1927	1984	2042	2099	2157	2215	2272
155	1471	1529	1586	1644	1702	1759	1817	1874	1932	1990	2047	2105	2162	2220	2278
157,5	1477	1534	1592	1649	1707	1765	1822	1880	1937	1995	2053	2110	2168	2225	2283
160	1482	1540	1597	1655	1712	1770	1828	1885	1943	2000	2058	2116	2173	2231	2288
162,5	1487	1545	1603	1660	1718	1775	1833	1891	1948	2006	2063	2121	2179	2236	2294
165	1493	1550	1608	1666	1723	1781	1838	1896	1954	2011	2069	2126	2184	2242	2299
167,5	1498	1556	1613	1671	1729	1786	1844	1901	1959	2017	2074	2132	2189	2247	2305
170	1504	1561	1619	1676	1734	1792	1849	1907	1964	2022	2080	2137	2195	2252	2310
172,5	1509	1567	1624	1682	1739	1797	1855	1912	1970	2027	2085	2143	2200	2258	2315
175	1514	1572	1630	1687	1745	1802	1860	1918	1975	2033	2090	2148	2206	2263	2321
177,5	1520	1577	1635	1693	1750	1808	1865	1923	1981	2038	2096	2153	2211	2269	2326
180	1525	1583	1640	1698	1756	1813	1871	1928	1986	2044	2101	2159	2216	2274	2332
182,5	1531	1588	1646	1703	1761	1819	1876	1934	1991	2049	2107	2164	2222	2279	2337
185	1536	1594	1651	1709	1766	1824	1882	1939	1997	2054	2112	2170	2227	2285	2342
187,5	1541	1599	1657	1714	1772	1829	1887	1945	2002	2060	2117	2175	2233	2290	2348
190	1547	1604	1662	1720	1777	1835	1892	1950	2008	2065	2123	2180	2238	2296	2353
192,5	1552	1610	1667	1725	1783	1840	1898	1955	2013	2071	2128	2186	2243	2301	2359
195	1558	1615	1673	1730	1788	1846	1903	1961	2018	2076	2134	2191	2249	2306	2364
197,5	1563	1621	1678	1736	1793	1851	1909	1966	2024	2081	2139	2197	2254	2312	2369
200	1568	1626	1684	1741	1799	1856	1904	1972	2029	2087	2144	2202	2260	2317	2375

* Bei einem Alter von unter 25 Jahren: 100 kcal dem Tabellenwert hinzufügen.
Bei einem Alter von über 40 Jahren: 100 kcal vom Tabellenwert abziehen.

DAS genetic-balance®-STOFFWECHSELPROGRAMM

Männer

Größe in cm	Körpergewicht in kg														
	60	65	70	75	80	85	90	95	100	105	110	115	120	130
150	1639	1721	1804	1886	1968	2050	2132	2215	2297	2379	2461	2543	2626	2790
152,5	1654	1736	1819	1901	1983	2065	2147	2230	2312	2394	2476	2558	2641	2805
155	1669	1751	1834	1916	1998	2080	2162	2245	2327	2409	2491	2573	2656	2820
157,5	1684	1766	1849	1931	2013	2095	2177	2260	2342	2424	2506	2588	2671	2835
160	1699	1781	1864	1946	2028	2110	2192	2275	2357	2439	2521	2603	2686	2850
162,5	1714	1796	1879	1961	2043	2125	2207	2290	2372	2454	2536	2618	2701	2865
165	1729	1811	1894	1976	2058	2140	2222	2305	2387	2469	2551	2633	2716	2880
167,5	1744	1826	1909	1991	2073	2155	2237	2320	2402	2484	2566	2648	2731	2895
170	1759	1841	1924	2006	2088	2170	2252	2335	2417	2499	2581	2663	2746	2910
172,5	1774	1856	1939	2021	2103	2185	2267	2350	2432	2514	2596	2678	2761	2925
175	1789	1871	1954	2036	2118	2200	2282	2365	2447	2529	2611	2693	2776	2940
177,5	1804	1886	1969	2051	2133	2215	2297	2380	2462	2544	2626	2708	2791	2955
180	1819	1901	1984	2066	2148	2230	2312	2395	2477	2559	2641	2723	2806	2970
182,5	1834	1916	1999	2081	2163	2245	2327	2410	2492	2574	2656	2738	2821	2985
185	1849	1931	2014	2096	2178	2260	2342	2425	2507	2589	2671	2753	2836	3000
187,5	1864	1946	2029	2111	2193	2275	2357	2440	2522	2604	2686	2768	2851	3015
190	1879	1961	2044	2126	2208	2290	2372	2455	2537	2619	2701	2783	2866	3030
192,5	1894	1976	2059	2141	2223	2305	2387	2470	2552	2634	2716	2798	2881	3045
195	1909	1991	2074	2156	2238	2320	2402	2485	2567	2649	2731	2813	2896	3060
197,5	1924	2006	2089	2171	2253	2335	2417	2500	2582	2664	2746	2828	2911	3075
200	1939	2021	2104	2186	2268	2350	2432	2515	2597	2679	2761	2843	2926	3090

* Bei einem Alter von unter 25 Jahren: 100 kcal dem Tabellenwert hinzufügen.
Bei einem Alter von über 40 Jahren: 100 kcal vom Tabellenwert abziehen.

Auch hier zur Illustration zwei Beispiele mit unseren Begleitern: Grit mit 165 Zentimetern und 74 Kilogramm kommt laut Tabelle auf einen täglichen Kalorienbedarf von ca. 1750 Kilokalorien. Ben, der 51 Jahre alt ist und bei einer Größe von 179 cm stattliche 98 Kilogramm auf die Waage bringt, benötigt täglich etwa 2300 kcal. Übrigens: Wenn Sie es ganz genau wissen wollen, dann können Sie Ihren täglichen Kalorienbedarf auch nach der Methode bestimmen, die auf Seite 74 ausführlich beschrieben ist.

Das ist mein täglicher Kalorienbedarf: _____

Nun gilt es festzulegen, um wie viele Kalorien Sie Ihren derzeitigen Tagesbedarf unterschreiten wollen, um Ihr Wunschgewicht in absehbarer Zeit zu erreichen. Wenn Sie ein **starker Abnahmetyp** sind, kann schon eine moderate Reduzierung, sagen wir auf 70 Prozent des derzeitigen Tagesbedarfs, ausreichen. Ein **schwacher Abnahmetyp** wird sich strengere Auflagen erteilen müssen, vielleicht auf 50–60 Prozent – es sei denn, er kann seine Reduzierungsbilanz durch zusätzliche sportliche Aktivitäten deutlich verbessern, weil er ein genetisch **starker Sporttyp** ist. Es kommt dann also auch darauf an, wie seine Gene sportliche Aktivitäten in Bezug auf die Gewichtsreduktion unterstützen.

Bleiben wir jetzt aber erst einmal beim Jonglieren mit den Kalorien – und bleiben wir bei unserer Freundin Grit. Wir wissen ja, dass sie, die derzeit 74 Kilo wiegt, ein Wunschgewicht von 63 Kilo erreichen will, also 11 Kilo abnehmen muss. Da sie laut **genetic balance**®-Test genetisch eher sowohl ein schwacher Abnahme- wie auch ein schwacher Sporttyp ist, will sie ihren täglichen Kalorienverbrauch auf 60 Prozent ihres derzeitigen Tagesbedarfs von rund 1750 Kilokalorien reduzieren.

Sie kreuzt deshalb in der Tabelle auf Seite 111 ihren derzeitigen Tagesbedarf als »100 %« an und findet unter »60 %« die Kalorienzahl, die sie ab jetzt täglich nur noch verbrauchen will – »ca. 1050 kcal«.

Das ist Ihre neue tägliche Kalorienzahl: _____

100 %		90 %	80 %	70 %	60 %	50 %
1700	❏	1530	1360	1190	1020	850
1800	❏	1620	1440	1260	1080	900
1900	❏	1710	1520	1330	1140	950
2000	❏	1800	1600	1400	1200	1000
2100	❏	1890	1680	1470	1260	1050
2200	❏	1980	1760	1540	1320	1100
2300	❏	2070	1840	1610	1380	1150
2400	❏	2160	1920	1680	1440	1200
2500	❏	2250	2000	1750	1500	1250
2600	❏	2340	2080	1820	1560	1300
2700	❏	2430	2160	1890	1620	1350
2800	❏	2520	2240	1960	1680	1400
2900	❏	2610	2320	2030	1740	1450
3000	❏	2700	2400	2100	1800	1500

3. Typgerechte Nahrungsmittel auswählen!

Nachdem Sie Ihre neue tägliche Kalorienmenge bestimmt haben, können Sie nun auswählen, welche der Ihrem Ernährungstyp entsprechenden Lebensmittel in welcher Menge Sie täglich verzehren dürfen, damit das Ziel der Kalorienreduktion erreicht wird. Eine reiche Auswahl an Lebensmitteln mit Angaben zum Gehalt an Kohlenhydraten, Fett und Eiweiß sowie zu ihrem Kaloriengehalt finden Sie in den Tabellen im Anhang des Buches.

4. Das passende Abnahmekonzept finden!

Wenn Sie die Gewichtsabnahme durch ein spezielles marktübliches Diätprogramm unterstützen wollen, sollten Sie bei der Auswahl ebenfalls unbedingt Ihren genetischen Ernährungstyp berücksichtigen.

Für gute Kohlenhydratverbrenner eignen sich z. B. die Ornish-Diät, die Pritkin-Diät oder die Scarsdale-Diät.

Bekannte Diätkonzepte für gute Fettverbrenner sind beispielsweise die Atkins-Diät oder die South-Beach-Diät.

Für Mischtypen sind u. a. Mediterrane Diät, Sonoma-Diät oder das Konzept von Best-Life geeignet. Alle diese bekannten Konzepte haben Vor- aber auch Nachteile, die Sie sorgfältig abwägen sollten, bevor Sie sich dazu entschließen. Beschreibungen der wichtigsten Diäten finden Sie ab Seite 128. Sie können aber auch konsequenterweise das spezielle **genetic balance**®-Vier-Phasen-Stoffwechselprogramm anwenden, das ganz im Einklang mit Ihrer genetischen Konstitution steht. Und das speziell für **genetic balance**® entwickelt wurde.

5. Eventuelle Nahrungsunverträglichkeiten berücksichtigen!

genetic balance® testet auch auf Laktose- und Glutenintoleranz, zwei Nahrungsunverträglichkeiten, die relativ weit verbreitet sind und bei Nichtbeachtung zu Verdauungsbeschwerden wie Bauchschmerzen, Durchfall oder Blähungen führen können.

Bei der Laktoseintoleranz ist aufgrund einer Genvariation die Bildung des Enzyms Laktase stark eingeschränkt oder ganz verhindert. Dadurch kann der Milchzucker (Laktose) aus Kuhmilchprodukten nur ungenügend verdaut werden. In Europa tritt diese Genvariation bei etwa 20 Prozent der Bevölkerung auf; weltweit sind es bis 70 Prozent, in Asien über 90 Prozent. Wer unter einer Unverträglichkeit leidet, sollte kuhmilchhaltige Lebensmittel meiden und auf laktosefreie Milchprodukte umstellen. Seltener ist eine Glutenintoleranz, bei der aufgrund eines Gendefekts ein wichtiges Enzym nicht gebildet wird, das normalerweise für die Aufspaltung bestimmter Eiweiße sorgt, die in der Klebersubstanz vieler Getreidesorten vorkommen. Diese Unverträglichkeit trifft im Durchschnitt etwa einen von 300 Menschen. Manche Menschen leiden nur an einer leichteren Form der Glutenintoleranz, bei einigen kann es aber zu dem schweren Krankheitsbild der Zöliakie mit Darmveränderungen kommen. Eine ausführliche Produktliste glutenfreier Lebensmittel kann über die »Deutsche Zöliakiegesellschaft e. V. (DZG)« bezogen werden (www.dzg-online.de).

6. Den Jo-Jo-Effekt beachten!

Wenn Sie genetisch bedingt nach einem Diätprogramm mit dem Jo-Jo-Effekt rechnen müssen – mit einer erneuten und raschen Gewichtszunahme, sobald Sie wieder »normal« essen –, dann sollten Sie sich entschließen, Ihren Ernährungs- und Lebensstil grundsätzlich diszipliniert und dauerhaft umzustellen. Das nachfolgend ausführlich beschriebene Vier-Phasen-Stoffwechselprogramm bietet auch dafür alle Möglichkeiten.

7. Das passende Sportprogramm finden!

Aktive körperliche Bewegung verbraucht Energie, die der Körper aus den Fettreserven gewinnt und dadurch Gewicht abbaut. Zugleich werden dabei Muskeln gebildet, welche die Fettverbrennung noch zusätzlich verstärken. Ein Programm, nach dem Sie regelmäßig und ausdauernd Sport treiben, um Energie zu verbrennen, gehört deshalb unverzichtbar dazu, wenn Sie Ihr Wunschgewicht sicher erreichen und auf Dauer auch behalten wollen.

Je nach Ihrer genetischen Veranlagung gibt es jedoch unterschiedlich effektive Genkonstellationen für die Fettverbrennung durch Sport. Sie sollten bei der Programmplanung folgende Orientierungen beachten:

- Für genetisch **starke Sporttypen** reicht ein leichtes Sportprogramm zur Fettverbrennung aus. Am besten geeignet ist ein aerobes Ausdauertraining bei Pulsfrequenzen von 100 bis 120 Schlägen pro Minute mindestens dreimal pro Woche und jeweils mindestens 30 Minuten lang.
- **Schwache Sporttypen** müssen deutlich intensiver trainieren, wenn sie durch sportliche Aktivität annehmbare Abnehmergebnisse erreichen wollen. Sie sollten möglichst täglich für eine Stunde Sport treiben. Empfohlen wird ein Ausdauertraining bei Pulsfrequenzen bis maximal 140 Schlägen pro Minute (maximal 200 minus Lebensalter!) über jeweils 45 Minuten sowie eine Viertelstunde Krafttraining für die Stärkung der Muskulatur.

Für alle gilt:

- Bevor Sie mit dem Sportprogramm beginnen, fragen Sie Ihren Arzt, ob die gewählte Sportart sowie die geplante Intensität und Dauer des Trainings für Sie und Ihr Herz geeignet sind.
- Suchen Sie sich eine Sportart, die Sie sicher beherrschen und die Ihnen Freude bereitet. Weiter hinten finden Sie eine Tabelle, in der einige Ausdauersportarten mit den entsprechenden Leistungsparametern aufgeführt sind.
- Schaffen Sie sich eine Pulsuhr an, um die Belastung zu kontrollieren. Manche dieser Frequenzmesser zeigen auch die Kalorien an, die während der Trainingseinheit verbrannt wurden.
- Protokollieren Sie Ihre Trainingsergebnisse (Dauer, Ruhepuls, maximale Pulsfrequenz, verbrannte Kalorien). Vielleicht kann Sie sogar ein persönlicher Coach professionell begleiten. Wenn Sie nicht täglich trainieren können, dann sollten Sie längere Trainingseinheiten einplanen.
- Seien und bleiben Sie diszipliniert.

Aufgabe laut Ihren Genen: 50 kcal / Tag verbrennen	Trainingseinheiten pro Woche (in Minuten)						
	1x	2x	3x	4x	5x	6x	7x
Aerobic (380 kcal/h)	56	28	19	14	11	9	8
Badminton (360 kcal/h)	60	30	20	15	12	10	9
Basketball (450 kcal/h)	46	23	15	11	9	8	7
Bergsteigen (436 kcal/h)	49	25	16	12	10	8	7
Boxen mit Sandsack (422 kcal/h)	49	25	16	12	10	8	7
Eislaufen (15 km/h) (384 kcal/h)	56	28	19	14	11	9	8
Fahrrad fahren (15 km/h) (360 kcal/h)	60	30	20	15	12	10	9
Fahrrad fahren (25 km/h) (612 kcal/h)	35	18	12	9	7	6	5
Fußball (498 kcal/h)	42	21	14	11	8	7	6
Gymnastik (324 kcal/h)	67	33	22	17	13	11	10
Handball (640 kcal/h)	32	16	11	8	6	5	5
Hockey (563 kcal/h)	39	19	13	10	8	6	6
Joggen (3,5 min pro km) (488 kcal/h)	42	21	14	11	8	7	6
Joggen (5 min pro km) (748 kcal/h)	28	14	9	7	6	5	4
Joggen (7 min pro km) (1040 kcal/h)	21	11	7	5	4	4	3
Kampfsportarten (704 kcal/h)	32	16	11	8	6	5	5
Klettern (774 kcal/h)	28	14	9	7	6	5	4
Langlaufen (8km/h) (690 kcal/h)	32	16	11	8	6	5	5
Mountainbiking (520 kcal/h)	42	21	14	11	8	7	6
Nordic Walking (3,5 km/h) (396 kcal/h)	53	26	18	13	11	9	8
Polo (563 kcal/h)	39	19	13	10	8	6	6
Rollschuhfahren (15 km/h) (384 kcal/h)	56	28	19	14	11	9	8
Rugby (704 kcal/h)	32	16	11	8	6	5	5
Schneeschuhwandern (560 kcal/h)	39	19	13	10	8	6	6
Seilspringen (572 kcal/h)	35	18	12	9	7	6	5
Skateboarding (352 kcal/h)	60	30	20	15	12	10	9
Skifahren (langsam) (488 kcal/h)	42	21	14	11	8	7	6
Skifahren (zügig) (560 kcal/h)	39	19	13	10	8	6	6
Snowboarden (488 kcal/h)	42	21	14	11	8	7	6
Squash (728 kcal/h)	28	14	9	7	6	5	4
Tennis (312 kcal/h)	67	33	22	17	13	11	10
Volleyball (563 kcal/h)	39	19	13	10	8	6	6
Wasser-Polo (704 kcal/h)	32	16	11	8	6	5	5
Zirkeltraining (563 kcal/h)	39	19	13	10	8	6	6

DAS genetic-balance®-STOFFWECHSELPROGRAMM

Aufgabe laut Ihren Genen: 50 kcal / Tag verbrennen	Trainingseinheiten pro Woche (in Minuten)						
	1x	2x	3x	4x	5x	6x	7x
Möglichkeiten im Fitnessstudio							
Fahrrad Trainer (588 kcal/h)	35	18	12	9	7	6	5
Gewichtheben (422 kcal/h)	49	25	16	12	10	8	7
Laufband (9 km/h) (488 kcal/h)	42	21	14	11	8	7	6
Laufband (12 km/h) (748 kcal/h)	28	14	9	7	6	5	4
Laufband (17 km/h) (1040 kcal/h)	21	11	7	5	4	4	3
Rudermaschine (415 kcal/h)	49	25	16	12	10	8	7
Stepper (588 kcal/h)	35	18	12	9	7	6	5
Taichi (281 kcal/h)	74	37	25	18	15	12	11
Unicycling Fahrrad (352 kcal/h)	60	30	20	15	12	10	9
Yoga (281 kcal/h)	74	37	25	18	15	12	11
Freizeitaktivitäten							
Angeln vom Boot (176 kcal/h)	119	60	40	30	24	20	17
Angeln stehend am Bach (246 kcal/h)	84	42	28	21	17	14	12
Bowling (211 kcal/h)	98	49	33	25	20	16	14
Darts (176 kcal/h)	119	60	40	30	24	20	17
Fechten (422 kcal/h)	49	25	16	12	10	8	7
Frisbee (211 kcal/h)	98	49	33	25	20	16	14
Golf (Schläger im Wagen) (352 kcal/h)	60	30	20	15	12	10	9
Kanu fahren (4 km/h) (174 kcal/h)	119	60	40	30	24	20	17
Moto-cross (281 kcal/h)	74	37	25	18	15	12	11
Rafting (352 kcal/h)	60	30	20	15	12	10	9
Reiten (246 kcal/h)	84	42	28	21	17	14	12
Schnorcheln (352 kcal/h)	60	30	20	15	12	10	9
Segeln (211 kcal/h)	98	49	33	25	20	16	14
Spazierengehen (174 kcal/h)	119	60	40	30	24	20	17
Surfen (211 kcal/h)	98	49	33	25	20	16	14
Tanzen (Ball langsam) (211 kcal/h)	98	49	33	25	20	16	14
Tanzen (Ball schnell) (384 kcal/h)	56	28	19	14	11	9	8
Tanzen (modern) (422 kcal/h)	49	25	16	12	10	8	7
Tauchen mit Taucherflasche (493 kcal/h)	42	21	14	11	8	7	6
Tischtennis (281 kcal/h)	74	37	25	18	15	12	11
Windsurfing (211 kcal/h)	98	49	33	25	20	16	14

Aufgabe laut Ihren Genen: 50 kcal / Tag verbrennen	Trainingseinheiten pro Woche (in Minuten)						
	1x	2x	3x	4x	5x	6x	7x
Hausarbeit							
Malen, tapezieren (266 kcal/h)	81	40	27	20	16	13	12
Gartenarbeit (352 kcal/h)	60	30	20	15	12	10	9
Kochen ohne zu essen (146 kcal/h)	144	72	48	36	29	24	21
Kühe per Hand melken (211 kcal/h)	98	49	33	25	20	16	14
Rasen mähen (387 kcal/h)	56	28	19	14	11	9	8
Sauber machen (246 kcal/h)	84	42	28	21	17	14	12
Schnee schaufeln (422 kcal/h)	49	25	16	12	10	8	7

Und so lesen Sie die Tabellen (Beispiel): Wenn Sie pro Woche 350 kcal durch Sport »verbrennen« sollen, entspricht das 50 kcal/Tag. Die Tabelle gibt nun für einzelne Sportarten an, wie oft und wie lange Sie üben müssen, um das zu erreichen.

Am effektivsten ist es, drei- bis viermal in der Woche für je etwa 30 Minuten zu trainieren.

Und was macht Grit?

Sie hat sich entschlossen, jetzt täglich mit dem Fahrrad zur Arbeit zu fahren. Hin und zurück ist sie dabei an fünf Tagen in der Woche 60 Minuten bei einem Durchschnittstempo von 15 km/h unterwegs. Sie verbraucht also täglich zusätzlich 360 Kilokalorien durch diese sportliche Aktivität. An den Wochenenden arbeitet sie zusätzlich wenigstens vier Stunden im Garten, was wiederum insgesamt etwa 1400 Kilokalorien ausmacht. Zusammen mit der Kalorienreduktion durch das werktägliche Radfahren sind das insgesamt

$$5 \times 360 + 1400 = 3200 \text{ kcal pro Woche,}$$
also rund 457 kcal je Wochentag.

Jetzt fehlten ihr also theoretisch noch 243 kcal, die sie jeden Tag weniger verbrauchen müsste, um ihr Ziel von 1050 Kilokalorien zu erreichen. Das könnte sie beispielsweise durch kleinere Mahlzeiten erreichen.

So weit die Theorie: In der Praxis muss Grit aber berücksichtigen, dass sie – wie der genetic balance®-Test gezeigt hat – ein eher schwacher Abnahmetyp ist, und auch Sport bei ihr wenig zum Abnehmen beiträgt.

DAS **genetic-balance**®-STOFFWECHSELPROGRAMM

Was tun? Grit müsste entweder ihr Sportprogramm deutlich intensivieren, wie weiter oben beschrieben, also täglich mindestens noch eine halbe Stunde ein intensives Ausdauertraining absolvieren, oder aber den Anteil der Nahrungsreduktion (Kalorienreduktion) erhöhen.

Schon aus Zeitgründen wählt Grit die zweite Möglichkeit: Sie wird ihre täglichen Mahlzeiten um etwa 500 kcal reduzieren und kann darauf hoffen, dass die fehlenden 200 kcal durch das Radfahren und die Gartenarbeit eingespart werden.

Wenn Grit dieses durch ihre Gene begünstigte Konzept konsequent durchhält, also

1. ihre Mahlzeiten typgerecht zusammenstellt (in diesem Fall wenig Fett, mehr Kohlenhydrate),
2. die tägliche Nahrungsaufnahme um etwa 500 kcal reduziert
3. ihr Sportprogramm (Radfahren zur Arbeit; Gartenarbeit am Wochenende) einhält, dann kann sie damit rechnen, dass sie ihre gewünschte Kalorienmenge nach und nach verbrennt und ihr Wunschgewicht in drei bis vier Monaten erreicht hat.

Den sichersten Weg dazu zeigt Grit – und natürlich auch Ihnen – das **genetic balance**®-Vier-Phasen-Stoffwechselprogramm, in das wir nun einsteigen wollen.

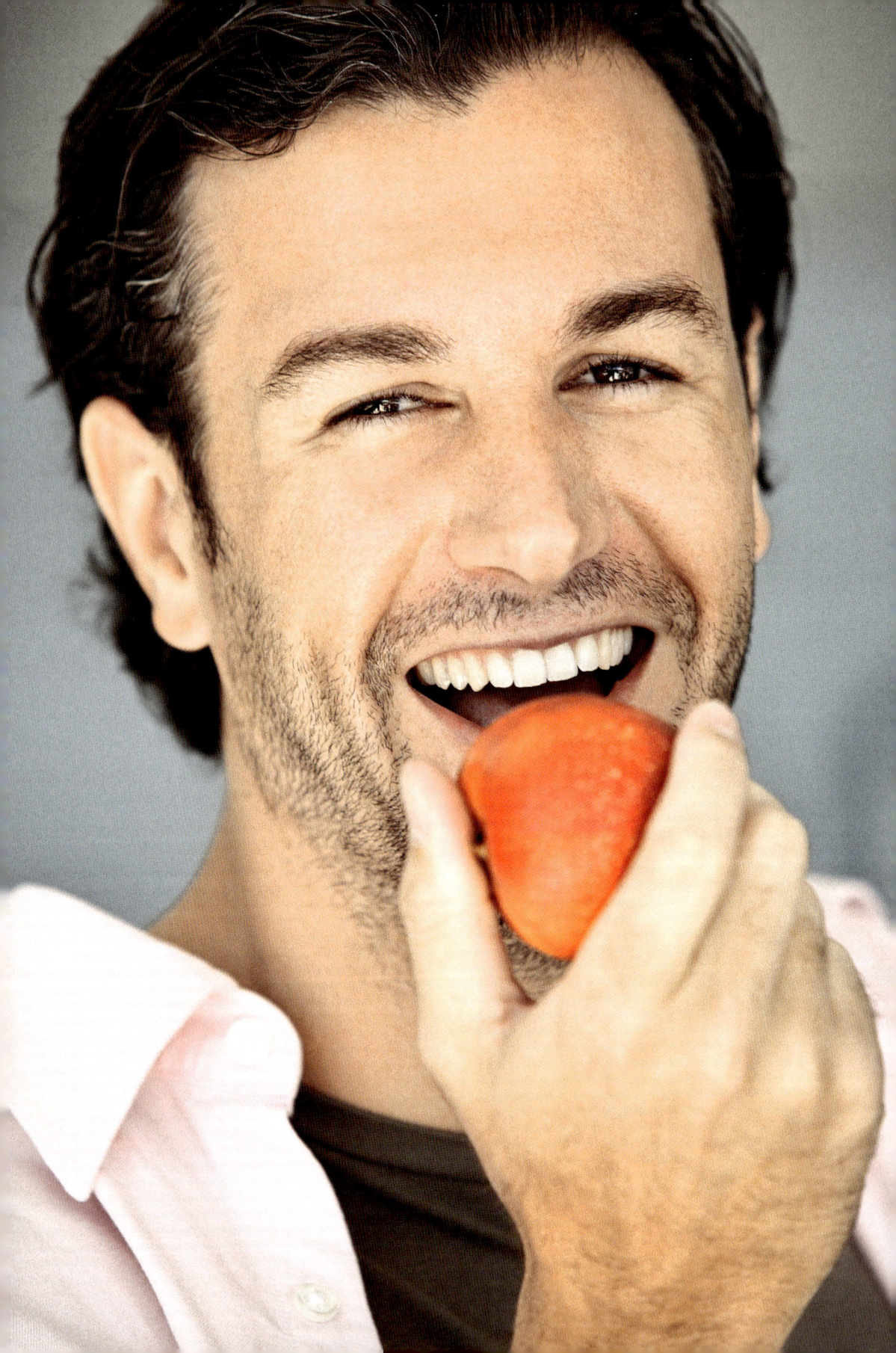

Sicher zum Wunschgewicht – das Vier-Phasen-Stoffwechselprogramm

Wenn Sie ganz sichergehen wollen, können Sie nun in ein Programm starten, das Sie Ihre Ziele genetisch gestützt erreichen lässt. Schrittweise passen Sie Ihren Ernährungs- und Lebensstil an Ihre individuelle Genkonstellation an und gewinnen dadurch mehr körperliche und geistige Gesundheit, höhere Leistungsfähigkeit und, wenn Sie wollen, auch die Figur, die Sie sich immer gewünscht haben.

Erstens: Die Startphase

SIE DIENT DAZU, die notwendige Stoffwechselumstellung zu »zünden«. Deshalb ist es erforderlich, für eine kurze Zeit die Kalorienzufuhr bei Fetten und Kohlenhydraten drastisch zu reduzieren und den Anteil an Eiweißen deutlich zu erhöhen.

Richtwerte für die täglichen Mahlzeiten

in %	für den guten Fettverbrenner	für den guten Kohlenhydratverwerter	für den Mischtyp
Kohlenhydrate	25	40	30
Fett	25	10	20
Eiweiß	50	50	50

Diese Startphase dauert sieben bis 14 Tage, je nach Abnahmetyp. Für genetisch »starke Abnehmer« ist sie nach sieben Tagen beendet; genetisch »schwache Abnahmetypen« und stark Übergewichtige (BMI über 30) sollten zehn bis 14 Tage durchhalten.

Wer abnehmen will, kann in dieser Phase bereits mit einer moderaten Kalorienbegrenzung beginnen, sie sollte etwa 80, nicht aber weniger als 60 Prozent des Grundumsatzes betragen.

Während der Startphase sollte höchstens ein moderates Sportprogramm (leichtes Ausdauertraining) durchgeführt werden. Sie sollten außerdem viel trinken – mindestens zwei Liter täglich –, damit der Körper gut entgiftet wird.

Für den Erfolg in den weiteren Stufen des genetic balance®-Stoffwechselprogramms ist es unbedingt erforderlich diese Startphase konsequent ein- und durchzuhalten.

Zweitens: Die Gleitphase

NACH DEM START folgt jetzt gewissermaßen der Steigflug auf die genetisch optimale Reiseflughöhe. Diese Phase umfasst eine Dauer von drei Wochen und berücksichtigt umfassend die individuellen genetischen Vorgaben. Sie kann zum Abnehmen genutzt werden oder einfach, um die zukünftig genetisch optimale Ernährung zu erreichen.

DAS VIER-PHASEN-STOFFWECHSELPROGRAMM

Das Ernährungsprogramm

Entsprechend dem persönlichen Ernährungstyp wird jetzt schrittweise die optimale Ernährungsformel erreicht. Etwa nach zwei Wochen sollte die Nahrungszusammensetzung wie folgt sein:

in %	für den guten Fettverbrenner	für den guten Kohlenhydratverwerter	für den Mischtyp
Kohlenhydrate	45	65	55
Fett	35	20	25
Eiweiß	50	15	20

Wer abnehmen will, sollte diese Phase mit einer strikten Kalorienreduktion begleiten. Je nach dem Ausgangsgewicht und der persönlich gewählten Zielstellung – wir gehen hier der Einfachheit halber vom »Normalgewicht« aus – sowie dem allgemeinen Gesundheitszustand empfehlen wir folgende Richtwerte:

BMI 19 bis 24 Normalgewicht	BMI 25 bis 30 Übergewicht	BMI über 30 Fettleibigkeit (Adipositas)
Keine extra Kalorienreduktion	80 bis 60 % des täglichen Kalorienbedarfs	60 bis 40 % des täglichen Kalorienbedarfs

Ihren BMI sowie den täglichen »normalen« Kalorienbedarf entnehmen Sie den Tabellen auf den Seiten 108 und 109, bzw. Sie bestimmen diese Werte mithilfe der Formeln auf den Seiten 68 ff. oder verwenden Sie den BMI-Rechner unter www.genetic-balance.de

Je nachdem, ob Sie ein »starker« oder ein »schwacher« Abnahmetyp sind, können Sie die Kalorienreduktion auch etwas niedriger oder etwas höher ansetzen.

Das Sportprogramm

In dieser zweiten Phase kommt nun auch ein genetisch abgestimmtes Sportprogramm dazu. Die Grundregeln dafür haben wir bereits beschrieben. Wir fassen hier noch einmal das Wichtigste zusammen.

Je nach der genetischen Konstellation unterscheiden wir zwei Sporttypen:

Der **starke Sporttyp,** bei dem die Gene dafür sorgen, dass bei körperlicher Belastung rasch Fett aus Reserven geholt und in Energie umgewandelt wird, kann schon mit einem moderaten Sportprogramm den Abnehmprozess sehr gut unterstützen.

Am besten geeignet ist ein aerobes Ausdauertraining bei Pulsfrequenzen von 100 bis 120 Schlägen pro Minute mindestens dreimal pro Woche und jeweils mindestens 30 Minuten lang.

Ein **schwacher Sporttyp** dagegen muss ein sehr intensives Trainingsprogramm wählen, wenn seine körperlichen Aktivitäten einen nennenswerten Beitrag zur Reduzierung des Gewichts leisten sollen.

Schwache Sporttypen sollten möglichst täglich für eine Stunde Sport treiben. Empfohlen wird ein Ausdauertraining bei Pulsfrequenzen bis zu etwa 140 Schlägen pro Minute (maximal 200 minus Lebensalter!) über jeweils 45 Minuten sowie eine Viertelstunde Krafttraining für die Stärkung der Muskulatur.

Bitte beachten Sie: Bevor Sie mit Ihrem Sportprogramm beginnen, sollten Sie sich mit Ihrem Arzt beraten. Er wird Ihnen sagen, ob das gewählte Programm aus medizinischer Sicht für Sie geeignet ist. Das gilt unbedingt auch dann, wenn Sie zuvor wenig oder gar nicht sportlich aktiv waren.

Die optimale Kombination

ÜBER DEN ABNEHMERFOLG in dieser Phase entscheidet auch und vor allem, wie Sie Ihre genetischen Stärken und Schwächen richtig kombinieren.

Wer durch Kalorienreduktion stark abnehmen kann, durch Sport aber schwächer, wird sich darauf konzentrieren, weniger zu essen. Das ist richtig, sollte aber nicht dazu führen, sportliche Aktivitäten in dieser Phase zu vernachlässigen. Sie halten Herz und Kreislauf fit, verbessern die körperliche Kondition und – vor allem – vergrößern die Muskelmasse. Dort aber, in den Muskeln, wird der überwiegende Teil der Fette verbrannt, übrigens auch dann noch, wenn sich der Körper in Ruhe befindet.

Deshalb gilt für alle Sportprogramme: Ergänzen Sie das Ausdauertraining durch ein regelmäßiges Muskeltraining. Schon eine Viertelstunde täglich wirkt.

Kalorienreduktion plus Sport

Wenn wir im Folgenden einige Richtwerte für eine effektive Kombination von Kalorienreduktion und Sport geben, sollten Sie das nicht als absolute Anweisung verstehen, sondern immer auch Ihre persönliche Situation und vor allem den wirklichen Effekt berücksichtigen.

Diese Richtwerte gelten natürlich für diejenigen, die im Rahmen des genetic-balance®-Stoffwechselprogramms ihr Körpergewicht reduzieren wollen. Allen anderen sei aber ebenfalls ein regelmäßiges Sportprogramm ans Herz gelegt.

DAS VIER-PHASEN-STOFFWECHSELPROGRAMM

Mit den Ergebnissen eines realen Gentests aus dem Labor können die Aussagen für die einzelnen »Typen« noch exakter eingestuft werden, sodass man zusätzlich zu den starken und schwachen Typen auch noch eine mittelstarke, moderate Gruppe bestimmen kann.

Kombination von Kalorienreduktion aus Ernährung und Sport nach Abnahme- und Sporttyp

Abnahmetyp	Sporttyp	Kalorienreduktion durch Ernährung (Anteil in %)	Kalorienverbrauch durch Sport (Anteil in %)
stark	stark	60	40
stark	moderat	80	20
stark	schwach	90	10
moderat	stark	60	40
moderat	moderat	70	30
moderat	schwach	90	10
schwach	stark	50	50
schwach	moderat	70	30
schwach	schwach	90	10

Wie Sie sehen, wird der Anteil von Kalorienreduktion durch Ernährung in jeder dieser Kombinationen dominieren. Das wird später, wenn das Wunschgewicht erreicht ist, nicht mehr nötig sein. Aber auch dann gilt, dass man dem Körper nicht mehr an Energie zuführen soll, als er verbraucht, oder aber, dass man überschüssige Energie durch zusätzlichen Sport »verbrennt«.

Drittens: Die Zielphase

NACH NUNMEHR VIER bis fünf Wochen hat sich Ihr Stoffwechsel auf die neuen Energieverhältnisse eingestellt und funktioniert unter diesen Bedingungen nun optimal. Jetzt gehen Sie auf Ihrem genetisch optimalen Stoffwechselniveau in Ihr gesundes und schlankes Leben. Deshalb sollte es Ihnen auch leichtfallen, diesen Ernährungsstil und die regelmäßigen sportlichen Aktivitäten von nun an auf Dauer beizubehalten. Es ist Ihr persönliches genetisches Stoffwechsel- und Ernährungsprogramm.

Wenn Sie jetzt noch weiter abnehmen wollen, sollten Sie Kalorienreduktion und Sportprogramm wie bisher fortführen, bis Sie Ihr Ziel erreicht haben. Sie werden sehen, es geht jetzt schon viel leichter und schneller, weil Ihr Stoffwechsel sich Schritt für Schritt optimiert hat und Sie unterstützt.

Für alle anderen gilt: Sie können im Rahmen Ihrer genetisch optimierten Nahrungszusammensetzung nun nach Herzenslust essen, solange Sie nicht mehr Energie zuführen, als Sie verbrennen. Was früher so häufig störte – die Heißhungerattacken, Völlegefühl und Trägheit nach dem Essen, Aufstoßen, Blähungen und zu viel Gewicht –, sollte Sie nun und zukünftig nicht mehr belasten.

Übrigens: Wenn Sie es denn wollen, können Sie nun auch – etwa einmal alle zwei Wochen – einen **»Lockerungstag«** einlegen. An dem können Sie – wie gesagt, wenn Sie es denn wirklich wollen – mal ganz gegen Ihren Ernährungstyp essen und sportlich alle fünfe gerade lassen. Manchem tut dies für die Psyche ausgesprochen gut, und Ihre Gene sind in diesem Fall großzügig.

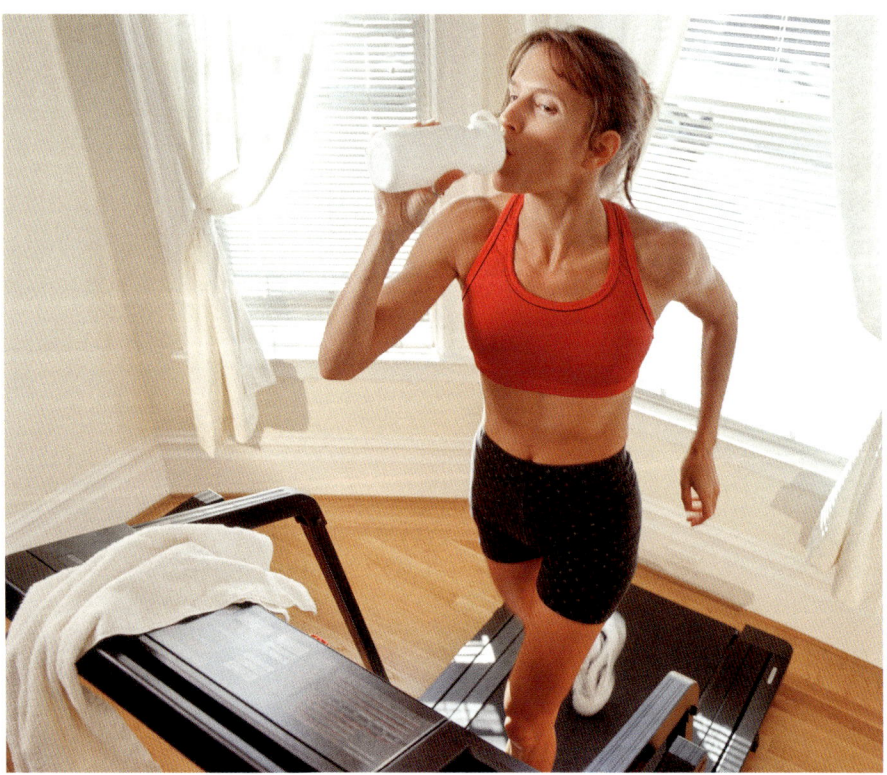

Auch ein Hometrainer ermöglicht ein intensives Ausdauertraining.

Viertens: Die Zwischenphasen

DA WAR DOCH noch etwas? Richtig, beinahe hätten wir den berüchtigten Jo-Jo-Effekt vergessen, der schon so viele Diäthoffnungen zerplatzen ließ. Sie wissen ja inzwischen längst, worum es sich dabei handelt: um die genetisch bedingte Veranlagung, nach einer Gewichtsreduzierung, etwa nach einer Schlankheitskur, rasch wieder an Gewicht zuzunehmen, nicht selten sogar mehr, als man vorher hatte. Für viele ein Teufelskreis.

Um diesen Effekt zu vermeiden, wurden in das **genetic balance**®-Stoffwechselprogramm Zwischenphasen eingebaut.

Wer aufgrund seiner genetischen Anlage zum Jo-Jo-Effekt neigt, sollte im Abstand von zwei Wochen für zwei bis drei Tage konsequent nach den Bedingungen der Startphase (siehe oben) leben. Wer kein Jo-Jo-Gen hat und dennoch leicht zunimmt, sollte diese Zwischenphase alle vier bis acht Wochen einlegen.

Für diejenigen, die ihr Normal- oder Wunschgewicht ohne Mühe halten, ist das nicht notwendig.

Schließlich: Was noch dazugehört

WENN SIE WISSEN oder durch den Test erfahren haben, dass Sie an einer Laktose- oder Glutenunverträglichkeit leiden, müssen Sie das selbstverständlich bei der Auswahl Ihrer Lebensmittel berücksichtigen. In den Lebensmitteltabellen im Anhang dieses Buches finden Sie nicht nur für jedes Nahrungsmittel die Angaben über dessen Gehalt an Kohlenhydraten, Fett und Eiweiß, sondern auch einen Hinweis, wenn Laktose oder Gluten enthalten ist.

Und noch ganz zuletzt: Eine allgemein gesunde Lebensweise ist für jeden Menschen wichtig. Sie kann und wird auch den Effekt dieses Stoffwechselprogramms positiv beeinflussen. Dazu gehören möglichst regelmäßige Mahlzeiten – dreimal am Tag sind optimal –, abends möglichst keine Kohlenhydrate wegen des Insulinausstoßes in der Nacht, ausreichender Schlaf, der verantwortungsvolle Umgang mit den sogenannten Genussmitteln, vor allem Alkohol und Tabak, und genügend stressfreie Zeit für eine gute Work-Life-Balance.

Das genetic balance®-Stoffwechselprogramm

Das Vier-Phasen-Programm im Überblick

1. STARTPHASE
Inhalt: Zündung des Abnehmprozesses durch Aktivierung der Fettverbrennung.
Ernährung: Strikte Kalorienreduktion – deutlich weniger Fette und Kohlenhydrate, dafür mehr Eiweiß.
Dauer: Sieben Tage für genetisch »gute Abnehmer«, zehn bis 14 Tage für genetisch »schlechte Abnehmer« und stark Übergewichtige. Nicht erforderlich für Normalgewichtige (BMI 19–24).

2. GLEITPHASE
Inhalt: Ansteigen auf genetisch optimales Zielniveau.
Ernährung: Allmähliches Erreichen der genetisch optimierten Nahrungszusammensetzung.
Kohlenhydratverbrenner: 65 % Kohlenhydrate, 20 % Fett, 15 % Eiweiß.
Fettverbrenner: 35 % Fett, 45 % Kohlenhydrate, 20 % Eiweiß.
Mischtyp: 55 % Kohlenhydrate, 25 % Fett, 20 % Eiweiß.
Kalorienreduktion je nach BMI und Abnehmziel.
Sportprogramm: Zunehmend intensiver, je nach genetischem Sporttyp und Abnehmziel.
Dauer: Drei Wochen.

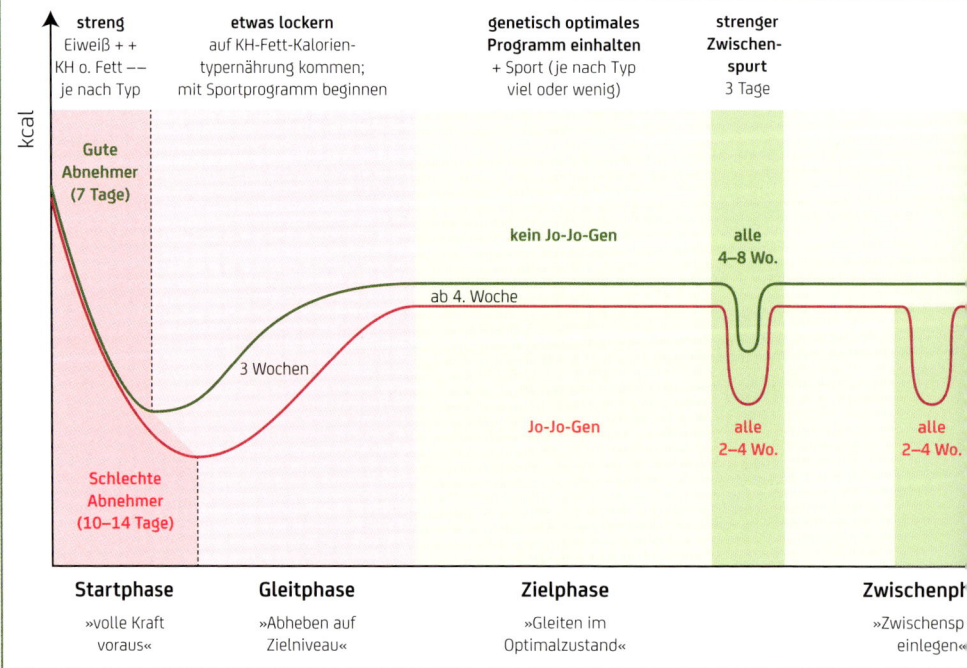

DAS VIER-PHASEN-STOFFWECHSELPROGRAMM

3. ZIELPHASE

Inhalt: Einhalten des genetisch optimalen Ernährungs- und Sportregimes.
Ernährung: Zusammensetzung entsprechend dem genetischen Stoffwechseltyp.
Nach etwa acht Wochen kann alle ein bis zwei Wochen ein kompletter »Lockerungstag« eingelegt werden, an dem die Nahrungszusammensetzung variiert werden darf.
Sportprogramm: Genetisch optimales Sportprogramm wird beibehalten; kann durch zusätzliche sportliche Aktivitäten ergänzt werden.
Dauer: Unbegrenzt.

4. ZWISCHENPHASEN

Inhalt: »Strenge Zwischenspurts«, um den Jo-Jo-Effekt zu vermeiden.
Ernährung: Strikte Kalorien- sowie Fett- und Kohlenhydratreduktion analog der Startphase.
Dauer: Alle zwei Wochen für zwei bis drei Tage, wenn das Jo-Jo-Gen vorhanden ist; alle vier bis acht Wochen für ein bis zwei Tage, wenn kein Jo-Jo-Gen, aber Übergewicht vorhanden ist. Nicht erforderlich bei dauerhaftem Normalgewicht.

Achtung: Wenn bereits bekannt oder durch einen Gentest ermittelt, müssen Nahrungsmittel-Unverträglichkeiten (Laktose-/Glutenintoleranz) bei der Auswahl der Nahrungsmittel berücksichtigt werden.

BMI	
19–24	für Personen mit normalem BMI nur Zielphase nötig
25–29	für BMI-Übergewicht »schwache« Startphase
>30	für BMI-Fettleibigkeit »strenge« Startphase

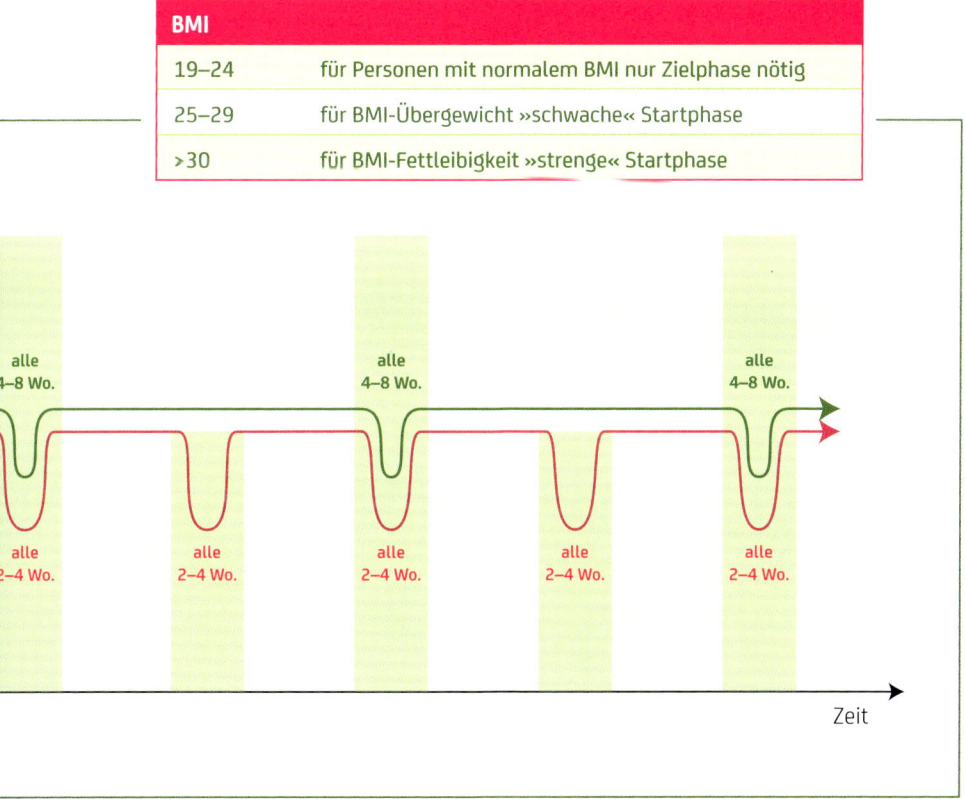

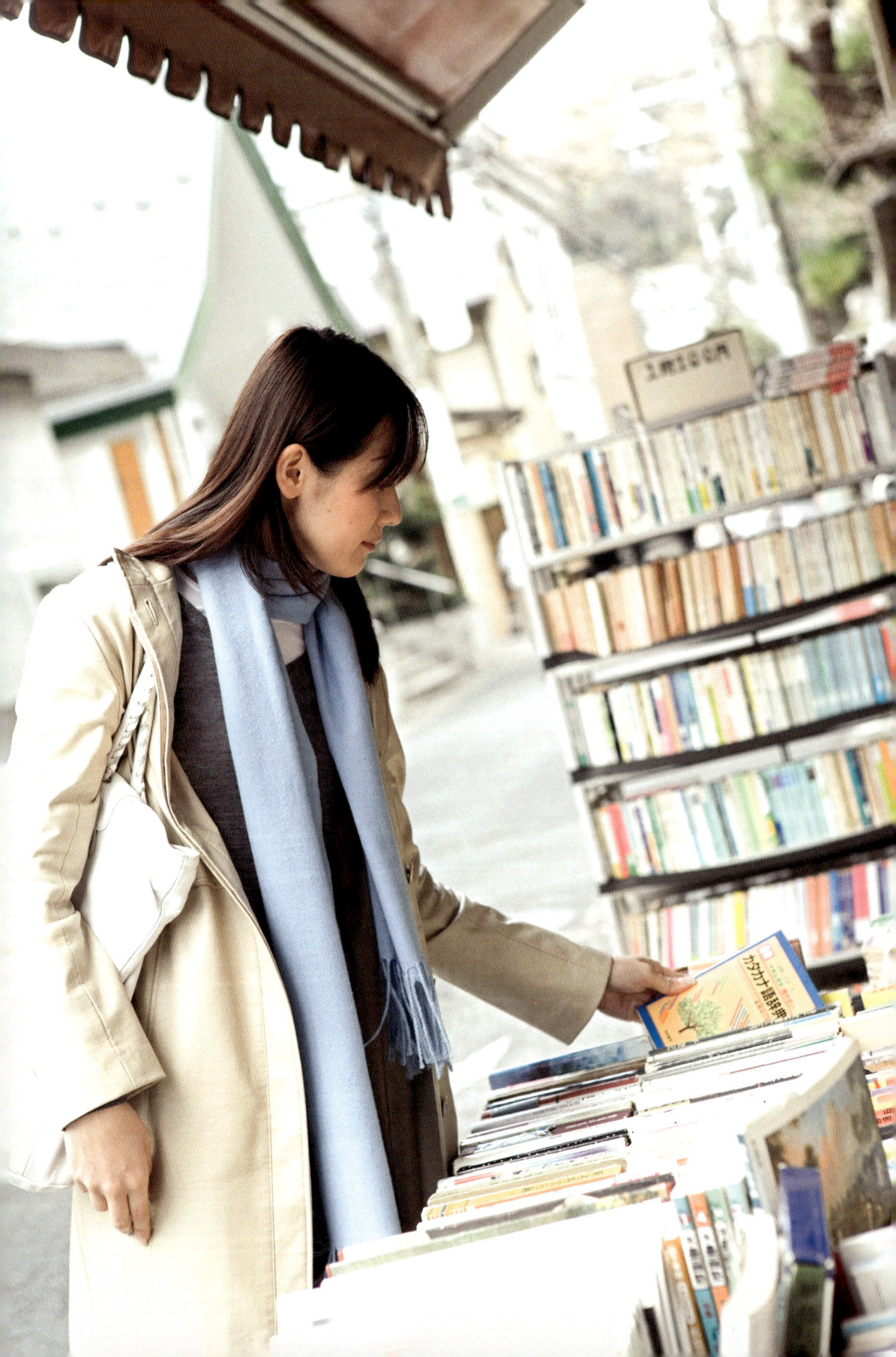

Diäten – eine schickt sich nicht für alle

Das Prinzip ist denkbar einfach: Wer abnehmen will, muss mit der Nahrung weniger Energie aufnehmen, als der Körper benötigt. Das ist im Grunde Inhalt und Sinn jeder Form von Diät, von denen uns eine ganze Vielzahl angeboten wird. Kein Problem also ... und los geht's.

Doch was so einfach klingt, ist oft sehr schwer in die Tat umzusetzen. Da steht nicht nur der viel zitierte »innere Schweinehund« im Weg, sondern auch so manche andere Barriere, die nicht nur mit guten Vorsätzen und eisernem Willen zu überwinden ist. Fachleute haben eine Reihe der gängigen Diätkonzepte geprüft. Hier das eher ernüchternde Ergebnis.

Der Unterschied entscheidet

SIE WISSEN JA inzwischen, dass die genetischen Voraussetzungen jedes Einzelnen durchaus unterschiedlich sein können: Der eine vermag Fette besser zu verwerten als Kohlenhydrate, beim anderen ist es genau umgekehrt. Die eine reagiert rasch und mit deutlich sichtbarem Erfolg schon auf eine leichte oder mäßige Kalorienreduktion, eine andere kann auch nach Monaten der Entbehrung kaum ein paar Pfunde abnehmen.

Ähnlich ist es mit den körperlichen Aktivitäten. Was dem einen leicht gelingt, kostet den anderen größte Anstrengungen bei manchmal nur geringem oder bestenfalls mäßigem Ergebnis.

Das maßgeschneiderte Programm

Und dann ist da ja auch noch der gefürchtete Jo-Jo-Effekt – eine genetisch gesteuerte Körperreaktion, die dazu führt, dass nach Abschluss einer Diätmaßnahme schnell wieder das ursprüngliche, (Über)-gewicht erreicht wird – oft sogar ein paar Kilo mehr.

Wer seine genetische Konstellation kennt, sei es durch den »virtuellen« Gentest in diesem Buch oder durch einen realen Gentest aus einer Speichelprobe, ist am besten beraten, wenn er das für ihn personalisierte genetic balance®-Stoffwechselprogramm als Diätprogramm auswählt. Alle Bausteine dieses Programms enthält das vorangegangene Kapitel.

Was können die »klassischen Diäten?«

DENN: SO ANGEPRIESEN viele der mehr oder weniger populären Diät-Programme auch sein mögen – perfekt sind sie alle nicht. Und vor allem, sie berücksichtigen individuelle genetische Voraussetzungen nicht oder kaum. Jedes Diätprogramm soll für alle gelten. Und die Diäten sind zumeist recht anstrengend, manche sogar gesundheitsschädlich und oftmals auch recht kostspielig. Einige sind allerdings auch ganz brauchbar, wenn sie – natürlich nur zufällig – das genetische Programm des Kunden treffen.

Ernährungswissenschaftler haben einige der gängigsten Diätprogramme unter die Lupe genommen – vor allem unter der Fragestellung, ob und wie sie eventuell in eine typgerechte Ernährungsweise passen können.

DIÄTEN – EINE SCHICKT SICH NICHT FÜR ALLE

Diäten, die auf Kalorienreduktion abzielen

NAME:	**Nulldiät/Totale Fastenkur**
PRINZIP:	Für Tage, manchmal Wochen, wird auf feste Nahrung völlig verzichtet. Erlaubt sind lediglich pro Tag bis zu drei Liter kalorienfreie Getränke wie Wasser oder ungesüßter Tee.
VERSPRECHEN:	Rasche und starke Gewichtsabnahme – ohne aufwendige Rezepturen und Planungen.
WIRKUNG:	Nachdem anfangs vor allem Körperwasser verschwindet, beginnt nach zwei bis drei Tagen der Abbau von Fett, aber auch von lebenswichtigem Eiweiß. Muskelmasse geht im größeren Umfang verloren. Es kann im weiteren Verlauf zu Störungen von Körperfunktionen, sogar zu schwerwiegenden Erkrankungen kommen.
BEWERTUNG:	Keinesfalls zu empfehlen! Nicht typgerecht. Jo-Jo-Effekt vorprogrammiert.

NAME:	**Modifizierte Fastenkur**
PRINZIP:	Zwei bis drei Liter kalorienfreie Getränke am Tag werden durch ein Konzentrat mit 50 bis 100 Gramm Eiweiß sowie Vitaminen, Mineralstoffen und wenig Kohlenhydraten ergänzt. Ist das Konzentrat (aus der Apotheke) nicht verfügbar, können auch eiweißreiche Milchprodukte gegessen werden. Die tägliche Energiezufuhr soll 500 Kilokalorien nicht überschreiten.
VERSPRECHEN:	Rasche und starke Gewichtsreduktion durch Fettabbau bei gleichzeitigem Erhalt der Muskelmasse.
WIRKUNG:	Bei starkem Übergewicht und disziplinierter Durchführung beeindruckende Gewichtsabnahme – bis zu zwölf Kilogramm im Monat. Geringeres Risiko für Jo-Jo-Effekt.
BEWERTUNG:	Sollte unbedingt unter ärztlicher Aufsicht durchgeführt werden, weil Risiken für z. T. schwere Erkrankungen (Gallenkoliken, Gicht)

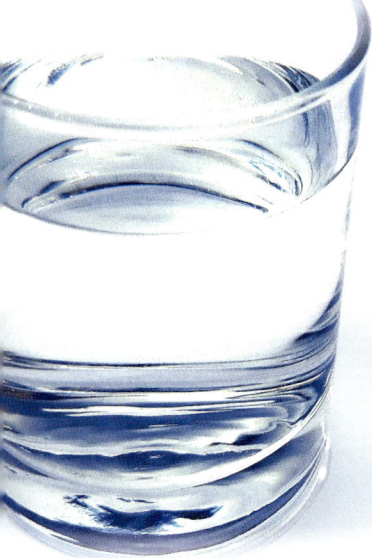

bestehen. Wenig typgerecht; eventuell für gute Kohlenhydratverbrenner geeignet. Sollte keinesfalls länger als drei Monate durchgeführt werden.

Alles vergebens: Der berüchtigte Jo-Jo-Effekt

Es ist leider nicht selten, dass nach Ende einer Diät – wenn man wieder in seine »alten« Essgewohnheiten zurückfällt – das Körpergewicht fast sprunghaft wieder ansteigt und oft sogar das Ausgangsgewicht noch überschreitet. Wie kommt das?

Viele der beliebten Diätprogramme sind trotz klingender Namen eigentlich »Hungerkuren«. Die Energiezufuhr wird deutlich abgesenkt, und der Körper stellt sich von nun an darauf ein, die zur Verfügung stehende Nahrung besonders effizient zu verwerten.

Dazu kommt, dass bei Diäten, die nur auf Kalorienreduktion beschränkt sind, nicht nur Fett abgebaut wird, sondern auch Muskelmasse verloren geht. Oft macht dieser Verlust ein Drittel der Gewichtseinbuße aus. Damit aber verringert sich der Energiebedarf des Körpers durch weniger Verbrennung in den Muskeln deutlich, sodass nach Beendigung der Diät eine »normale« Ernährung zwangsläufig zur Gewichtszunahme führt. Wer überdies aufgrund seiner genetischen Disposition zum Jo-Jo-Effekt neigt, wird dies noch deutlicher zu spüren bekommen.

Fazit: Alle Diätmaßnahmen sollten mit einem Sportprogramm kombiniert sein, das einerseits zusätzlich Energie (und damit Gewicht) verbraucht und andererseits den Abbau von Muskelmasse verhindert. Außerdem sollte man sich darauf einstellen, dass man seine Diät auf längere Dauer planen und durchhalten kann.

Deshalb: Wer das genetic balance®-Stoffwechselprogramm zur Ernährungsform seiner Wahl macht, das auf seine individuelle Genkonstellation abgestimmt ist, verbindet nicht nur Kalorienreduktion und Sportprogramm auf effiziente Weise, er kann auch davon ausgehen, dass er sein Normal- oder Wunschgewicht erreicht und auf Dauer halten kann, wenn er sich weiterhin genetisch typgerecht ernährt.

DIÄTEN – EINE SCHICKT SICH NICHT FÜR ALLE

NAME: **Formula-Diäten (z. B. BCM, Dr. Markert)**
PRINZIP: Es werden industriell hergestellte »Formuladrinks« angeboten, die vor allem Eiweiß, aber auch andere Nährstoffe in reduzierter Menge enthalten. Nach einer Startphase können nach einem festgelegten Plan auch feste Mahlzeiten hinzukommen, die hauptsächlich Vollkornprodukte, Obst und Gemüse enthalten, aber fettreduziert sind.

VERSPRECHEN: Der hohe Proteinanteil soll die Fettverbrennung verstärken und so eine erhebliche Gewichtsabnahme bewirken, ohne dass ein nennenswerter Jo-Jo-Effekt zu befürchten ist.

WIRKUNG: Bei strikter Einhaltung der Diätvorschriften kann in den ersten Wochen eine beträchtliche Gewichtsabnahme erreicht werden, insbesondere durch die Beschränkung auf maximal drei Mahlzeiten täglich und die Einhaltung der vorgeschriebenen Pausen dazwischen.

BEWERTUNG: Nur bedingt typgerecht, allenfalls für Mischtypen bzw. eingeschränkt für gute Kohlenhydratverwerter geeignet.
Teuer.

NAME: **FDH (»Friss die Hälfte«)**
PRINZIP: Das bisherige Ernährungsverhalten wird beibehalten, die zugeführte Menge aber auf die Hälfte reduziert. Aufkommender Hunger wird mit Mineralwasser »gestillt«.

VERSPRECHEN: Einfachstes Prinzip, das keine Planung und keinen zusätzlichen Zeitaufwand erfordert. Gewohnheiten müssen nicht geändert werden – trotzdem wird über einen längeren Zeitraum eine nennenswerte Gewichtsabnahme erreicht.

WIRKUNG: Man nimmt zwar ab, ändert aber nichts an möglicherweise falschen, ungesunden Essgewohnheiten. Ist die Nahrungszusammensetzung durch zu viele Kohlenhydrate (Zucker) und/oder Fett geprägt, muss man mit häufigen Hungerattacken rechnen, die häufig zu einem Abbruch der Diät führen.

BEWERTUNG:	Nicht typgerechte Mischkost-Diät. Bestenfalls zeitweise geeignet, um vorangegangene »Fressattacken« auszugleichen. Insgesamt nicht empfehlenswert, weil falsche Essgewohnheiten nicht überwunden werden.

Fettreduzierte Diäten (Low Fat)

NAME:	**Kohlsuppen-Diät**
PRINZIP:	Mono-Diät, die als Hauptnahrung eine Weißkohlsuppe vorschreibt, die in unbegrenzter Menge gegessen werden kann. Dazu gibt es vorgeschriebene Mengen und Sorten von Obst, Milchprodukten und Geflügel.
VERSPRECHEN:	Der hohe Anteil an Ballaststoffen sowie die reduzierte Kalorienzahl sollen die Fettverbrennung nachhaltig befördern und so eine rasche Gewichtsabnahme ermöglichen.
WIRKUNG:	Es zeigt sich, dass eine moderate Gewichtsabnahme wohl ausschließlich durch die Kalorienreduzierung zustande kommt. Eine Beschleunigung der Fettverbrennung durch die Ballaststoffe konnte nicht nachgewiesen werden.
BEWERTUNG:	Wenig typgerecht; allenfalls für gute Kohlenhydratverwerter bedingt geeignet. Geruch und Geschmack des Kohls führen bei vielen schon nach wenigen Tagen zu erheblichem Widerwillen, sodass die Diät oftmals vorzeitig beendet wird. Oft treten auch Blähungen und Bauchschmerzen auf, die durch den hohen Gehalt an Ballaststoffen hervorgerufen werden.

NAME:	**Reis-Diät**
PRINZIP:	Die Nahrung über einen Verlauf von vier Wochen besteht ausschließlich aus gekochtem Reis, lediglich ergänzt durch eine geringe Menge Obst. Eine weniger radikale Variante erlaubt wenige fettarme Beigaben in Form von Gemüse und magerem Fleisch.
VERSPRECHEN:	Gewichtsabnahme vor allem wegen der stark entwässernden Wirkung von Reis.

DIÄTEN – EINE SCHICKT SICH NICHT FÜR ALLE

WIRKUNG: Es tritt tatsächlich eine erhebliche Gewichtsreduzierung ein, die aber hauptsächlich auf dem Wasserverlust beruht.

BEWERTUNG: Für gute Kohlenhydratverwerter prinzipiell geeignet. Sollte aber unbedingt in der gemäßigten Form – unter Zusatz von vitamin- und eiweißhaltigen Lebensmitteln – durchgeführt werden. Dazu reichlich Flüssigkeit, um die Verdauung zu unterstützen.

NAME: **Körner-Kur**
PRINZIP: Meist eine Woche lang soll jeden Tag eine Getreideart – Dinkel, Gerste, Hafer, Hirse, Reis, Weizen – gegessen werden, am siebten Tag dann eine Mischung aller Körner. Dazu gibt es Obst, Gemüse und eine geringe Menge an Milchprodukten sowie täglich etwa drei Liter Wasser bzw. Tee.

VERSPRECHEN: Durch Kalorienreduzierung auf etwa 900 kcal je Tag soll eine kräftige Gewichtsabnahme erreicht werden, die durch den hohen Ballaststoffanteil noch verstärkt wird. Letzterer soll ein Gefühl der Sättigung erzeugen und gleichzeitig die Verdauung anregen.

WIRKUNG: Kurzfristig ist eine merkbare Gewichtsreduktion durchaus erreichbar. Allerdings müssen die Diätvorschriften konsequent eingehalten werden. Auf reichliche Flüssigkeitszufuhr achten!

BEWERTUNG: Als kurzfristig anzuwendende Zwischendiät für gute Kohlenhydratverwerter prinzipiell geeignet. Aber: Die Nährstoffzusammensetzung ist unausgewogen, außerdem besteht die Gefahr von Darmbeschwerden. Langfristig nicht empfehlenswert.

Kohlenhydratreduzierte Diäten (Low Carb)

NAME: **(Neue) Atkins-Diät**
PRINZIP: Kohlenhydrate sind weitgehend tabu. Zwei Wochen lang nur Fleisch, Fisch und Eier, dazu täglich maximal 20 Gramm Kohlenhydrate aus Gemüse. Danach kann der Kohlenhydratanteil langsam erhöht werden; der soll aber am Ende – wenn das angestrebte Gewicht erreicht ist – nicht mehr als 10 bis 15 Prozent der

täglichen Nahrungszufuhr ausmachen. Kristallzucker und Weißmehlerzeugnisse bleiben »verboten«.

VERSPRECHEN: Durch die uneingeschränkte Zufuhr von Fetten und Eiweiß wird man auch bei relativ geringer Kalorienaufnahme ausreichend gesättigt; Heißhungerattacken werden vermieden. Weil – zumindest am Anfang – kaum Kohlenhydrate gegessen werden, sinkt der Insulinspiegel ab, sodass die Energie fast ausschließlich durch Fettverbrennung erzeugt wird.

WIRKUNG: Die Fettverbrennung wird tatsächlich aktiviert. Die gewünschte Gewichtsabnahme tritt aber auch bei dieser Diät nur dann ein, wenn die Energiezufuhr den Energieverbrauch des Organismus unterschreitet. Das ist möglich, weil die Nahrungsauswahl schnell sättigt.

BEWERTUNG: Für gute Fettverwerter prinzipiell geeignet. Es besteht allerdings die Gefahr, dass eine Unterversorgung mit Vitaminen, Mineralien und Ballaststoffen auftritt. Möglicherweise sind dann entsprechende Nahrungsergänzungsmittel erforderlich.

NAME:	South-Beach-Diät

PRINZIP: Zweiwöchige Phase ganz ohne Kohlenhydrate, auch kein Obst. Ab der dritten Woche sind hochwertige Kohlenhydrate in geringen Mengen als Beilagen erlaubt. Vorrang haben eiweißreiche und auch fetthaltige Nahrungsmittel.

VERSPRECHEN: Weil »leere« Kohlenhydrate vermieden werden, sollten Blutzucker und Insulin niedrig gehalten, die Fettverbrennung deshalb kräftig aktiviert werden. Dadurch Gewichtsabnahme von bis zu sechs Kilogramm innerhalb der ersten zwei Wochen. In der zweiten Phase soll dann das angestrebte Gewicht erreicht und gehalten werden.

WIRKUNG: Für gute Fettverwerter eine durchaus geeignete Diätmaßnahme. Allerdings sollte die völlig kohlenhydratfreie erste Phase nicht über die vorgeschriebenen zwei Wochen ausgedehnt werden, da sonst Nährstoffmangel zu befürchten ist.

DIÄTEN – EINE SCHICKT SICH NICHT FÜR ALLE

BEWERTUNG: Alles in allem eine empfehlenswerte Diät, die in der zweiten Phase eine gesunde Zusammensetzung der Nährstoffe gewährleistet. Man muss sich allerdings Zeit für die Zubereitung der Gerichte und Zwischenmahlzeiten nehmen – 90 bis 120 Minuten täglich sind erforderlich.

NAME: **LOGI-Diät**
PRINZIP: LOGI heißt: »Low Glycemic and Insulinemic«, d. h., viel Obst und Gemüse, wenig Kohlenhydrate, dazu hochwertige (pflanzliche) Fette und reichlich Eiweiß (mageres Fleisch, Eier, Milchprodukte, Nüsse) sorgen für geringe Blutzucker- und Insulinspiegel.

VERSPRECHEN: Durch den dauernd niedrig gehaltenen Blutzuckerspiegel soll die Fettverbrennung nachhaltig befördert und dadurch Gewicht leichter abgebaut werden.

WIRKUNG: Die Fettverbrennung wird tatsächlich aktiviert; ein Gewichtsverlust wird aber auch bei dieser Diätmethode hauptsächlich durch Kalorienreduktion erreicht. Der niedrige Kohlenhydratanteil unterdrückt Heißhungerattacken.

BEWERTUNG: Für gute Fettverwerter als abwechslungsreiche Langzeitmethode durchaus zu empfehlen. Die Gewichtsabnahme verläuft langsam, kann aber durchaus nachhaltig sein, wenn die angegebenen Kalorienzahlen nicht überschritten werden.

NAME: **Steinzeit-Diät**
PRINZIP: Pro Tag gibt es reichlich mageres Fleisch und/oder eiweißreichen Fisch. Dazu Obst, Gemüse und Salate. »Verboten« sind Getreideprodukte, Kartoffeln, Hülsenfrüchte und weitgehend auch Milchprodukte.

VERSPRECHEN: Da bei unseren Vorfahren, die Jäger und Sammler waren, Übergewicht unbekannt war, soll diese Kost zu einer raschen Gewichtsabnahme führen.

WIRKUNG:	Die Diätmethode wirkt typgebunden bei entsprechender genetischer Disposition, also bei guten Fettverwertern. Allerdings sollte darauf geachtet werden, dass die Energiezufuhr den Energiebedarf nicht überschreitet und/oder durch entsprechende körperliche Aktivitäten verringert wird.
BEWERTUNG:	Typgerecht (gute Fettverwerter), aber insgesamt zu einseitig; kann wegen Verzicht auf Milchprodukte zu Kalziummangel (Knochen) führen.

Trennkost-Diäten

NAME:	**Trennkost nach Hay**
PRINZIP:	Klassische Trennkost-Diät: Ca. 75 Prozent der Kost setzt sich aus Obst und Gemüse zusammen, das restliche Viertel besteht aus eiweißreichen Lebensmitteln – mageres Fleisch (Geflügel) und Fisch. Kohlenhydrathaltige und eiweißreiche Speisen dürfen niemals zusammen gegessen werden.
VERSPRECHEN:	Weil der Organismus (angeblich) Kohlenhydrate und Eiweiß nicht gleichzeitig verdauen könne, trage die getrennte Aufnahme zur Gewichtsabnahme bei.
WIRKUNG:	Die Annahme, dass Kohlenhydrate und Eiweiß nicht gleichzeitig verdaut werden können, ist wissenschaftlich widerlegt. Eine Gewichtsabnahme ist nur dann zu erreichen, wenn die Energiezufuhr geringer ist als der Energiebedarf.
BEWERTUNG:	Die Nahrungszusammensetzung ist insgesamt ausreichend und kann – bei entsprechender Kalorienbeschränkung – auf Dauer zu einer Gewichtsabnahme führen. Das Verfahren ist dennoch kompliziert und erfordert viel Disziplin. Für genetische »Mischtypen« geeignet.

DIÄTEN – EINE SCHICKT SICH NICHT FÜR ALLE

NAME:	Schlank-im-Schlaf-Methode
PRINZIP:	Mischkost: Morgens Kohlenhydrate, kein Eiweiß; mittags normale Mischkost; abends nur eiweißhaltige Nahrung, keine Kohlenhydrate. Keine Zwischenmahlzeiten.
VERSPRECHEN:	Weil abends Kohlenhydrate tabu sind, wird die Fettverbrennung während der Nacht (im Schlaf) aktiviert. Eine kontinuierliche Gewichtsabnahme soll so ermöglicht werden.
WIRKUNG:	Längere Kohlenhydratpausen (allerdings unabhängig von der Tageszeit) reduzieren tatsächlich die Insulinausschüttung und befördern die Fettverbrennung.
BEWERTUNG:	Für »Mischtypen« durchaus geeignet. Bei strikter Einhaltung des vorgegebenen Konzepts sind längerfristig gute Abnehmerfolge zu erreichen.

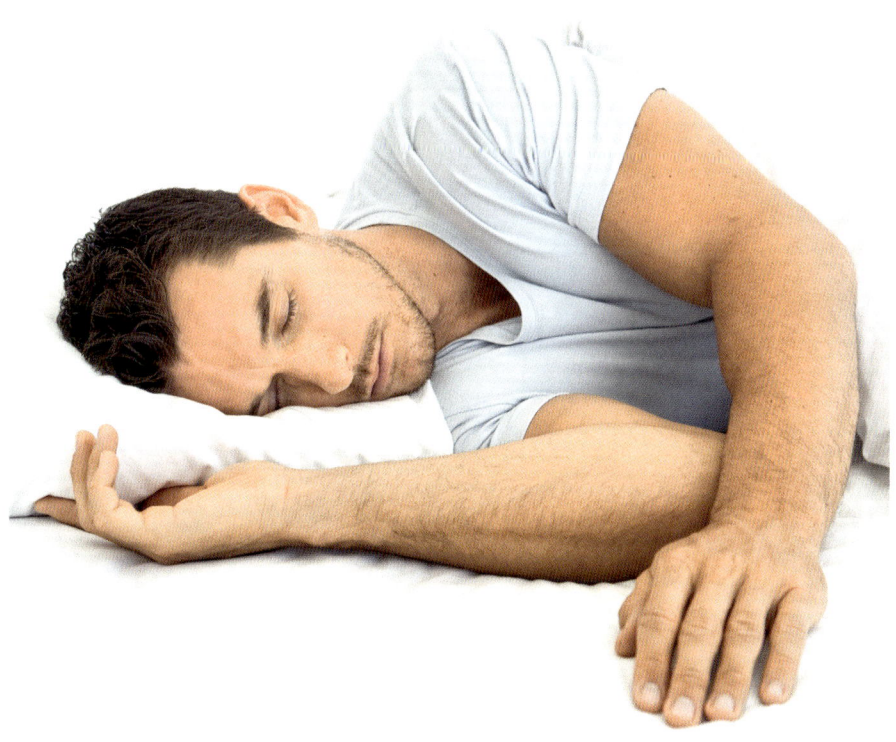

Die »Schlank-im-Schlaf-Diät« erfreut sich immer noch großer Beliebtheit.

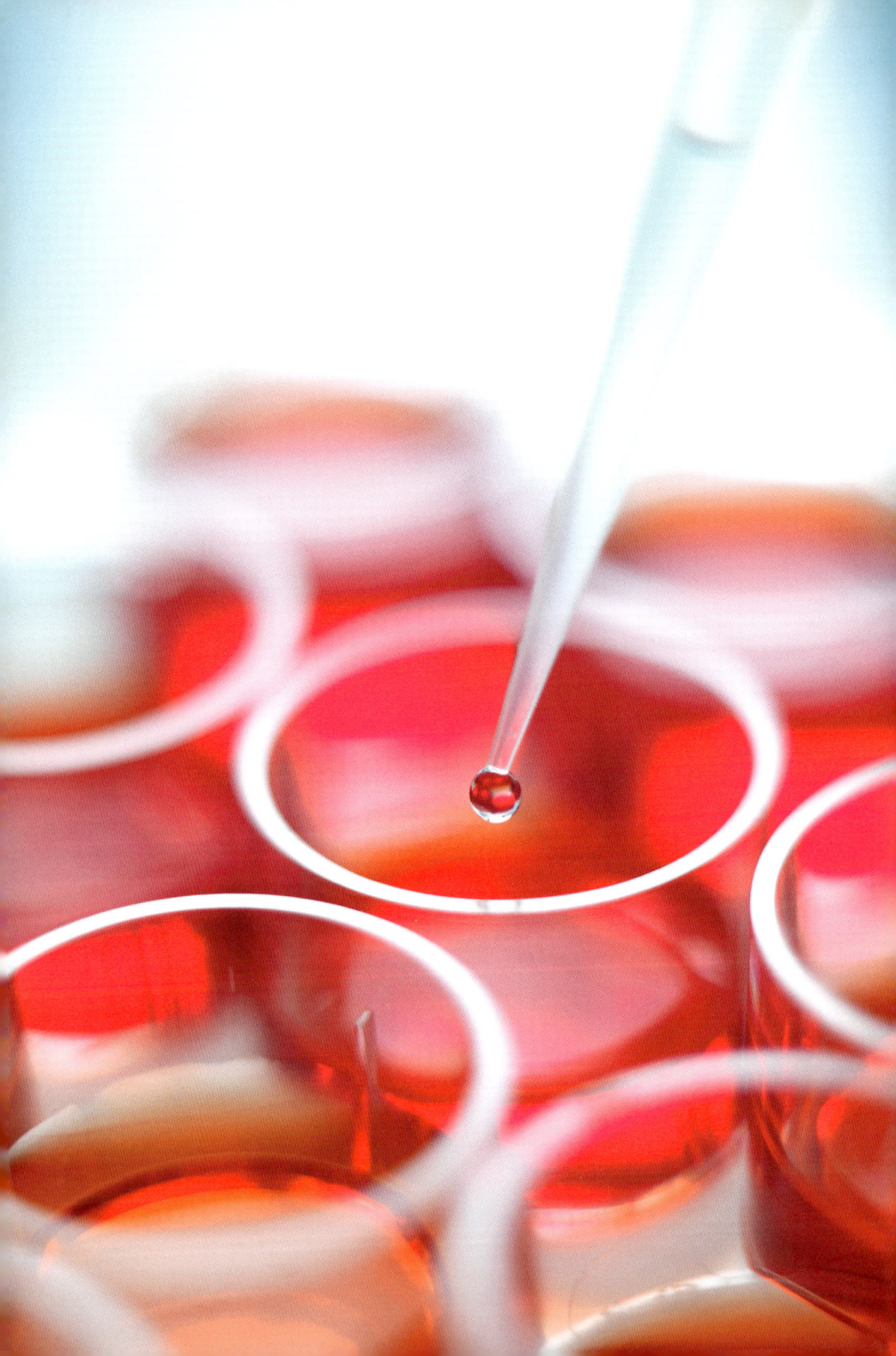

Der genetic balance®-Gentest

Wenn Sie sich nach unserem virtuellen Test nicht ganz sicher sind oder wenn Sie ganz genau wissen wollen, wie Ihre Gene sich auf Stoffwechsel und Ernährung auswirken und ob Sie bei einigen Aussagen vielleicht in die gemäßigte, moderate Gruppe gehören, dann können Sie bei genetic balance® auch einen realen Gentest aus einer Speichelprobe machen lassen. Wie das geht und was man daraus erfahren kann, lesen Sie auf den folgenden Seiten und bei www.genetic-balance.de.

Die Voraussetzungen

BLOSSE NEUGIERDE SOLLTE nicht das entscheidende Motiv sein, sich einem Gentest zu unterziehen. Aber wenn Sie z. B. trotz ständiger Diätbemühungen stark übergewichtig sind bzw. schnell wieder werden, wenn Sie nach dem Verzehr bestimmter Speisen undifferenzierte Verdauungsprobleme spüren oder wenn Sie gar eine Nahrungsunverträglichkeit befürchten, dann können Sie eine Genanalyse in Erwägung ziehen. Übrigens brauchen Sie diesen Test nur einmal im Leben durchzuführen, denn Ihre genetische Ausstattung bleibt unverändert. Es gibt zwei verschiedene Versionen des Gentests, die aus einer Speichelprobe durchgeführt werden.

Den **genetic balance**®-Stoffwechseltest »*lifestyle*« und den **genetic balance**®-Stoffwechseltest »*medic*«.

Während Ersterer direkt, z. B. im Internet, bestellt werden kann, weil er nicht auf Krankheiten untersucht, benötigt man bei Letzterem die Beratung durch einen Arzt, weil bei diesem Test auf die medizinischen Aussagen Laktose- und Glutenintoleranz getestet wird.

Ärztliche Beratung

Sie sollten sich für den Gentest »*medic*« also unbedingt mit Ihrem Arzt beraten – in Deutschland ist das bei prädiktiven medizinischen Tests gesetzlich vorgeschrieben. Er kennt Ihre persönliche Ausgangssituation und gegebenenfalls Ihre Krankheitsgeschichte und kann so mit Ihnen gemeinsam verantwortlich entscheiden, ob und zu welchem Zweck ein Gentest sinnvoll ist. Der Arzt kann und wird auch die Testmethode erklären und Ihnen nach der Analyse bei der Auswertung beratend zur Seite stehen.

Die Fragestellung

Der **genetic balance**®-Stoffwechseltest gibt ganz individuelle genetische Antworten auf folgende Fragen zu Ernährung und Stoffwechsel:
- Gibt es eine grundsätzliche Neigung zu Übergewicht?
- Ist die Verringerung des Anteils von Fett in der Ernährung günstig, um Übergewicht und die daraus folgenden Risiken zu vermeiden?
- Oder ist die Reduktion des Anteils von Kohlenhydraten günstiger, wenn Übergewicht vermieden oder abgebaut werden soll?
- Wie effektiv ist Kalorienreduktion – also weniger essen –, um Körpergewicht abzubauen?

DER genetic-balance®-GENTEST

- Wie kann welches Sportprogramm dabei helfen, das Gewicht zu halten oder Übergewicht abzubauen?
- In welchem Maß beeinflusst die individuelle genetische Konstellation den sogenannten Jo-Jo-Effekt, also die Tendenz, nach einer Gewichtsreduktion schnell wieder zuzunehmen?

Dazu werden noch folgende medizinische Fragestellungen untersucht und beantwortet, wenn Sie den Gentest »*medic*« wählen:
- Wie groß ist die Wahrscheinlichkeit einer schon bestehenden oder zu erwartenden Laktoseintoleranz?
- Besteht die Veranlagung zu einer Glutenunverträglichkeit?

Aus der Kombination aller Testergebnisse werden dann Empfehlungen und ein ausführlicher Stoffwechselplan für ein personalisiertes Ernährungs- und Sport-Programm erstellt, das Sie zum Wunsch- oder Wohlfühlgewicht begleitet und darüber hinaus Gesundheit und Fitness auf Dauer fördert.

Die Probe
Zur Genanalyse bei **genetic balance**® wird eine Speichelprobe benötigt: Dazu erhalten Sie ein Probenset, das Sie nach Anleitung mit Speichel auffüllen. Das Speichelprobenset besteht aus einem Probenröhrchen mit einer Stabilisierungsflüssigkeit und einem Trichter.

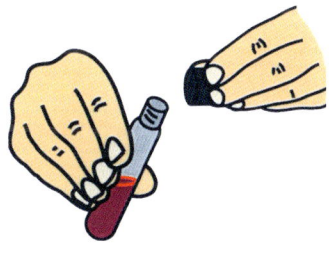

1. Öffnen Sie das Probenröhrchen.

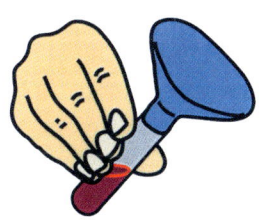

2. Schrauben Sie den Trichter auf das offene Röhrchen.

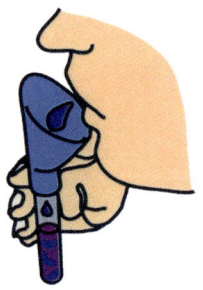

3. Sammeln Sie über den Trichter Ihren Speichel in dem Probenröhrchen. Wischen Sie dabei mit den Zähnen über Wange und Zunge, um Zellen zu lösen. Sammeln Sie so viel Speichel, bis die markierte Fülllinie erreicht ist.

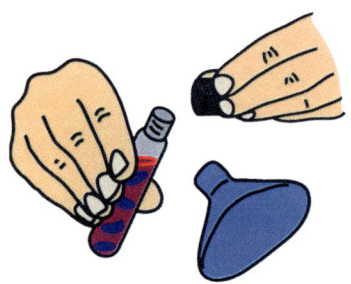

4. Entfernen Sie nun den Trichter und verschließen Sie das Röhrchen fest.

Zusammen mit einigen Aangaben zu Ihrer Person, Ihrer Einverständniserklärung (und ggf. der Unterschrift des beratenden Arztes) senden Sie die Probe dann in das Testlabor.

Die Sicherheit

Um den Datenschutz jederzeit zu gewährleisten, gibt es ein ganzes System von Sicherheitsmaßnahmen, die garantieren, dass die Personal- und Testdaten während des gesamten Analyseverfahrens absolut geschützt bleiben.

Nach Eingang der Probe wird sie mit einem verschlüsselten Zahlencode versehen, der keinen Hinweis auf die Personaldaten des Einsenders erlaubt. Die persönlichen Daten werden getrennt davon auf einem Sicherheitsserver gespeichert, der gegen unbefugte Zugriffe sicher versperrt ist. Während der Testdurchführung wird nur der verschlüsselte Zahlencode verwendet, sodass auch für die dabei tätigen Mitarbeiter die Identität des Probengebers nicht bekannt ist.

Selbst die anonymisierten Testergebnisse bleiben geschützt und sind nur nach strenger Passwortkontrolle und zusätzlicher Fingerabdruck-Verifizierung für das befugte Personal zugänglich.

DER genetic-balance®-GENTEST

Kritische Fragen

Obwohl es sich bei Nutrigenetik und Nutrigenomik – Forschungsrichtungen, die sich mit der Wechselwirkung zwischen Genen und Ernährung beschäftigen – um ein noch relativ junges Forschungs- und Anwendungsgebiet handelt, sind die Ergebnisse durchaus beeindruckend. Die darauf beruhenden Genanalysen stützen sich mittlerweile auf eine sehr große Anzahl von wissenschaftlichen Studien. Dennoch sollte man sich bewusst sein, dass die genetischen Informationen, die aus dem Test gewonnen werden, auch auf einer statistischen Wahrscheinlichkeit basieren und keine absolute Tatsache darstellen, d. h., dass sie zwar mit großer Wahrscheinlichkeit zutreffen, aber nicht unbedingt für jeden Einzelnen zu 100 Prozent zutreffend sein müssen. Das gilt auch für den zu erwartenden Erfolg der aus dem Test abgeleiteten Empfehlungen.

Und noch etwas gilt es zu bedenken: Wer einen medizinischen Gentest durchführen lässt, muss in der Zukunft mit dem Wissen über mögliche genetische Variationen, beispielsweise für eine schwere Krankheitsveranlagung, leben, die er von seinen Eltern geerbt hat und die er möglicherweise an seine eigenen Nachkommen weitergeben wird. Das mag für manche Menschen durchaus eine Belastung sein. Deswegen ist hierfür auch die ärztliche Beratung vorgeschrieben und absolut sinnvoll.

Für andere, sogenannte Lifestyle-Gentests, wie hier besprochen, bietet das genetische Wissen aber eine Chance. Die Chance, durch eine Veränderung seines Ernährungs- und Lebensstils fortan erheblich an Lebensqualität zu gewinnen, gesund, schlank und fit zu werden und zu bleiben.

Die Testmethode

BEIM GENTEST WIRD die sogenannte High-Resolution-Melt (HRM)-Methode angewendet. Die hochauflösende Schmelzanalyse ist eine leistungsfähige Technik, die in den molekularbiologischen Testlabors zur Untersuchung von Genmutationen – SNPs – eingesetzt wird. Entdeckt und entwickelt wurde die Methode in den USA.

Gegenüber anderen Technologien zur Genotypisierung ist sie deutlich kostengünstiger, sehr viel schneller und einfach zu handhaben.

Die Speichelprobe mit dem zu untersuchenden Abschnitt der doppelsträngigen DNA wird in der HRM-Maschine kontrolliert, von etwa 50 °C auf ca. 95 °C erwärmt. An einem bestimmten Punkt dieses Prozesses wird dann die Schmelztemperatur der DNA-Probe erreicht und die beiden DNA-Stränge »schmelzen« auseinander, sie trennen sich (Abb. 1). Die Abbilungen beruhen auf Quellen von Idaho Technology/University of Utah.

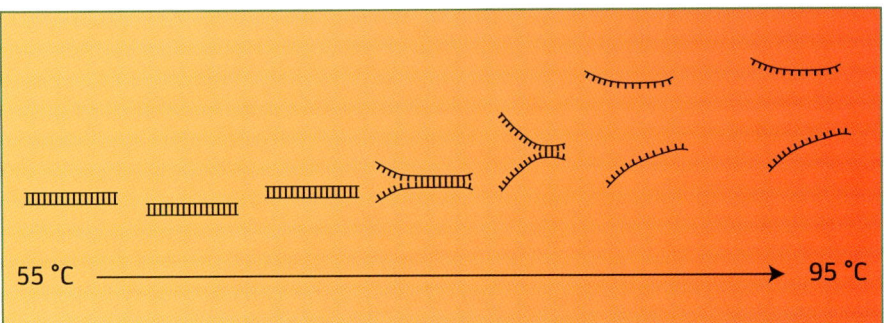

Abbildung 1

Die Überwachung und Registrierung des Schmelzvorgangs erfolgt in Echtzeit. Dies wird durch Verwendung eines speziellen fluoreszierenden Farbstoffs erreicht, der seine Farbintensität genau in dem Bereich deutlich ändert, in dem sich die beiden DNA-Stränge trennen. Mit einer hoch auflösenden Kamera wird dieser Effekt registriert; die Daten werden als Diagramm ausgegeben, das die Schmelzkurve der DNA-Probe darstellt (Abb. 2).

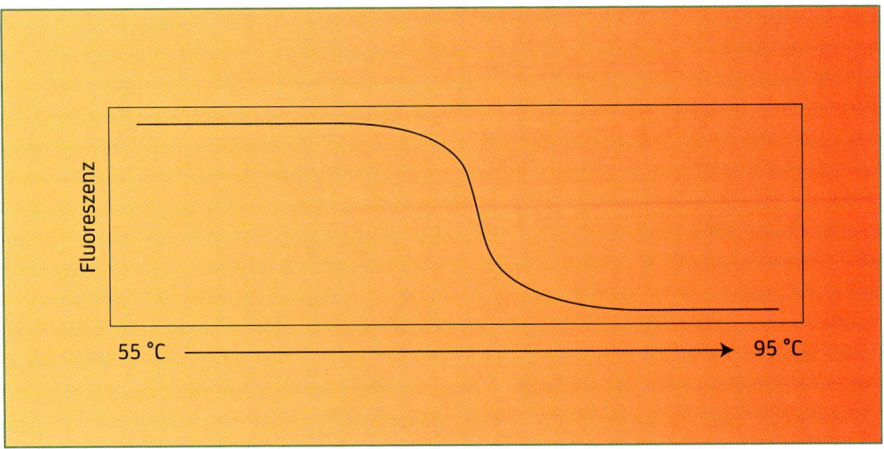

Abbildung 2

DER genetic-balance®-GENTEST

Weil die Schmelztemperatur der DNA-Probe von der Sequenz der Genbausteine abhängt, können Mutationen der untersuchten Genabschnitte – SNPs – leicht nachgewiesen werden. Selbst, wenn die Schmelzpunkte zwischen »normalen« und mutierten Genabschnitten oft nur geringfügig auseinander liegen (Bruchteile eines Grades), wird die hoch auflösende Technik der HRM-Maschine die Differenz erkennen und dokumentieren und so den SNP genau bestimmen (Abb. 3).

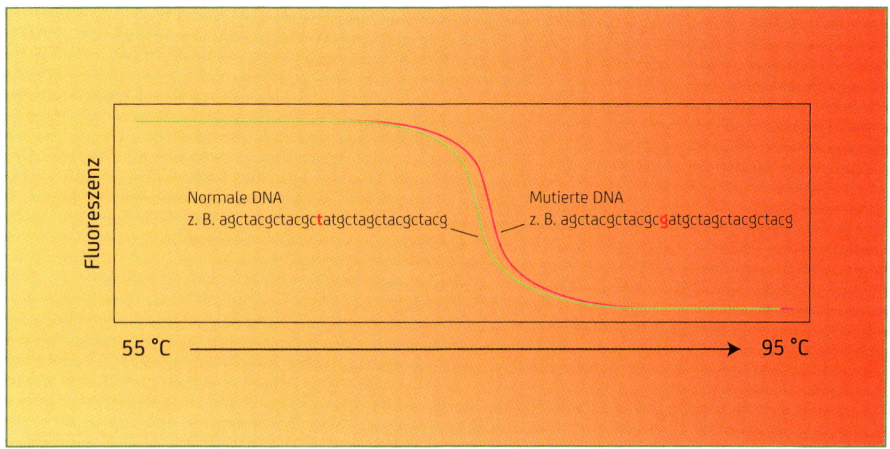

Abbildung 3

Auf diese Weise lassen sich auch die Varianten unterschiedllicher Genkopien nachweisen. Bekanntlich haben wir ja zwei Chromosomensätze – einen von der Mutter und einen vom Vater –, die jeweils eine Kopie aller Gene enthalten. In Bezug auf mögliche Mutationen ergeben sich daraus drei Szenarien:

- Keine der beiden Kopien enthält eine Mutation, dann sprechen wir vom **Wildtyp**. Das Gen dieses Organismus liegt in einem Zustand vor, wie er natürlicherweise durch die Evolution entstanden ist.
- Eine der beiden Kopien weist eine Mutation auf oder beide enthalten voneinander unterschiedliche Mutationen. Dann bezeichnet man die beiden Genkopien als **heterozygot** oder **mischerbig**.
- Beide Genkopien weisen die gleiche Mutation auf; wir sprechen dann von **homozygot** oder **reinerbig**.

Die HRM-Maschine zeigt dann zusätzlich drei differierende Schmelzkurven (Abb. 4).

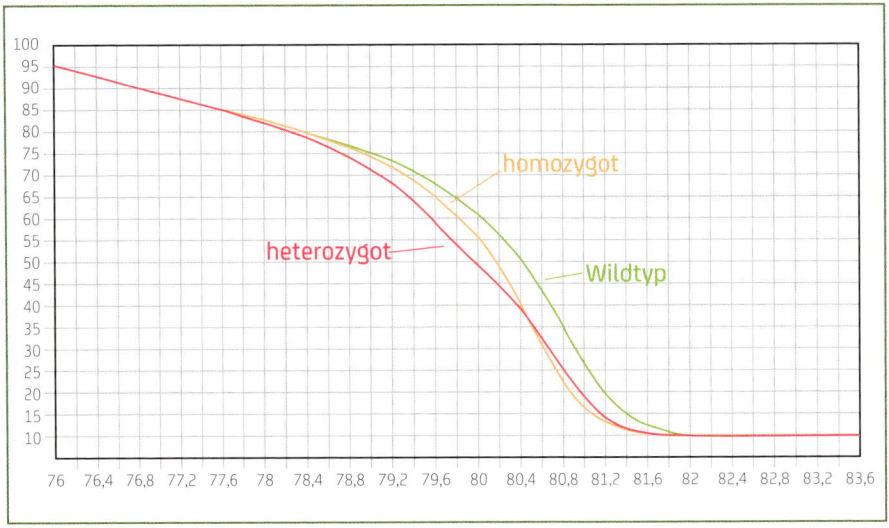

Abbildung 4

Was die Gene verraten

ES GILT HEUTE als erwiesen, dass es eine deutlich erkennbare Wechselwirkung zwischen genetischen und umweltbedingten Faktoren in Bezug auf die menschliche Ernährung gibt. Ein erhöhtes Übergewichtsrisiko entsteht durch das Vorhandensein von entsprechenden Genvariationen und zusätzlich falschem Ernährungsverhalten sowie mangelnder körperlicher Aktivität. Andererseits kann die Berücksichtigung der individuellen Genkonstellation – die unveränderlich ist – das Ernährungsverhalten gezielt beeinflussen und so dazu beitragen, dass Diät- und Sportprogramme wirksamer werden, um Übergewicht abzubauen und das erreichte Normal- bzw. Wunschgewicht zu halten. Man muss davon ausgehen, dass der genetische Einfluss in diesem Bereich mit bis zu 70 Prozent veranschlagt werden kann.

Deshalb ist es so wichtig und richtig, das individuelle Genprofil bei der Kontrolle von Körpergewicht und Konstitution zu berücksichtigen, mit dem Ziel, genetisch basierte personalisierte Ernährungs- und Sportprogramme zu entwickeln.

Betrachten wir nun unter diesem Gesichtspunkt die Gene, die für unser Thema besonders wichtig sind und die auch beim genetic balance®-Gentest aus der Speichelprobe untersucht werden. Einige bereits bekannte Genvariationen haben grundsätzlich eine starke Auswirkung, andere nur sehr diskrete Effekte. Der **genetic balance**®-Gentest berücksichtigt vor allem die stark wirksamen Genvariationen (SNPs), die wir über unser (Ernährungs-)Verhalten auch effektiv beeinflussen können.

Das Stoffwechselgen 1

FABP2 ist ein sogenanntes Fett-Responder-Gen, d. h., es codiert Eiweiße, die den Transport und die Verstoffwechselung der Fette aus der Nahrung regeln. Es ist hauptsächlich in den Zellen des Dünndarms aktiv und steuert dort die Fettaufnahme. Liegt ein Polymorphismus (= Genvariation) als SNP bei rs1799883 vor, besteht die Tendenz zu Übergewicht, weil der Fettstoffwechsel beeinträchtigt ist. Es besteht die Neigung zu einer erhöhten Fettabsorption aus dem Darm, Fett wird verstärkt um die Bauchregion angelagert, BMI und das Taille-zu-Hüfte-Verhältnis sind in der Regel erhöht, also das Risiko für das metabolische Syndrom.

Menschen, die ein oder zwei mutante Allele dieses Gens tragen, sollten den Fettanteil in ihrer Ernährung verringern und stärker auf Kohlenhydrate setzen. Für diesen genetischen Effekt liegen mehr als 160 wissenschaftliche Studien vor.

Das Stoffwechselgen 2

PPARG gilt als Kohlenhydrat-, Fett- und Jo-Jo-Responder-Gen, es regelt innerhalb des Stoffwechsels u. a. die Wiederherstellung des Gewichts nach einer Kalorienreduktion (Hungerperiode), beeinflusst den Fettabbau, den Kohlenhydratstoffwechsel und die Fähigkeit, durch sportliche Aktivitäten Körpergewicht abzubauen.

Untersucht wird der SNP rs1801282. Findet sich dort ein Polymorphismus, kann deren Träger durch Kalorienreduktion eine stärkere Gewichtsabnahme erwarten, muss aber, vor allem bei kohlenhydratreicher Ernährung, gleichzeitig mit einer verstärkten Tendenz zu Übergewicht und Jo-Jo-Effekt rechnen. Sportliche Aktivitäten können die Wirkung der Genvariation reduzieren, die Gewichtsabnahme wird durch Sport erleichtert.

Menschen, die ein oder zwei mutante Allele dieses Gens tragen, sollten den Kohlenhydratanteil in ihrer Ernährung verringern und stärker auf Fette und Eiweiße setzen sowie ihre typgerechte Ernährungsform diszipliniert einhalten. Für diesen genetischen Effekt liegen mehr als 7500 wissenschaftliche Studien vor.

Das Stoffwechselgen 3

ADRB2 ist ein Abnahme-Responder-Gen. Es reguliert vor allem den natürlichen Widerstand des Körpers gegen einen Gewichtsverlust und beeinflusst damit wesentlich den Effekt einer Diätmaßnahme zur Reduzierung des Körpergewichts.

Untersucht wird der SNP rs1042713. Findet sich dort ein Polymorphismus, muss man damit rechnen, dass der Widerstand des Körpers gegen einen Gewichtsverlust deutlich erhöht ist, ebenso die Neigung zum Jo-Jo-Effekt.

Menschen, die diese Genvariante besitzen, haben es wesentlich schwerer, Körpergewicht abzubauen. Ihre Diätmaßnahmen müssen strenger und langfristiger sein, bevor sich der Erfolg einstellt. Und auch danach ist Maßhalten angesagt, um nicht rasch wieder »zuzulegen«.

ADRB2 wirkt mit einem Polymorphismus / SNP bei 1042714 auch als Kohlenhydrat-Responder-Gen, d. h., es nimmt Einfluss darauf, ob und wie Kohlenhydrate im Organismus vorwiegend abgebaut werden – zu Energie oder als Fettreserve. Davon hängt auch ab, ob und wie effektiv jemand sein Gewicht reduzieren kann. Wer die mutierten Allele des Gens aufweist, wird dagegen durch Kalorienbeschränkung rasch recht viel Körpergewicht abbauen können, kann dabei aber auch leichter an Muskelsubstanz verlieren. Auch die Neigung zum Jo-Jo-Effekt ist verstärkt. Trägern dieser Genvariante wird empfohlen, allzu kohlenhydratreiche Ernährung zu vermeiden und den Anteil von Fetten und Eiweißen zu erhöhen sowie Kalorien zu reduzieren. Für diesen genetischen Effekt liegen mehr als 6800 wissenschaftliche Studien vor.

Das Stoffwechselgen 4
ADRB3 wird auch als Fett-, Kalorien- und Sport-Responder-Gen bezeichnet. Es ist hauptsächlich im Fettgewebe aktiv und spielt eine essenzielle Rolle bei der Spaltung von Fetten und der Entwicklung des BMI. Untersucht wird der SNP rs4994. Liegt dort eine Mutation vor, neigen die Betroffenen stärker zu Übergewicht, vor allem wenn sie sportlich inaktiv sind. Träger der mutanten Allele müssen deshalb mehr Ausdauer, Kraft und Willensstärke aufbringen, wenn sie ihr Übergewicht vorwiegend durch Sport loswerden wollen. Das liegt vor allem daran, dass deren Organismus dem Gewichtsverlust einen stärkeren Widerstand entgegensetzt. Für diesen genetischen Effekt liegen mehr als 110 wissenschaftliche Studien vor.

Das Stoffwechselgen 5
FTO wird als Adipositas-Gen bezeichnet, und seine Aktivität bestimmt wesentlich mit, ob und in welchem Ausmaß jemand grundsätzlich zu Übergewicht neigt, wie ausgeprägt seine Hunger- und Sättigungsgefühle sind und wie oft und wie viel er isst. Und wie sich sein BMI verhält.

Untersucht wird der SNP rs9939609. Findet sich dort ein Polymorphismus, muss man mit einem bis zum Faktor 1,7 erhöhten Risiko rechnen, stark übergewichtig zu werden. Bei dieser Genvariation ist die Fettabsorption aus dem Darm, die Tendenz zur Fetteinlagerung sowie die grundsätzliche Neigung zur Aufnahme besonders kalorienreicher Nahrung deutlich erhöht. Dementsprechend ist das Hungergefühl ausgeprägter, während das der Sättigung eher gering ist. Das führt dazu, dass diese Menschen sehr oft und sehr viel Nahrung zu sich nehmen. Es hat sich gezeigt, dass regelmäßige sportliche Aktivitäten den ungünstigen Effekt dieser Genmutation etwas abschwächen können.

Menschen mit einer derartigen genetischen Konstellation wird es schwerfallen, das für sie in Tabellen »vorgeschriebene« Normalgewicht zu erreichen bzw. zu halten, ohne dabei Wohlbefinden und Lebensqualität, vielleicht sogar Gesundheit einzubüßen. Deshalb werden sie gut beraten sein, ein gesundes »Wohlfühlgewicht« zu finden, das ohne extreme Diätmaßnahmen gehalten werden kann. Für diesen genetischen Effekt liegen mehr als 490 wissenschaftliche Studien vor.

Beim genetic balance®-Stoffwechseltest »*medic*« werden noch drei weitere Gene bzw. deren SNPs untersucht, um eine eventuelle Unverträglichkeit von Laktose und/oder Gluten feststellen zu können. Die dabei gefundenen Ergebnisse – verträglich oder unverträglich – sollten unbedingt bei der künftigen Ernährungsweise berücksichtigt werden.

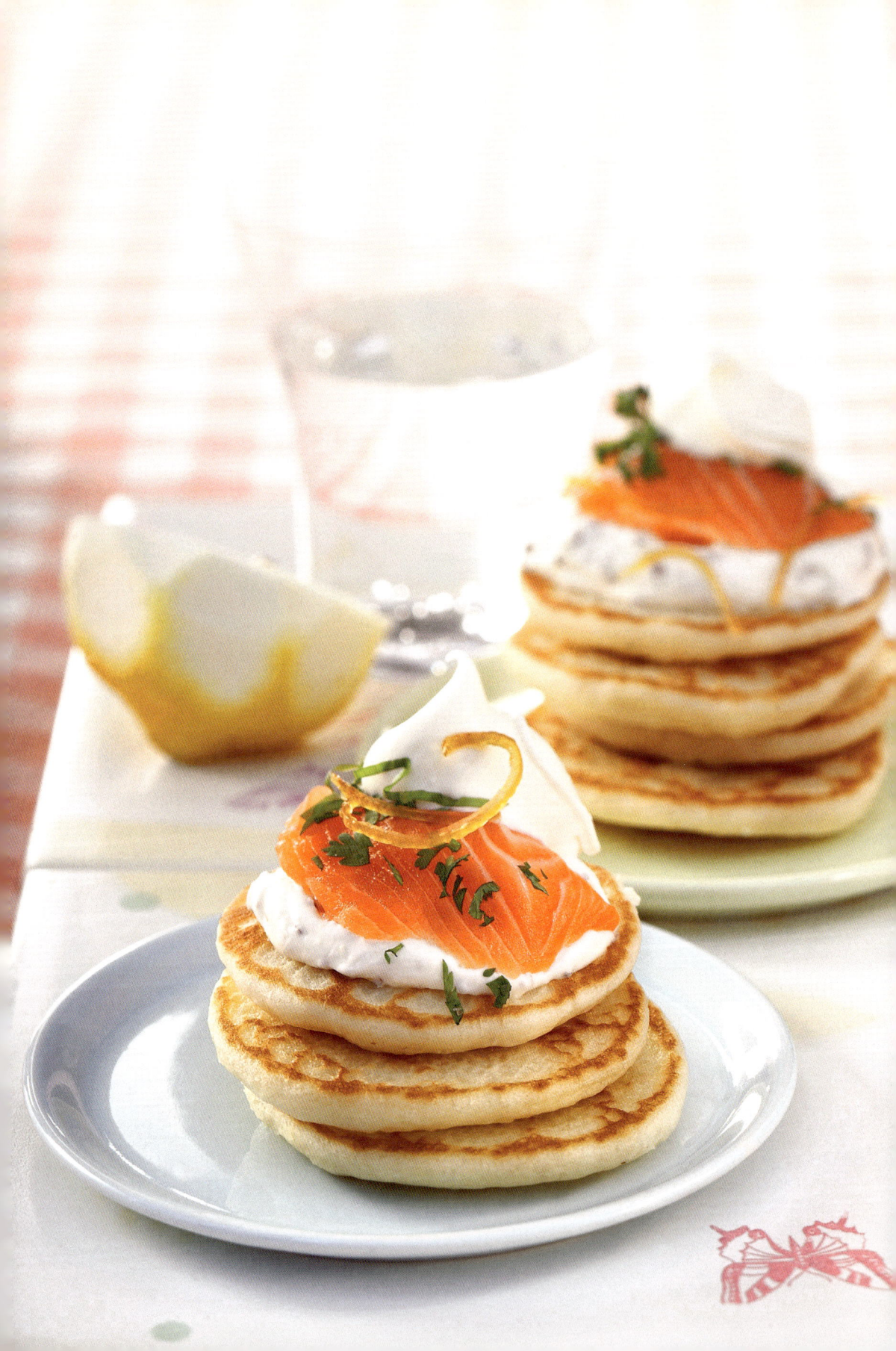

Die besten Rezepte für jeden Typ

Nachdem Sie nun Ihren genetisch bedingten, ganz persönlichen Stoffwechseltyp kennen und wissen, wie Sie erfolgreich abnehmen können, bleibt noch die Frage, was Sie denn essen sollten, um Ihrem Typ gerecht zu werden.

Um Ihnen die Qual der Wahl zu erleichtern, haben wir auf den folgenden Seiten für jeden der drei Ernährungstypen eine Auswahl von Rezepten zusammengestellt.

Ein komplettes Tagesmenü hat einen Brennwert von ca. 1800 Kilokalorien.

Guten Appetit!

Wochen-Ernährungsplan für »gute Kohlenhydratverwerter«

DIE OPTIMALE ZUSAMMENSETZUNG DER NÄHRSTOFFE für diesen Stoffwechseltyp:

KOHLENHYDRATTYP

Kohlenhydrate	65 %
Fett	20 %
Eiweiß	15 %

Ein kompletter Tag hat einen Brennwert von ca. 1800 kcal. Wenn Sie – entsprechend Ihrem individuellen Grundumsatz – die Kalorienmenge weiter reduzieren wollen, können Sie die angegebenen Zutaten reduzieren oder den Snack weglassen.

Die Übersicht

1. Tag

FRÜHSTÜCK	Kiwi-Bananen-Müsli
MITTAGESSEN	Backkartoffeln mit Tomaten-Bärlauch-Salat
SNACK	Paprika-Schinken-Sandwich
ABENDESSEN	Vollkornbrot mit Pilzpfännchen

2. Tag

FRÜHSTÜCK	Honigbrötchen mit Grapefruit-Orangen-Saft
MITTAGESSEN	Kartoffel-Gemüse-Auflauf mit Kerbelguss
SNACK	Apfelchips mit Vanilledip
ABENDESSEN	Salatteller mit Katenschinken

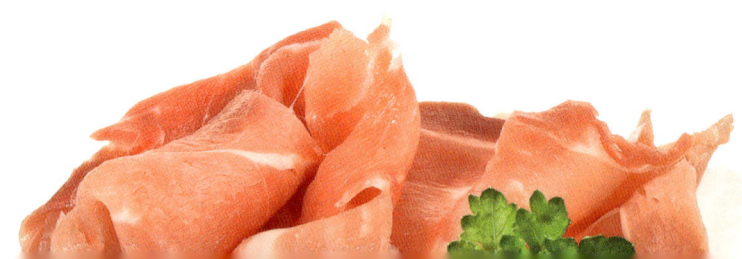

REZEPTE KOHLENHYDRATTYP

___3. Tag

FRÜHSTÜCK	Knäckebrot mit Oliven-Paprika-Creme
MITTAGESSEN	Fettuccine mit grünem Spargel und Gremolata
SNACK	1 Stück Erdbeer-Obstboden
ABENDESSEN	Pizza-Kopenhagener

___4. Tag

FRÜHSTÜCK	Melonen-Trikolore
MITTAGESSEN	Kartoffel-Quark-Plinsen an Ratatouille
SNACK	Trockenfrüchte-Mix
ABENDESSEN	Forellenmousse auf Brot

___5. Tag

FRÜHSTÜCK	Milchbrötchen-Bruschetta mit Himbeeren
MITTAGESSEN	Neue Kartöffelchen mit Nordseekrabben
SNACK	Bananen-Kokos-Shake
ABENDESSEN	Sonnenblumenbrot mit Radicchio und Sprossen

___6. Tag

FRÜHSTÜCK	Dinkelflocken mit Honigbirnen
MITTAGESSEN	Pizza Hawaii
SNACK	Pumpernickeltaler
ABENDESSEN	Gemüsedöner

___7. Tag

FRÜHSTÜCK	Rosinenstuten mit Pflaumenmus und Pfirsichdrink
MITTAGESSEN	Indische Hähnchen-Reis-Pfanne
SNACK	Rhabarberkompott mit Butterkeksen
ABENDESSEN	Bohnenpüree auf Ciabatta

___1. Tag

FRÜHSTÜCK
Kiwi-Bananen-Müsli
1 Kiwi
1 Banane
Zitronensaft
75 g Birchermüsli
60 ml Kefir

Kiwi und Banane schälen und
klein schneiden. Mit etwas
Zitronensaft beträufeln.
Birchermüsli und Obst
in eine Schüssel füllen.
Kefir darübergießen.

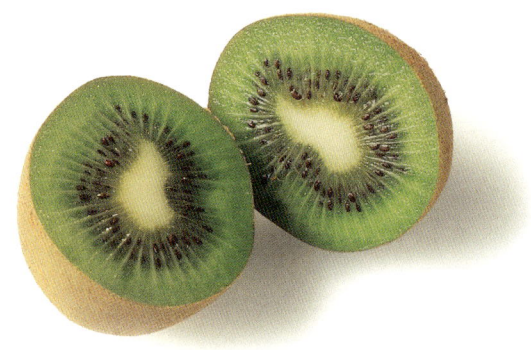

| 420 kcal | Kohlenhydrate 80 g | Fett 6 g | Eiweiß 10 g |

MITTAGESSEN
Backkartoffeln mit Tomaten-Bärlauch-Salat
2 mittelgroße Kartoffeln (à ca. 250 g)
1 große Zwiebel
3 Tomaten
1 Bund Bärlauch
Salz, Pfeffer
Außerdem: Alufolie

Kartoffeln waschen, in Alufolie wickeln und im vorgeheizten Backofen
(E-Herd: 200 °C / Umluft: 175 °C / Gas: Stufe 3) ca. 1 ¼ Stunden backen.
Zwiebel pellen und fein hacken. Tomaten vierteln, entkernen und in kleine
Würfel schneiden. Bärlauch waschen, trocken schütteln und in feine Streifen
schneiden. Zwiebel, Tomate und Bärlauch mischen. Mit Salz und Pfeffer kräftig
abschmecken. Kartoffeln herausnehmen, aus der Folie wickeln, etwas abkühlen
lassen. Kartoffeln in der Mitte längs einschneiden, auseinanderdrücken und
Tomaten-Bärlauch-Salat hineingeben.

| 400 kcal | Kohlenhydrate 84 g | Fett 1 g | Eiweiß 13 g |

REZEPTE KOHLENHYDRATTYP

SNACK
Paprika-Schinken-Sandwich

30 g Salatgurke
½ rote Paprikaschote
30 g gekochter Schinken
30 g fettreduzierter Gouda
Salz, Pfeffer
4 Scheiben Vollkorntoast
evtl. etwas Öl für den Sandwichtoaster

Gurke und Paprika putzen und waschen. Gurke längs halbieren und Kerne herausschaben. Beides fein würfeln. Schinken ebenfalls würfeln. Käse grob reiben. Alles mischen. Mit Salz und Pfeffer abschmecken.

Den Sandwichtoaster vorheizen und evtl. mit Öl einstreichen. Käsemasse auf zwei Toastscheiben verteilen. Übrige Toastscheiben darauflegen und andrücken.

Im Sandwichtoaster goldbraun backen. Diagonal halbieren.

340 kcal   **Kohlenhydrate 46 g**   **Fett 7 g**   **Eiweiß 23 g**

ABENDESSEN
Vollkornbrot mit Pilzpfännchen

150 g kleine Champignons
1 Zwiebel
einige Stiele Petersilie
1 EL Öl
Salz, schwarzer Pfeffer
2 Scheiben Vollkornbrot
3 Gewürzgurken

Pilze putzen und evtl. halbieren. Zwiebel schälen und fein würfeln. Petersilie waschen, trocken schütteln und fein hacken. Öl in einer beschichteten Pfanne erhitzen, Pilze darin anbraten. Zwiebel zugeben und ca. 1 Minute braten. Mit Salz und Pfeffer abschmecken und Petersilie untermischen. Auf dem Vollkornbrot anrichten. Gewürzgurken dazu essen.

540 kcal   **Kohlenhydrate 62 g**   **Fett 24 g**   **Eiweiß 19 g**

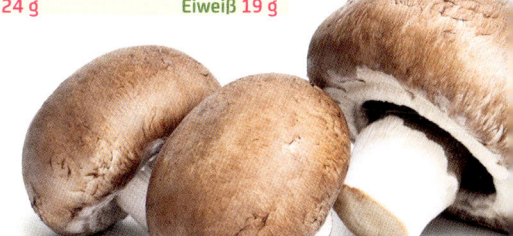

___ 2. Tag

FRÜHSTÜCK

Honigbrötchen mit Grapefruit-Orangen-Saft

2 Brötchen
1 TL Butter
2 EL Honig
1 rosa Grapefruit
1 große Orange
1 TL Schmelzflocken
1 TL Birnendicksaft

Brötchen halbieren, mit Butter bestreichen und Honig darüberträufeln. Grapefruit und Orange auspressen. Das ergibt ca. ¼ l Saft. Mit Schmelzflocken und Birnendicksaft verquirlen. In ein Glas gießen und sofort servieren.

680 kcal   **Kohlenhydrate 130 g**   **Fett 12 g**   **Eiweiß 14 g**

MITTAGESSEN

Kartoffel-Gemüse-Auflauf mit Kerbelguss

300 g Kartoffeln
1 große Möhre
50 g TK-Erbsen
1 kleines Ei
100 g Magerquark
knapp 100 ml Mineralwasser
Salz, Pfeffer
Muskat
½ Bund Kerbel
25 g fettreduzierter Gouda

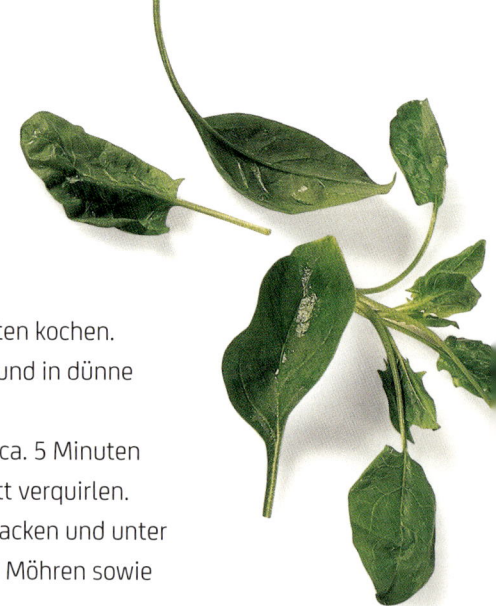

Kartoffeln in kochendem Wasser ca. 25 Minuten kochen. Pellen und auskühlen lassen. Möhre schälen und in dünne Scheiben schneiden.
Zusammen mit den TK-Erbsen in Salzwasser ca. 5 Minuten blanchieren. Ei, Quark und Mineralwasser glatt verquirlen. Mit Salz, Pfeffer und Muskat würzen. Kerbel hacken und unter den Quarkguss rühren. Kartoffeln, Erbsen und Möhren sowie

Kerbelguss abwechselnd in eine kleine Auflaufform einschichten. Käse raspeln und den Auflauf damit bestreuen. Im vorgeheizten Backofen (E-Herd: 200 °C / Umluft: 175 °C) ca. 30 Minuten backen.

460 kcal — Kohlenhydrate 59 g — Fett 8 g — Eiweiß 36 g

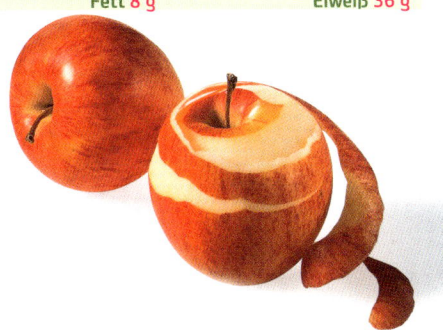

SNACK
Apfelchips mit Vanilledip
50 g Apfelchips
(z. B. aus Golden Delicious Äpfeln)
20 g Vanillejoghurt

Apfelchips in den Vanillejoghurt stippen.

185 kcal — Kohlenhydrate 32 g — Fett 1 g — Eiweiß 1 g

ABENDESSEN
Salatteller mit Katenschinken
¼ Kopfsalat
30 g Feldsalat
1 EL Gemüsemais
1 EL Kidneybohnen
½ Bund Petersilie
1 EL weißer Balsamico-Essig
Salz, Pfeffer
1 TL Olivenöl
30 g Katenschinken
2 Scheiben Roggenbrot

Salate putzen, waschen und trocken schleudern. Kopfsalat kleiner zupfen. Mais und Kidneybohnen abspülen und abtropfen lassen. Petersilie waschen, trocken schütteln und fein hacken. Balsamico-Essig, fein geschnittene Petersilie, Salz und Pfeffer verquirlen. Olivenöl unterrühren. Salate, Mais, Bohnen und Katenschinken anrichten. Vinaigrette darüberträufeln. Roggenbrot dazu essen.

455 kcal — Kohlenhydrate 65 g — Fett 13 g — Eiweiß 18 g

___ 3. Tag

FRÜHSTÜCK

Knäckebrot mit Oliven-Paprika-Creme

2 EL vegetarischer Brotaufstrich Olive-Paprika
2 EL fettreduzierter Frischkäse (0,2 % Fett)
Salz, Pfeffer
1 TL Zitronensaft
3 Scheiben Roggenknäckebrot
3 Kirschtomaten
Rote-Bete-Sprossen
30 g Cornflakes
⅛ l Orangensaft

Brotaufstrich mit Frischkäse pürieren. Mit Salz, Pfeffer und Zitronensaft abschmecken. Creme auf das Roggenknäckebrot streichen. Mit halbierten Kirschtomaten belegen und mit Sprossen bestreuen. Cornflakes mit Orangensaft anrichten.

430 kcal   **Kohlenhydrate 68 g**   **Fett 8 g**   **Eiweiß 10 g**

MITTAGESSEN

Fettuccine mit grünem Spargel und Gremolata

150 g grüner Spargel
100 g Kirschtomaten
1 Knoblauchzehe
einige Blätter Petersilie
abgeriebene Schale von ½ Bio-Zitrone
100 g Fettuccine (oder andere Nudeln)
Salz, Pfeffer
1 TL Olivenöl
2 Kapernäpfel

Spargel waschen, holzige Enden abschneiden. Spargel schräg in dünne Scheiben schneiden. Tomaten waschen, halbieren. Für die Gremolata Knoblauchzehe schälen, fein würfeln. Petersilie waschen, trocken schütteln und hacken. Beides mit Zitronenschale mischen. Nudeln in reichlich kochendem Salzwasser nach Packungsanweisung garen.

Spargel im heißen Öl ca. 5 Minuten braten. Kapernäpfel und Tomaten kurz mitbraten. Mit Salz und Pfeffer würzen. Nudeln abgießen und mit dem Gemüse anrichten. Mit Gremolata bestreuen.

455 kcal · Kohlenhydrate 81 g · Fett 7 g · Eiweiß 16 g

SNACK
1 Stück Erdbeer-Obstboden

Am besten schmeckt er während der Erdbeersaison frisch vom Bäcker. Wählen Sie nach Möglichkeit Bioware aus.

350 kcal · Kohlenhydrate 32 g · Fett 5 g · Eiweiß 8 g

ABENDESSEN
Pizza-Kopenhagener

150 g frischer Hefekuchenteig
½ Zucchini
½ Aubergine
2 EL Schlagsahne
20 g Parmesan
Kräuter der Provence
Außerdem: Backpapier

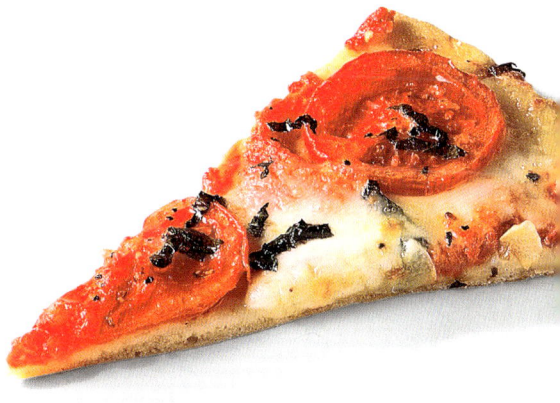

Hefeteig ausrollen und in 2 Rechtecke schneiden. Zucchini und Aubergine putzen, waschen und in dünne Scheiben schneiden. Hefeteig-Rechtecke in der Mitte mit Gemüsescheiben belegen. Alle vier Ecken der Teigquadrate einklappen und andrücken. Ränder mit Sahne einstreichen. Käse fein raspeln. Kopenhagener mit Käse und Kräutern der Provence bestreuen. Auf ein mit Backpapier ausgelegtes Backblech legen. Im vorgeheizten Backofen (E-Herd: 175 °C / Umluft: 150 °C / Gas: Stufe 2) 20–25 Minuten backen. Herausnehmen und auskühlen lassen.

580 kcal · Kohlenhydrate 76 g · Fett 21 g · Eiweiß 21 g

4. Tag

FRÜHSTÜCK

Melonen-Trikolore

150 g Wassermelone
100 g Honigmelone
100 g Cantaloupe-Melone
1 EL Honig
3 EL Haferkleie
75 ml Buttermilch

Die drei Melonensorten schälen und in Würfel schneiden. In einer Schale anrichten.
Honig und Haferkleie darübergeben.
Kurz vor dem Verzehr Buttermilch darübergießen.

| 370 kcal | Kohlenhydrate 70 g | Fett 6 g | Eiweiß 11 g |

MITTAGESSEN

Kartoffel-Quark-Plinsen an Ratatouille

300 g Kartoffeln
300 g bunte Paprika
1 TL Öl
200 g stückige Tomaten (Dose)
ca. 100 ml Gemüsebrühe
einige Zweige Rosmarin und Thymian
Salz, Pfeffer
1 Ei
100 g Magerquark
2 TL Mehl
Muskatnuss

Kartoffeln in kochendem Wasser ca. 25 Minuten kochen. Abgießen, pellen und noch heiß durch eine Kartoffelpresse drücken. Etwas abkühlen lassen. Paprika in Stücke schneiden. In ½ TL Öl anbraten. Mit stückigen Tomaten und Gemüsebrühe ablöschen, Rosmarin und Thymian hineingeben und ca. 5 Minuten köcheln lassen. Mit Salz und Pfeffer würzen. Ei, Quark und Mehl zu den Kartoffeln geben und verkneten. Mit Salz, Pfeffer und Muskat kräftig würzen. ½ TL Öl in einer beschichteten Pfanne erhitzen. Aus dem Kartoffelteig Plinsen formen. In die Pfanne setzen und bei milder Hitze von beiden Seiten 15 – 20 Minuten goldbraun braten. Mit dem Ratatouille anrichten.

600 kcal **Kohlenhydrate 76 g** **Fett 18 g** **Eiweiß 32 g**

SNACK
Trockenfrüchte-Mix
5 Ringe getrockneter Apfel
4 getrocknete Aprikosen
12 getrocknete Mangostücke

235 kcal **Kohlenhydrate 50 g** **Fett 1 g** **Eiweiß 3 g**

ABENDESSEN
Forellenmousse auf Brot
75 g geräuchertes Forellenfilet
3 EL Crème légère
2 EL Magerquark
2 EL Vollmilch
½ TL Tafelmeerrettich
Salz, Pfeffer
3 Scheiben Vollkornbrot
3 Gewürzgurken

Forelle mit Crème légère, Quark, Milch und Tafelmeerrettich pürieren. Mit Salz und Pfeffer abschmecken. Roggenbrot mit der Mousse bestreichen. Die Gewürzgurken dazu essen.

660 kcal **Kohlenhydrate 97 g** **Fett 14 g** **Eiweiß 36 g**

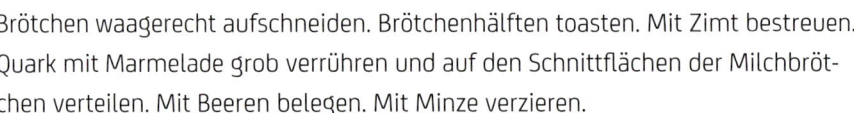

5. Tag

FRÜHSTÜCK

Milchbrötchen-Bruschetta mit Himbeeren

2 Milchbrötchen
1 TL Zimt
50 g Magerquark
1 EL Himbeermarmelade
125 g Himbeeren
evtl. Minzblättchen zum Verzieren

Brötchen waagerecht aufschneiden. Brötchenhälften toasten. Mit Zimt bestreuen. Quark mit Marmelade grob verrühren und auf den Schnittflächen der Milchbrötchen verteilen. Mit Beeren belegen. Mit Minze verzieren.

| 580 kcal | Kohlenhydrate 95 g | Fett 12 g | Eiweiß 20 g |

MITTAGESSEN

Neue Kartöffelchen mit Nordseekrabben

400 g neue kleine Kartoffeln
½ Salatgurke
Salz, Pfeffer
1 Zwiebel
100 g Magerquark
3 EL Mineralwasser
½ Bund Dill
50 g Nordseekrabbenfleisch
etwas abgeriebene Zitronenschale

Kartoffeln gründlich waschen und in kochendem Wasser ca. 25 Minuten kochen. Salatgurke raspeln und mit Salz bestreuen. Einige Minuten ziehen lassen und dann gut ausdrücken. Zwiebel pellen und fein würfeln. Gurkenraspel und Zwiebelwürfel mit Quark und Mineralwasser mischen. Dill waschen, trocken schütteln, fein hacken und ebenfalls unterrühren. Mit Salz und Pfeffer abschmecken. Kartoffeln mit Dip und Nordseekrabbenfleisch anrichten. Mit etwas abgeriebener Zitronenschale und Dillfähnchen garnieren.

| 415 kcal | Kohlenhydrate 66 g | Fett 2 g | Eiweiß 32 g |

REZEPTE KOHLENHYDRATTYP

SNACK
Bananen-Kokos-Shake
1 TL Kokosraspeln
1 Banane
1 EL Zitronensaft
¼ l fettarme Milch
4 kernige Vollkornkekse

Kokosraspel in einer Pfanne ohne Fett leicht rösten, herausnehmen. Banane schälen und klein schneiden. Banane, Kokosraspel, Zitronensaft und Milch pürieren. Shake in ein Glas füllen und sofort trinken. Kekse dazu essen.

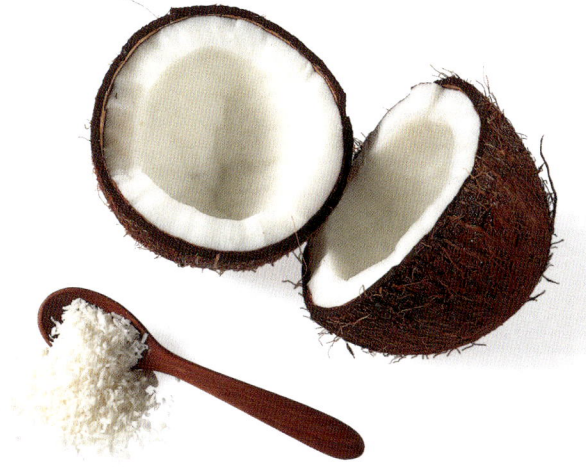

460 kcal   **Kohlenhydrate 60 g**   **Fett 18 g**   **Eiweiß 14 g**

ABENDESSEN
Sonnenblumenbrot mit Radicchio und Sprossen
3 Scheiben Sonnenblumenbrot
50 g Hüttenkäse
1 Kopf Radicchio
1 Handvoll Alfalfa-Sprossen
frisch gemahlener Pfeffer

Sonnenblumenbrot mit Hüttenkäse bestreichen. Salat putzen, waschen und trocken schleudern. In mundgerechte Stücke zupfen. Zusammen mit den Sprossen auf die Brote setzen. Mit frisch gemahlenem Pfeffer würzen.

365 kcal   **Kohlenhydrate 56 g**   **Fett 8 g**   **Eiweiß 17 g**

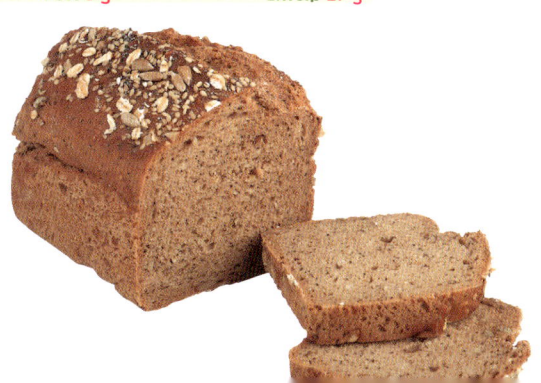

___6. Tag

FRÜHSTÜCK

Dinkelflocken mit Honigbirnen

50 g Dinkelflocken
1 TL Sesamsaat
1 Birne
1 TL Rosinen
2 EL Honig

Dinkelflocken und Sesam in einer Pfanne ohne Fett unter Wenden anrösten, herausnehmen. Birne schälen, vierteln, Kerngehäuse entfernen und Fruchtfleisch würfeln. Rosinen und Birnenstücke mit in die Pfanne geben. 6 EL Wasser angießen und in der geschlossenen Pfanne ca. 5 Minuten quellen lassen. Abkühlen lassen, in einer Schale anrichten und mit Honig beträufeln.

430 kcal	Kohlenhydrate 85 g	Fett 4 g	Eiweiß 10 g

MITTAGESSEN

Pizza Hawaii

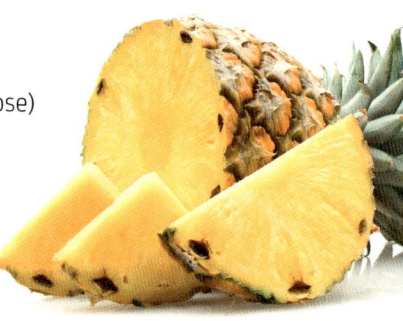

3 Sonntagsbrötchen (150 g; Frischprodukt aus der Dose)
1 Zwiebel
½ TL Öl
100 g passierte Tomaten
1 TL Tomatenmark
Salz, Pfeffer, Zucker, einige Zweige Basilikum
2 Tomaten, 2 Scheiben Ananas (ungezuckert)
5 hauchdünn geschnittene Scheiben Kochschinken (à 5 g)
20 g fettreduzierter Gouda (17 % Fett)
Außerdem: etwas Mehl, Backpapier

Sonntagsbrötchen übereinanderlegen und auf einer bemehlten Arbeitsfläche zu einem Kreis ausrollen. Auf ein mit Backpapier ausgelegtes Backblech legen. Zwiebel pellen und fein würfeln. Öl in einem Topf erhitzen. Zwiebel darin anschwitzen. Mit passierten Tomaten und Tomatenmark ablöschen und aufkochen. Mit Salz, Pfeffer und einer Prise Zucker würzen und 5 Minuten köcheln lassen. Basilikum waschen, trocken schütteln und hacken. In die Tomatensoße einrühren. Tomatensoße auf der Pizza verstreichen. Tomaten waschen, trocken reiben und in Scheiben schneiden.

Tomaten, Ananas und Kochschinken auf der Pizza verteilen. Gouda raspeln und Pizza damit bestreuen. Im vorgeheizten Ofen (E-Herd: 200 °C/Umluft: 175 °C) 15–20 Minuten backen.

580 kcal **Kohlenhydrate 83 g** **Fett 13 g** **Eiweiß 30 g**

SNACK
Pumpernickeltaler
5 Pumpernickeltaler
1 EL fettarmer Frischkäse (0,2 % Fett), ½ Beet Kresse, 300 g Papaya

Pumpernickeltaler mit Frischkäse bestreichen. Kresse darüberstreuen. Papaya entkernen. Aus dem Fruchtfleisch Würfel schneiden. Zu den Pumpernickeltalern oder später essen.

280 kcal **Kohlenhydrate 47 g** **Fett 2 g** **Eiweiß 7 g**

ABENDESSEN
Gemüse-Döner
1 Knoblauchzehe
einige Zweige Petersilie
3 EL Vollmilchjoghurt
Salz, weißer Pfeffer
½ Zucchini
1 rote Paprikaschote
1 Möhre
½ Gemüsezwiebel
1 TL Öl
¼ Fladenbrot

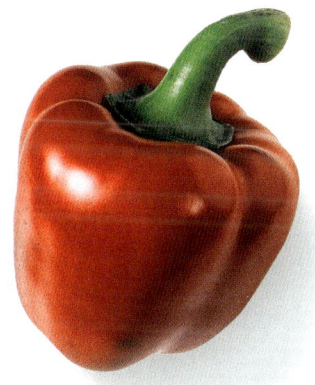

Knoblauch schälen, Petersilie waschen und trocken schütteln. Beides fein hacken. Mit Joghurt verrühren, mit Salz und Pfeffer abschmecken. Gemüse putzen bzw. schälen, waschen und in Stifte schneiden bzw. hobeln. Zwiebel schälen, halbieren und fein hobeln. Öl in einer beschichteten Pfanne erhitzen. Gemüse und Zwiebel darin unter Wenden ca. 5 Minuten dünsten. Mit Salz und Pfeffer abschmecken. Eine Tasche in das Fladenbrotviertel schneiden. Gemüse einfüllen, Joghurtsoße darübergeben.

400 kcal **Kohlenhydrate 46 g** **Fett 17 g** **Eiweiß 12 g**

___7. Tag

FRÜHSTÜCK

Rosinenstuten mit Pflaumenmus und Pfirsichdrink

2 Scheiben Rosinenstuten (à 50 g)
2 EL Pflaumenmus
3 Pfirsichhälften
(Glas/Dose)
200 ml Molke
evtl. etwas Minze
zum Verzieren

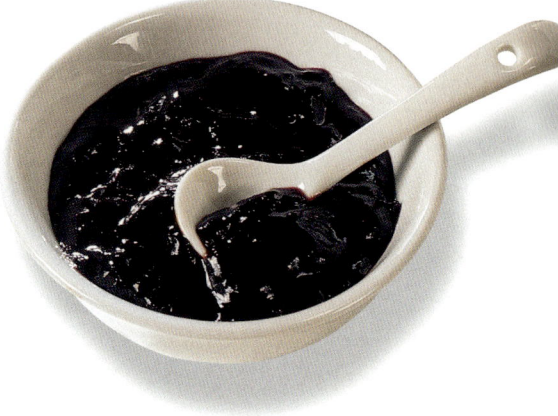

Rosinenstuten mit
Pflaumenmus bestreichen.
Pfirsiche abtropfen lassen.
Mit Molke fein pürieren. In
ein Glas füllen und nach
Wunsch mit Minze verzieren.

500 kcal   **Kohlenhydrate 102 g**   **Fett 6 g**   **Eiweiß 8 g**

MITTAGESSEN

Indische Hähnchen-Reis-Pfanne

Je ½ rote und gelbe Paprikaschote
2 Lauchzwiebeln
200 g frische Ananas
1 kleines Hähnchenfilet (100 g)
1 TL Sesamöl
100 g Naturreis
Meersalz, Pfeffer
1 TL Curry
1 EL saure Sahne

Paprika und Lauchzwiebeln putzen, waschen und in kleine Stücke schneiden. Strunk der Ananas herausschneiden. Fruchtfleisch in Stücke schneiden. Hähnchenfilet waschen, trocken tupfen und in mundgerechte Würfel schneiden. Öl in einer Pfanne erhitzen. Paprika, Lauchzwiebeln und Ananas darin nacheinander anbraten, wieder herausnehmen. Dann Fleisch darin rundum goldbraun anbraten.

Dann den Reis im Bratfett andünsten. Mit Salz und Curry würzen. Ca. 300 ml Wasser zugießen. Ca. 25 Minuten bei schwacher Hitze ausquellen lassen. 10 Minuten vor Garzeitende Paprika, Lauchzwiebeln, Ananas und Hähnchenwürfel unterheben. Mit Salz und Pfeffer abschmecken. Mit Klecks saurer Sahne anrichten.

735 kcal **Kohlenhydrate 110 g** **Fett 16 g** **Eiweiß 37 g**

SNACK
Rhabarberkompott mit Butterkeksen
ca. 250 g Rhabarber
30 g Zucker
10 g Speisestärke
2 Vollkorn-Butterkekse

Rhabarber putzen, waschen, in 3–4 cm große Stücke schneiden. Mit gut 60 ml Wasser in einen Topf geben, kurz aufkochen und bei mittlerer Hitze ca. 7 Minuten dünsten. Mit Zucker süßen. Stärke mit gut 2 EL Wasser glatt rühren und den Rhabarber damit binden. Unter Rühren aufkochen. Mit Butterkeksen servieren.

245 kcal **Kohlenhydrate 51 g** **Fett 2 g** **Eiweiß 2 g**

ABENDESSEN
Bohnenpüree auf Ciabatta
50 g weiße Bohnen (Dose)
1 kleine Knoblauchzehe
50 g Thunfisch im eigenen Saft (Dose)
ca. 1 TL Olivenöl
Zitronensaft
Salz, Pfeffer
50 g Ciabatta

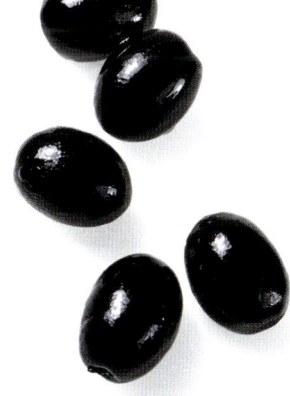

Bohnen auf ein Sieb gießen, abspülen und in eine Schüssel geben. Knoblauch schälen, grob hacken und zu den Bohnen geben. Thunfisch zusammen mit dem Öl zu den Bohnen geben. Mit dem Pürierstab glatt verquirlen. Mit Zitronensaft, Salz und Pfeffer abschmecken. Ciabatta rösten. Bohnenpüree dazu essen.

400 kcal **Kohlenhydrate 31 g** **Fett 22 g** **Eiweiß 19 g**

Wochen-Ernährungsplan für »gute Fettverwerter«

DIE OPTIMALE ZUSAMMENSETZUNG DER NÄHRSTOFFE für diesen Stoffwechseltyp:

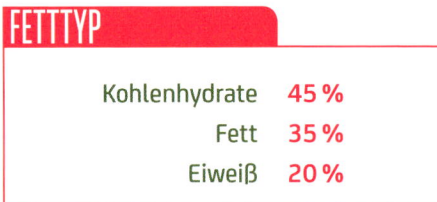

FETTTYP

Kohlenhydrate	45 %
Fett	35 %
Eiweiß	20 %

Ein kompletter Tag hat einen Brennwert von ca. 1800 kcal.

Tag 1:

FRÜHSTÜCK	Basilikumquark-Brote mit Tomaten
MITTAGESSEN	Knusper-Seelachs mit Dillgurkensalat
SNACK	Pikanter Molke-Drink
ABENDESSEN	Bunter Salat mit Schnitzelstreifen

Tag 2:

FRÜHSTÜCK	Putenbrust-Brötchen
MITTAGESSEN	Wildkräuter-Kartoffel-Püree an Rindersteak
SNACK	Cracker mit Hüttenkäse und Sprossen
ABENDESSEN	Exotisches Sandwich

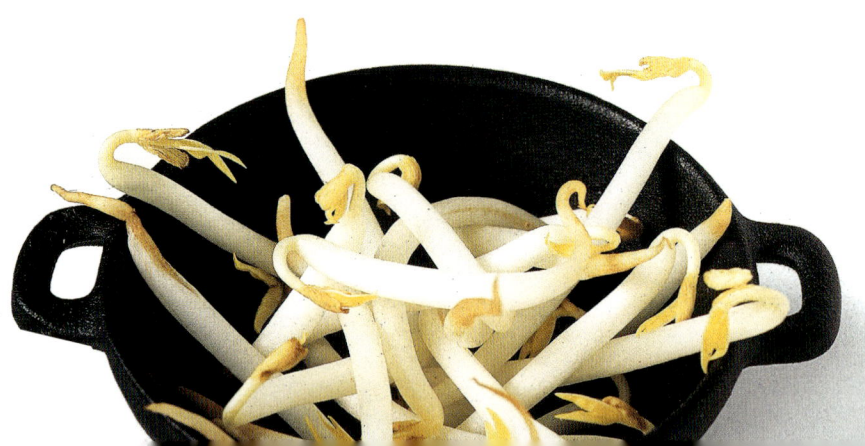

REZEPTE FETTTYP

3. Tag:

FRÜHSTÜCK	Hirse-Himbeer-Becher
MITTAGESSEN	Feines Hähnchenragout mit Brokkoli
SNACK	Tomate-Mozzarella »Caprese«
ABENDBROT	Apfel-Sauerkraut-Salat

4. Tag

FRÜHSTÜCK	Knäckebrot mit Eischeiben
MITTAGESSEN	Wedges zu Kasseler-Aufschnitt und Dip
SNACK	Grissini-Schinken-Stangen
ABENDESSEN	Würzige Gemüsesuppe mit Tofu

5. Tag

FRÜHSTÜCK	Sommerlicher Obstsalat
MITTAGESSEN	Gefülltes Hähnchenfilet
SNACKS	Feigen mit Vanillecreme
ABENDESSEN	Überbackenes Thunfisch-Brötchen

6. Tag

FRÜHSTÜCK	Mangoquark mit Nüssen
MITTAGESSEN	Spaghetti mit Auberginen-Bolognese
SNACK	Erdbeer-Rhabarber-Kuchen
ABENDESSEN	Gefüllte Putenröllchen auf Salat

7. Tag

FRÜHSTÜCK	Pikantes Preiselbeer-Camembert-Brötchen
MITTAGESSEN	Asia-Putenpfanne mit Bohnen
SNACK	Stracciatella-Creme mit Kirschen
ABENDESSEN	Bunte Minestrone

___Tag 1:

FRÜHSTÜCK

Basilikumquark-Brote mit Tomaten

50 g Speisequark (20 % Fett)
Mineralwasser
1 Zwiebel
einige Blättchen Basilikum
Salz, Pfeffer
2 Scheiben Vollkornbrot
2 Tomaten
1 EL Kürbiskerne

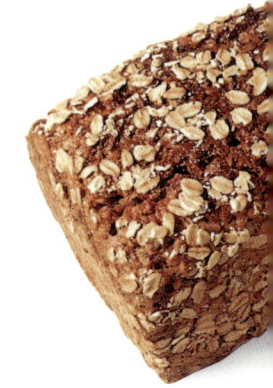

Quark und Mineralwasser glatt rühren. Zwiebel fein würfeln und Basilikum in Streifen schneiden. Beides unter den Quark ziehen. Mit Salz und Pfeffer abschmecken. Vollkornbrot mit dem Basilikumquark bestreichen. Tomaten in Scheiben schneiden und darauflegen. Kürbiskerne in einer Pfanne ohne Fett leicht anrösten und über die Brote streuen.

| 440 kcal | Kohlenhydrate 53 g | Fett 15 g | Eiweiß 21 g |

MITTAGESSEN

Knusper-Seelachs mit Dillgurkensalat

300 g Kartoffeln
Salz, Pfeffer
2 EL Öl
1 EL Mehl
150 g Seelachsfilet
1 Ei
30 g Cornflakes
200 g Salatgurke
einige Zweige Dill
2 EL Weißweinessig

Kartoffeln schälen, in Stücke schneiden und in kochendem Salzwasser 20 Minuten kochen. Seelachsfilet waschen und trocken tupfen. Mehl, Ei und Cornflakes auf je einen Teller geben. Ei verquirlen und Cornflakes grob zerkrümeln. Fisch durch Mehl, Ei und Cornflakes ziehen. 1 EL Öl in einer beschichteten Pfanne erhitzen. Fisch bei milder Hitze von beiden Seiten ca. 3 Minuten goldbraun braten. Salatgurke in dünne Scheiben hobeln. Dill waschen, trocken schütteln und fein hacken. Essig, Salz, Pfeffer und gehackten Dill verquirlen. 1 EL Öl untermischen. Dillvinaigrette und Gurkenscheiben vermengen. Fisch mit Salzkartoffeln und Gurkensalat anrichten.

675 kcal **Kohlenhydrate 81 g** **Fett 21 g** **Eiweiß 42 g**

SNACK
Pikanter Molke-Drink
100 ml Molke, 100 ml Gemüsesaft, 50 ml Orangensaft
1 TL Leinöl
Salz, Pfeffer

Molke mit Gemüsesaft und Orangensaft mischen. Mit Leinöl, Salz und Pfeffer abschmecken.

105 kcal **Kohlenhydrate 13 g** **Fett 5 g** **Eiweiß 2 g**

ABENDESSEN
Bunter Salat mit Schnitzelstreifen
100 g Schweineschnitzel
2 EL Öl, 1 Zwiebel, Salz, Pfeffer
je ½ gelbe und grüne Paprikaschote
1 Tomate, ½ Kopfsalat
1 EL Weißweinessig
25 g Emmentaler
einige Zweige Petersilie
3 Scheiben Vollkornbaguette

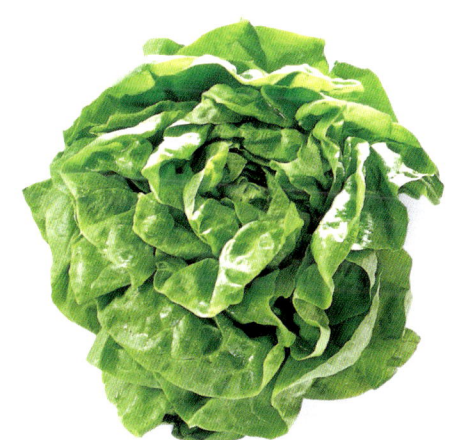

Schweineschnitzel waschen, trocken tupfen und in Streifen schneiden. 1 EL Öl in einer Pfanne erhitzen. Schnitzelstreifen darin rundum 2–3 Minuten braten. Zwiebel pellen und in Ringe schneiden. Paprika und Tomate waschen. Paprika in Ringe, Tomate in Achtel schneiden. Kopfsalat waschen, trocken schleudern und in Stücke zupfen. Aus Essig, Rest Öl, Salz und Pfeffer eine Vinaigrette mischen. Emmentaler raspeln. Alle Zutaten zu einem Salat anrichten. Petersilie hacken und darüberstreuen. Baguette dazu essen.

620 kcal **Kohlenhydrate 53 g** **Fett 26 g** **Eiweiß 39 g**

___ 2. Tag:

FRÜHSTÜCK

Putenbrust-Brötchen

1 Mehrkorn-Baguettebrötchen
30 g fettreduzierter Frischkäse (17 % Fett)
30 g hauchdünner Putenbrust-Aufschnitt
2 Aprikosen-Hälften (Dose)
1 Glas frisch gepresster Orangensaft (100 ml)

Mehrkornbrötchen halbieren. Untere Hälfte mit Frischkäse bestreichen. Putenbrust-Aufschnitt darauflegen. Aprikosenhälften in Spalten schneiden und auf das Brötchen legen. Orangensaft dazu trinken.

415 kcal	Kohlenhydrate 57 g	Fett 11 g	Eiweiß 20 g

MITTAGESSEN

Wildkräuter-Kartoffelpüree an Rindersteak

300 g mehlig kochende Kartoffeln
Salz, Pfeffer
5 EL Vollmilch
2 EL Crème fraîche
½ Bund Petersilie
20 g Löwenzahn
25 g Brunnenkresse
Muskatnuss
200 g feine grüne Bohnen
(z. B. Prinzessbohnen)
150 g Rindersteak
1 EL Öl
evtl. Huflattich- und Veilchenblüten zum Verzieren
Außerdem: Alufolie

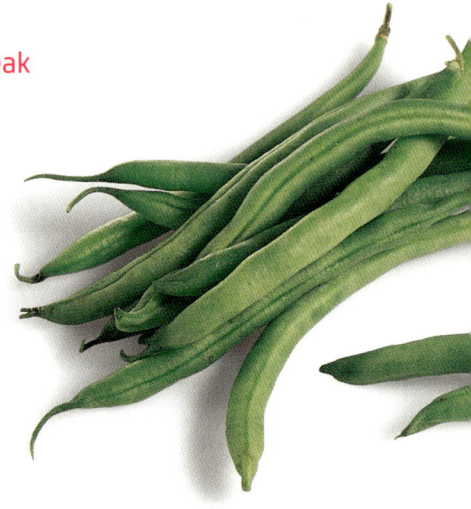

Kartoffeln schälen, waschen, grob in Stücke schneiden und in kochendem Salzwasser ca. 20 Minuten garen. Milch erhitzen. Kartoffeln abgießen und mit heißer Milch zerstampfen. Crème fraîche unterheben. Petersilie, Löwenzahn und Brunnenkresse grob hacken. Unter das Püree ziehen. Mit Salz, Pfeffer und etwas geriebener Muskatnuss abschmecken. Bohnen putzen und waschen. In kochendem Salzwas-

REZEPTE FETTTYP

ser 8–10 Minuten garen, abgießen. Steak im heißen Öl von jeder Seite 2–3 Minuten braten. Würzen und herausnehmen. In Folie wickeln und kurz ruhen lassen. Mit Kartoffelpüree und Prinzessbohnen servieren. Nach Wunsch mit frischen Huflattich- und Veilchenblüten garnieren.

720 kcal **Kohlenhydrate 56 g** **Fett 35 g** **Eiweiß 45 g**

SNACK
Cracker mit Hüttenkäse und Sprossen
6 rechteckige Cracker
50 g Hüttenkäse
Radieschensprossen

Cracker mit Hüttenkäse bestreichen. Radieschensprossen daraufsetzen.

190 kcal **Kohlenhydrate 20 g** **Fett 9 g** **Eiweiß 8 g**

ABENDESSEN
Exotisches Sandwich
50 g Schmand
2 EL Vollmilch
Curry
Salz, Pfeffer
einige Blätter Pflücksalat
8 Kapstachelbeeren (Physalis)
2 Scheiben Gouda
1 kleine rote Zwiebel
4 Scheiben Vollkorn-Sandwichtoast

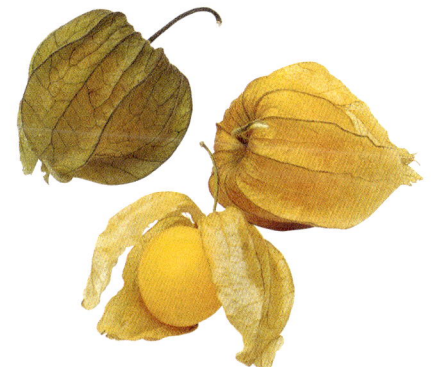

Schmand, Milch und etwas Curry glatt rühren, mit Salz und Pfeffer abschmecken. Salat waschen und trocken schleudern. Kapstachelbeeren aus der Hülle lösen, waschen und trocken tupfen. In Scheiben schneiden. Käsescheiben diagonal halbieren. Zwiebel pellen und in Ringe schneiden. Vollkorntoast rösten und diagonal halbieren. 4 Toastecken mit etwas Currycreme, einigen Salatblättern, Physalisscheiben, je ½ Scheibe Gouda und einigen Zwiebelringen belegen. Rest Currycreme darauf verteilen. Mit übrigen Toastecken bedecken und mit Zahnstochern fixieren.

585 kcal **Kohlenhydrate 73 g** **Fett 17 g** **Eiweiß 33 g**

___3. Tag:

FRÜHSTÜCK

Hirse-Himbeer-Becher

50 g Hirse
150 g Vollmilchjoghurt
Zitronensaft, 1 EL Honig
125 g Himbeeren, evtl. Minze zum Verzieren

Hirse in knapp 200 ml kochendem Wasser quellen und auskühlen lassen. Vollmilchjoghurt, 1 Spritzer Zitronensaft und Honig glatt verrühren. Joghurt, Hirse und Himbeeren anrichten. Mit gehackter Minze garnieren.

| 380 kcal | Kohlenhydrate 63 g | Fett 8 g | Eiweiß 11 g |

MITTAGESSEN

Feines Hähnchenragout mit Brokkoli

150 g Hähnchenfilet
Salz, Pfeffer
100 g Nudeln (z. B. Fusilli)
100 g Brokkoli
20 g Butter
20 g Mehl
4 EL Vollmilch
Muskatnuss
Zitronensaft

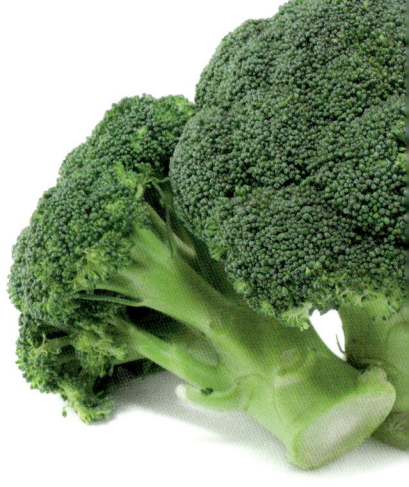

Hähnchenfilet waschen, trocken tupfen, je nach Dicke quer halbieren und in einen Topf geben. Fleisch mit ca. ¾ l kaltem Wasser bedecken. Salzen, aufkochen lassen und zugedeckt ca. 10 Minuten köcheln lassen. Nudeln in kochendem Salzwasser nach Packungsanweisung garen. Brokkoli waschen, in kleine Röschen teilen und ebenfalls in kochendem Salzwasser 10 Minuten garen. Fleisch herausheben, Kochwasser aufheben. Fleisch in Stücke schneiden. Butter in einer Pfanne schmelzen, Mehl darin anschwitzen. Mit knapp 200 ml des Kochwassers und Milch ablöschen. 5 Minuten köcheln lassen. Mit Salz, Pfeffer, Muskat und Zitronensaft abschmecken. Brokkoli und Fleisch zur Soße geben. Nochmals kurz erwärmen. Nudeln und Hähnchenragout anrichten.

| 700 kcal | Kohlenhydrate 74 g | Fett 21 g | Eiweiß 52 g |

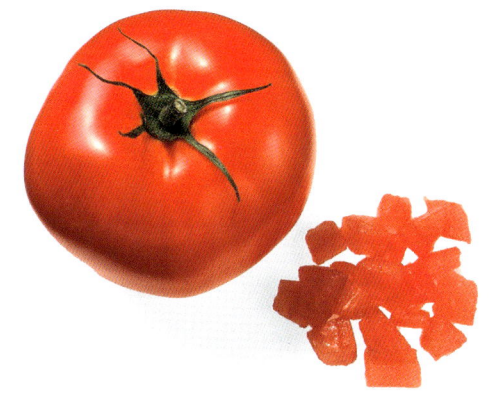

SNACK

Tomate-Mozzarella »Caprese«

1 große Tomate
50 g Mozzarella light
1 TL Olivenöl
1 TL Balsamicocreme
Salz, Pfeffer aus der Mühle
einige Basilikumblättchen
1 dünne Scheibe Vollkornbaguette

Tomate waschen, trocken tupfen und in Scheiben schneiden. Mozzarella ebenfalls in Scheiben schneiden. Beides anrichten und mit Öl und Balsamicocreme beträufeln. Mit Salz und Pfeffer würzen und mit Basilikumblättchen garnieren. Baguette dazuessen.

210 kcal **Kohlenhydrate 10 g** **Fett 11 g** **Eiweiß 7 g**

ABENDBROT

Apfel-Sauerkraut-Salat

200 g Weinsauerkraut
1 EL Honig
1 EL Apfelessig
1 EL Öl
Salz, Pfeffer
einige Blättchen Petersilie
1 kleine Zwiebel
1 kleiner roter Apfel
1 Scheibe Vollkornbrot
1 TL Margarine/Butter
1 Scheibe Bierschinken

Weinsauerkraut waschen und abtropfen lassen. Honig, Apfelessig und Öl verquirlen. Mit Salz und Pfeffer abschmecken. Petersilie waschen, trocken schütteln und hacken. Zwiebel pellen und fein würfeln. Apfel waschen, trocken reiben und in dünne Spalten schneiden. Alle Zutaten mit der Vinaigrette mischen. Vollkornbrot mit Margarine oder Butter bestreichen und mit Bierschinken belegen. Zum Salat dazu essen.

530 kcal **Kohlenhydrate 54 g** **Fett 27 g** **Eiweiß 14 g**

4. Tag

FRÜHSTÜCK

Knäckebrot mit Eischeiben

2 kleine Eier
3 Scheiben Mehrkorn-Knäckebrot
50 g fettreduzierter Frischkäse (17 % Fett)
½ Beet Gartenkresse
einige Radieschen

Eier in kochendem Wasser ca. 8 Minuten hart kochen. Kalt abschrecken, pellen, in Scheiben schneiden. Knäckebrot mit Frischkäse bestreichen. Eischeiben darauf verteilen. Mit Kresse bestreuen. Radieschen dazu knabbern.

| 420 kcal | Kohlenhydrate 33 g | Fett 21 g | Eiweiß 22 g |

MITTAGESSEN

Wedges zu Kasseleraufschnitt und Dip

300 g Kartoffeln
ca. 1 EL Öl
Salz, Pfeffer
Paprika, edelsüß
200 g Muskatkürbis
1 Knoblauchzehe
100 g saure Sahne
2 EL Mineralwasser
1 TL Tomatenmark
100 g Kasseleraufschnitt

Kartoffeln schälen, waschen und in Spalten schneiden. In eine Schüssel geben und mit 1 EL Öl, Salz, Pfeffer und Paprikapulver würzen. Kürbis schälen, Kerne herausschaben. Kürbisfleisch in Stücke schneiden. Kartoffeln und Kürbis auf einem mit Backpapier ausgelegten Blech verteilen und im vorgeheizten Ofen (E-Herd: 200 °C / Umluft: 175 °C) ca. 30 Minuten goldbraun backen. Zwischendurch ein- bis zweimal wenden. Knoblauchzehe pellen und fein hacken. Saure Sahne, Mineralwasser, Tomatenmark und Knoblauchwürfelchen verrühren. Mit Salz, Pfeffer und Paprikapulver abschmecken. Wedges mit Kürbis, Dip und Kasseleraufschnitt servieren.

| 620 kcal | Kohlenhydrate 58 g | Fett 28 g | Eiweiß 32 g |

REZEPTE FETTTYP

SNACK
Grissini-Schinken-Stangen
4 Grissini-Stangen
30 g Lachsschinken

Grissini-Stangen mit dem Lachsschinken umwickeln.

250 kcal **Kohlenhydrate 35 g** **Fett 6 g** **Eiweiß 14 g**

ABENDESSEN
Würzige Gemüsesuppe mit Tofu
10 g Miso (Sojapaste)
¼ l Gemüsebrühe
100 g Spitzkohl
2 Lauchzwiebeln
50 g schnittfester Tofu
1 TL Öl
1 EL Reisweinessig
1 Spritzer Sojasoße
1 Prise brauner Zucker
125 g Fladenbrot

Miso und Gemüsebrühe langsam erhitzen, bis sich die Misopaste aufgelöst hat. Spitzkohl und Lauchzwiebeln putzen, waschen und klein schneiden. Tofu in größere Rauten schneiden und im heißen Öl von beiden Seiten goldgelb braten, herausnehmen. Kohl, Lauchzwiebeln und Tofu in die Brühe geben und 6–7 Minuten bei milder Hitze ziehen lassen. Mit Reisweinessig, Sojasoße und braunem Zucker würzen. Fladenbrot dazu essen.

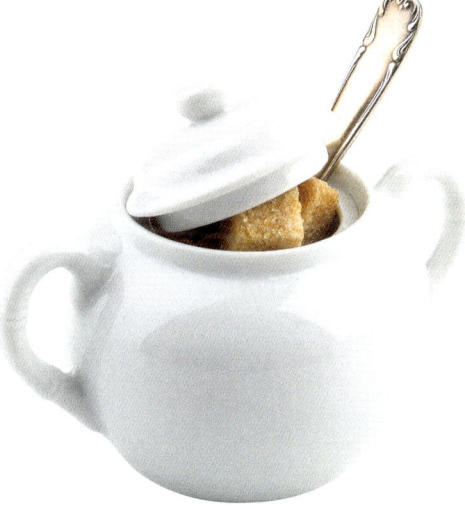

530 kcal **Kohlenhydrate 67 g** **Fett 19 g** **Eiweiß 22 g**

___5. Tag

FRÜHSTÜCK
Sommerlicher Obstsalat
1 Nektarine, 1 Kiwi, 100 g Süßkirschen, 100 g weiße Johannisbeeren
2 EL Orangensaft
1 EL Honig
2 Scheiben Zwieback

Nektarine waschen, trocken reiben und in Stücke schneiden. Kiwi schälen und klein schneiden. Süßkirschen waschen und entsteinen. Johannisbeeren waschen und von den Rispen zupfen. Obst mischen. Orangensaft und Honig darüberträufeln. Zwieback dazu essen.

| 410 kcal | Kohlenhydrate 88 g | Fett 2 g | Eiweiß 8 g |

MITTAGESSEN
Gefülltes Hähnchenfilet
250 g Kartoffeln
1 Hähnchenfilet (150 g)
Salz, Pfeffer
2 Scheiben hauchdünner gekochter Schinken (ca. 30 g)
1 TL + 1 EL Öl
$1/8$ l Gemüsebrühe
2 EL Schlagsahne
Soßenbinder
1 Scheibe Schmelzkäse
einige Blätter Pflücksalat
50 g Kirschtomaten
1 EL Balsamico-Essig
Außerdem: Holzstäbchen

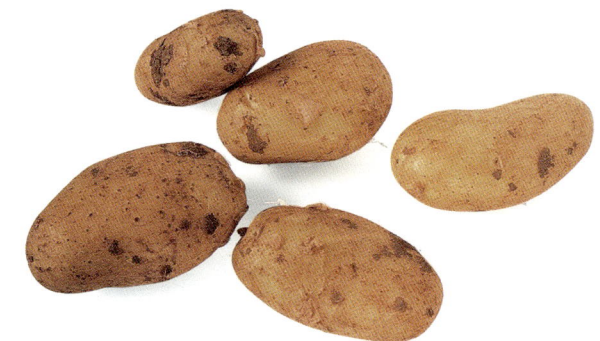

Kartoffeln schälen, waschen, in Stücke schneiden und in kochendem Wasser 20 Minuten garen. Hähnchenfilet zu ca. $2/3$ so aufschneiden, dass es auseinandergeklappt werden kann. Fleisch mit Salz und Pfeffer würzen. Schinken auf das Hähnchenfilet legen, zusammenklappen und mit Holzstäbchen feststecken. Filet in 1 TL heißem Öl von jeder Seite ca. 3 Minuten anbraten. Gemüsebrühe und Sahne angießen. Mit etwas Soßenbinder andicken. Schmelzkäse auf das Fleisch legen, zugedeckt ca. 6–8 Minuten schmoren lassen. Kartoffeln abgießen. Pflücksalat waschen, trocken schleudern und in Stücke zupfen. Kirschtomaten waschen und halbieren. Aus 1 EL Öl, Essig, Salz und Pfeffer eine Vinaigrette rühren. Salat, Tomaten und Vinaigrette mischen. Hähnchen, Kartoffeln und Soße anrichten.

740 kcal | Kohlenhydrate 47 g | Fett 37 g | Eiweiß 54 g

SNACKS
Feigen mit Vanillecreme
3 Feigen
½ Vanilleschote
50 g Sahnequark
1 EL Zitronensaft
1 TL Honig

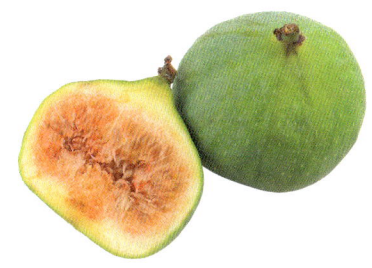

Feigen waschen, trocken tupfen. Deckel abschneiden. Feigen mit einem Kugelausstecher aushöhlen. Vanilleschote längs aufritzen und das Mark herausschaben. Quark mit Zitronensaft, Vanillemark und Honig abschmecken. Feigenfruchtfleisch hinzugeben. Masse mit einem Spritzbeutel in die Feigen füllen.

220 kcal | Kohlenhydrate 33 g | Fett 6 g | Eiweiß 7 g

ABENDESSEN
Überbackenes Thunfisch-Brötchen
1 Mehrkornbrötchen
1 Tomate
50 g Thunfisch (in Öl; Dose)
½ Kugel Mozzarella
einige Blätter Rucola

Brötchen halbieren. Tomate waschen, trocken tupfen, in Scheiben schneiden. Thunfisch und Mozzarella abtropfen lassen. Käse in Scheiben schneiden. Untere Brötchenhälfte mit Tomatenscheiben belegen. Thunfisch und Mozzarellascheiben darauf verteilen. Brötchen unter dem Grill des Backofens 6–8 Min. goldbraun überbacken. Obere Brötchenhälfte ebenfalls kurz rösten. Rucola waschen und trocken schütteln. Überbackenes Brötchen mit etwas Rauke belegen und Deckel daraufsetzen.

500 kcal | Kohlenhydrate 34 g | Fett 26 g | Eiweiß 31 g

___6. Tag

FRÜHSTÜCK

Mangoquark mit Nüssen

½ Mango (ca. 100 g)
75 ml Buttermilch
100 g Speisequark (20 % Fett)
15 g Mandeln
15 g Haselnüsse

Mango schälen und grob vom Stein schneiden. Mit Buttermilch pürieren. Quark locker unterziehen. Mandeln und Haselnüsse in einer Pfanne ohne Fett anrösten, bis sie beginnen zu duften. Über den Quark streuen.

| 380 kcal | Kohlenhydrate 15 g | Fett 24 g | Eiweiß 26 g |

MITTAGESSEN

Spaghetti mit Auberginen-Bolognese

100 g Spaghetti
Salz, Pfeffer
1 Zwiebel
1 Möhre
½ Aubergine
50 g Porree
1 Knoblauchzehe
1 TL Tomatenmark
1 TL Olivenöl
¼ l Gemüsebrühe
250 ml Tomaten (Dose)
einige Zweige Rosmarin
25 g geriebener Pecorino

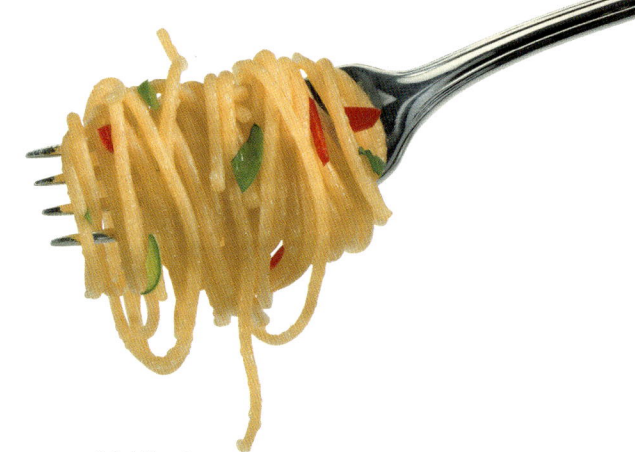

Nudeln in kochendem Salzwasser ca. 10 Minuten
bissfest kochen. Zwiebel pellen und fein hacken. Möhre und Aubergine waschen, trocken reiben. Möhre schälen. Beides fein würfeln. Porree waschen und in Ringe schneiden. Knoblauchzehe pellen und durchpressen. Knoblauch, Zwiebel und Tomatenmark im heißen Olivenöl kurz anschwitzen. Möhre, Porree und Aubergine hineingeben. Mit Gemüsebrühe und Dosentomaten ablöschen. Einige

REZEPTE FETTTYP

Rosmarinnadeln hineingeben. Bolognese 8–10 Minuten offen köcheln lassen, mit Salz und Pfeffer abschmecken. Nudeln mit Bolognese, geriebenem Pecorino und einem Rosmarinzweig anrichten.

640 kcal   **Kohlenhydrate** 96 g   **Fett** 14 g   **Eiweiß** 30 g

SNACK
Erdbeer-Rhabarber-Kuchen (1 Stück, ca. 100 g)

Den Kuchen am besten während der Obstsaison frisch beim Bio-Bäcker kaufen. Schlagsahne besser weglassen.

240 kcal   **Kohlenhydrate** 30 g   **Fett** 12 g   **Eiweiß** 2 g

ABENDESSEN
Gefüllte Putenröllchen auf Salat

6 mit Paprika gefüllte Oliven
3 getrocknete Tomaten
50 g fettreduzierter Frischkäse (17 % Fett)
Salz, Pfeffer
50 g Putenbrust-Aufschnitt
½ Kopf Pflücksalat
einige Gurkenscheiben
einige Radieschenscheiben
1 TL Olivenöl
1 EL Balsamico-Essig
1 ½ Scheiben Roggenbrot

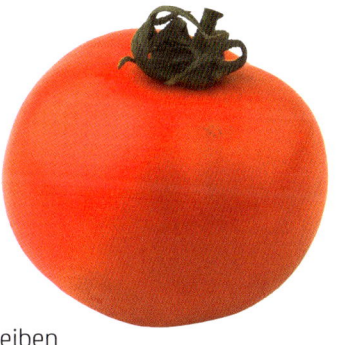

Oliven und getrocknete Tomaten fein hacken. Frischkäse mit Oliven und Tomaten verrühren. Mit Salz und Pfeffer abschmecken. Putenbrust-Aufschnitt mit der Käsecreme bestreichen. Fest aufrollen. In Stücke schneiden. Pflücksalat waschen, trocken schleudern und in mundgerechte Stücke zupfen. Gurken- und Radieschenscheiben darauf anrichten. Essig und Öl darüberträufeln. Brot dazu essen.

510 kcal   **Kohlenhydrate** 53 g   **Fett** 20 g   **Eiweiß** 27 g

___7. Tag

FRÜHSTÜCK

Pikantes Preiselbeer-Camembert-Brötchen

1 Vollkornbrötchen
einige Blätter Salat
60 g Camembert
1 EL ungesüßte Preiselbeeren

Brötchen halbieren. Mit Salatblättern und Käse belegen. Preiselbeeren als Klecks daraufsetzen. Mit zweiter Brötchenhälfte belegen.

| 450 kcal | Kohlenhydrate 33 g | Fett 29 g | Eiweiß 14 g |

MITTAGESSEN

Asia-Putenpfanne mit Bohnen

60 g Basmatireis
Salz, Pfeffer
200 g feine grüne Bohnen (z. B. Prinzessbohnen)
100 g Austernpilze
1 Putenbrust (150 g)
1 EL Öl
2 EL Sojasoße
gemahlener Koriander
1 Stück Ingwer

Basmatireis in kochendem Salzwasser nach Packungsanweisung garen. Bohnen putzen, waschen und in Stücke brechen oder schneiden. In kochendem Salzwasser ca. 15 Minuten garen. Pilze putzen und je nach Größe kleiner schneiden. Putenbrust waschen, trocken tupfen und in Streifen schneiden. Öl in einer Pfanne erhitzen und die Putenstreifen darin ringsum anbraten. Pilze zufügen und mitbraten. Mit Sojasoße, Pfeffer und gemahlenem Koriander würzen. Ingwer schälen und fein hacken. Zur Putenpfanne geben. Bohnen abgießen und ebenfalls in die Pfanne geben. Asiapfanne und Reis anrichten.

| 590 kcal | Kohlenhydrate 58 g | Fett 17 g | Eiweiß 50 g |

REZEPTE FETTTYP

SNACK
Stracciatella-Creme mit Kirschen

100 ml Kirschsaft
2 EL Zucker
1 TL Speisestärke
125 g Sauerkirschen
100 g Vollmilch-Joghurt
50 g Magerquark
20 g Zartbitter-Schokoröllchen
evtl. Zitronenmelisse zum Verzieren

Saft und 1 EL Zucker aufkochen. Stärke und etwas kaltes Wasser glatt rühren. In den Saft rühren und ca. 1 Minute köcheln. Kirschen waschen und entsteinen. Unterheben und auskühlen lassen. Joghurt, Quark und 1 EL Zucker glatt verrühren. Hälfte Schokoröllchen unter die Creme heben. Stracciatella-Creme, Kirschkompott und übrige Schoko-Röllchen in ein Glas schichten. Mit Melisse verzieren.

400 kcal   **Kohlenhydrate 60 g**   **Fett 11 g**   **Eiweiß 12 g**

ABENDESSEN
Bunte Minestrone

1 Knoblauchzehe
½ Zucchini
1 rote Paprika
150 g Brokkoli
1 TL Öl
gut ½ l Gemüsebrühe
50 g kleine Suppennudeln
getrockneter Majoran
10 g geriebener Parmesan

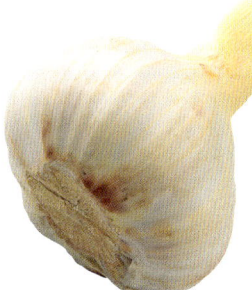

Knoblauchzehe pellen und fein hacken. Zucchini, Paprika und Brokkoli putzen, waschen und klein schneiden. Öl in einem Topf erhitzen und das Gemüse darin anschwitzen. Mit Gemüsebrühe ablöschen. Nudeln und etwas Majoran hineingeben und alles 8 Minuten köcheln lassen. Mit Salz und Pfeffer abschmecken und mit geriebenem Parmesan anrichten.

420 kcal   **Kohlenhydrate 50 g**   **Fett 15 g**   **Eiweiß 19 g**

__Wochen-Ernährungsplan für den »Mischtyp«:

DIE OPTIMALE ZUSAMMENSETZUNG der Nährstoffe für diesen Stoffwechseltyp:

MISCHTYP

Kohlenhydrate	55 %
Fett	25 %
Eiweiß	20 %

Ein kompletter Tag hat einen Brennwert von ca. 1800 kcal. Wenn Sie – entsprechend Ihrem individuellen Grundumsatz – die Kalorienmenge weiter reduzieren wollen, können Sie die angegebenen Zutaten reduziern oder den Snack weglassen.

__1. Tag

FRÜHSTÜCK	Bircher Müsli mit Ahornsirup und Ananas
MITTAGESSEN	Kartoffel-Puten-Spieße mit Caesars Salad
SNACK	Knackiger Fenchel-Frühlingszwiebel-Salat
ABENDESSEN	Zweierlei Edel-Ciabatta

__2. Tag

FRÜHSTÜCK	Milchbrötchen mit Orangenmarmelade und Birnen-Bananen-Saft
MITTAGESSEN	Lammlachse mit Steckrüben-Kartoffel-Stampf
SNACK	Buttermilch-Himbeer-Kaltschale
ABENDESSEN	Asiatischer Rindfleischsalat

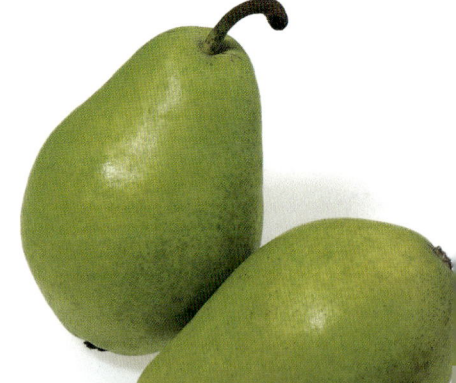

REZEPTE MISCHTYP

3. Tag

FRÜHSTÜCK	Schnittlauch-Rührei auf Toast
MITTAGESSEN	Melonensalat mit Pesto-Hähnchen
SNACK	Ayran-Avocado-Drink
ABENDESSEN	Bauernbrot mit Paprika-Dip

4. Tag

FRÜHSTÜCK	Erdbeer-Strudel-Müsli
MITTAGESSEN	Orientalischer Couscous-Salat mit Fetakäse
SNACK	Käsetürmchen mit Weintrauben
ABENDESSEN	Bohnensalat mit Geflügelbratwürstchen

5. Tag

FRÜHSTÜCK	Sonnenblumenbrot mit Emmentaler und Birne
MITTAGESSEN	Hähnchen alla »Vitello tonnato«
SNACK	Rote Grütze mit Baiser
ABENDESSEN	Obatzda mit Roggenbrötchen

6. Tag

FRÜHSTÜCK	Müslistange mit Konfitüre
MITTAGESSEN	Jägerschnitzel mit Rahmchampignons
SNACK	Vanillejoghurt mit Cranberries
ABENDESSEN	Heringssalat mit Rote Bete

7. Tag

FRÜHSTÜCK	Exotischer Obstsalat in der Papayaschale
MITTAGESSEN	Kabeljau in Zitronensoße
SNACK	Kalter Blaubeer-Shake
ABENDESSEN	Delikatess-Burger

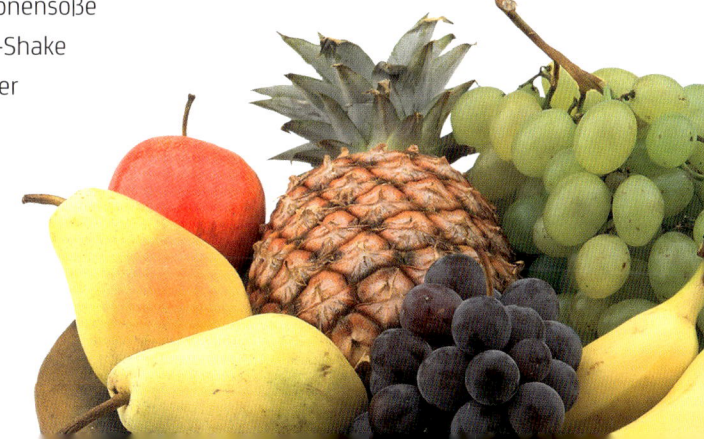

___1. Tag

FRÜHSTÜCK

Birchermüsli mit Ahornsirup und Ananas

1 TL Sonnenblumenkerne

50 g blütenzarte Haferflocken

2 EL fettarme Milch

100 g fettarmer Joghurt

200 g frische Ananas

2 EL Ahornsirup

Sonnenblumenkerne in einer Pfanne ohne Fett rösten. Haferflocken, Milch und Joghurt verrühren und in eine Schüssel geben. Ananas schälen, das Fruchtfleisch in kleine Würfel schneiden, auf die Haferflocken-Joghurt-Masse geben und mit Ahornsirup beträufeln. Mit Sonnenblumenkernen bestreuen.

485 kcal   **Kohlenhydrate 82,5 g**   **Fett 10 g**   **Eiweiß 13,5 g**

MITTAGESSEN

Kartoffel-Puten-Spieße mit Caesar's Salad

300 g kleine neue Kartoffeln

125 g Putenbrust

1 TL Öl, Salz, Pfeffer, 1 Knoblauchzehe, ½ Bund Schnittlauch

1 Römersalatherz, 1 Handvoll Rauke

1 EL geriebener Parmesan

40 g Magerquark, 20 g fettarmer Joghurt, 6 Kirschtomaten

2–3 EL Gemüsebrühe, 1 Spritzer Zitronensaft

Kartoffeln ca. 20 Minuten kochen. Putenbrust grob würfeln. Kartoffeln abgießen und kalt abschrecken. Kartoffeln und Putenwürfel abwechselnd auf Spieße stecken. Spieße im heißen Öl in einer Grillpfanne 6–8 Minuten rundum goldbraun braten. Salat und Rauke putzen und waschen. Salat kleiner zupfen. Magerquark, Joghurt, Gemüsebrühe und Zitronensaft glatt rühren. Knoblauchzehe pellen und fein hacken. Schnittlauch waschen, trocken schütteln und in Röllchen schneiden. Beides unter das Dressing rühren. Mit Salz und Pfeffer abschmecken. Kirschtomaten waschen, trocken reiben und halbieren. Salat und Tomaten mit dem Dressing mischen. Parmesanraspel darüberstreuen. Spieße auf den Salat setzen und servieren.

470 kcal   **Kohlenhydrate 49 g**   **Fett 10 g**   **Eiweiß 47 g**

REZEPTE MISCHTYP

SNACK
Knackiger Fenchel-Frühlingszwiebel-Salat

1 kleine Fenchelknolle, 1 Frühlingszwiebel, einige Zweige Dill
1 TL Weißweinessig, 1 TL Öl
Salz, Pfeffer, Zucker
1 Roggenbrötchen

Fenchel waschen und in sehr dünne Scheiben hobeln. Zwiebel waschen, schräg in dünne Ringe schneiden. Beide vermengen. Dill fein hacken. Essig und Dill verrühren, Öl unterschlagen. Vinaigrette mit Salz, Pfeffer und etwas Zucker abschmecken. Salat mit Dill-Vinaigrette servieren. Roggenbrötchen dazu essen.

290 kcal · Kohlenhydrate 40 g · Fett 11,5 g · Eiweiß 8 g

ABENDESSEN
Zweierlei Edel-Ciabatta

100 g tiefgefrorene Erbsen
25 g Pecorino
einige Zweige Minze, 1 Knoblauchzehe
3 TL Öl
Salz, Pfeffer, Zucker
2 Tomaten, einige Zweige Petersilie
3 Jakobsmuscheln, ohne Schale und Rogen
6 Scheiben Ciabatta

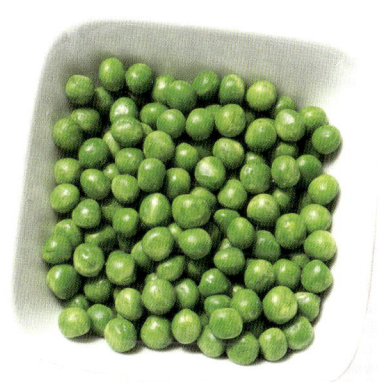

Erbsen in einer Schüssel mit kochendem Wasser übergießen, 3–4 Minuten ziehen lassen. Abgießen. Käse reiben. Minze waschen, trocken schütteln und hacken. Knoblauchzehe pellen. Erbsen, Knoblauch, 1 TL Öl und 2–3 EL Wasser pürieren. Geriebenen Käse und gehackte Minze unterrühren, mit Salz, Pfeffer und Zucker abschmecken. Tomaten waschen, putzen, vierteln und entkernen. Fruchtfleisch in kleine Würfel schneiden. Petersilie waschen, trocken schütteln und hacken. Tomatenwürfel, 1 TL Öl und Petersilie vermengen, mit etwas Salz würzen. Muschelfleisch waschen und trocken tupfen. 1 TL Öl in einer Pfanne erhitzen. Muschelfleisch darin von beiden Seiten 1–2 Minuten braten, mit Salz und Pfeffer würzen, herausnehmen. Ciabatta rösten. Je 3 Brotscheiben mit Jakobsmuscheln und Tomatensalat und mit Erbs-Minz-Püree anrichten.

640 kcal · Kohlenhydrate 78 g · Fett 20 g · Eiweiß 34 g

___ 2. Tag

FRÜHSTÜCK

Milchbrötchen mit Orangenmarmelade und Birnen-Bananen-Saft

2 Milchbrötchen, 3 TL Orangenmarmelade
2 Birnen, 1 Banane
1 TL Honig, 1 Spritzer Zitronensaft

Milchbrötchen mit Orangenmarmelade bestreichen. Birnen waschen und Stiel entfernen. Grob in Stücke schneiden. Im Entsafter entsaften. Banane schälen und grob in Stücke schneiden. Mit Birnensaft, Honig und Zitronensaft pürieren.

850 kcal — **Kohlenhydrate 168 g** — **Fett 13 g** — **Eiweiß 15 g**

MITTAGESSEN

Lammlachse mit Steckrüben-Kartoffel-Stampf

300 g Steckrübe
200 g mehlig kochende Kartoffeln
2 TL Öl
ca. 200 ml Gemüsebrühe
1 Knoblauchzehe
120 g Lammlachs (ausgelöster Lammrücken)
Salz, Pfeffer
Cayennepfeffer

Steckrübe putzen, schälen, abspülen und grob würfeln. Kartoffeln schälen, waschen und würfeln. 1 TL Öl erhitzen. Steckrübe und Kartoffeln darin kurz andünsten. Mit Brühe ablöschen. Aufkochen und zugedeckt 25–30 Minuten garen.

Inzwischen Knoblauch pellen und in dünne Scheiben schneiden. Fleisch trocken tupfen und in 3–4 Stücke schneiden. 1 TL Öl in einer beschichteten Pfanne erhitzen. Fleisch darin von jeder Seite 3–4 Minuten braten. Mit Salz und Pfeffer würzen. Zum Schluss Knoblauch kurz mitbraten. Gemüse grob zerstampfen. Evtl. noch etwas Gemüsebrühe zufügen. Mit Salz und Cayennepfeffer abschmecken. Lamm auf dem Püree anrichten.

445 kcal — **Kohlenhydrate 47 g** — **Fett 14 g** — **Eiweiß 32,5 g**

REZEPTE MISCHTYP

SNACK
Buttermilch-Himbeer-Kaltschale
150 g Himbeeren (frisch oder TK)
100 ml Buttermilch, 150 g fettarmer Joghurt
etwas abgeriebene Zitronenschale, ½ Päckchen Vanillinzucker
15 g Mandelblättchen

Aufgetaute Himbeeren durch ein Sieb streichen. Mit Buttermilch, Joghurt, Zitronenschale un Vanillezucker verrühren. Kühl stellen. Mandelblättchen ohne Fett goldgelb anrösten. Über die Kaltschale geben.

275 kcal   **Kohlenhydrate 27 g**   **Fett 11 g**   **Eiweiß 13 g**

ABENDESSEN
Asiatischer Rindfleischsalat
¼ Eisbergsalat, 1 rote Paprikaschote
⅓ Salatgurke, 2 Schalotten
1 Kaffirlimetten-Blatt, 1 Stange Zitronengras
1 kleine rote Chilischote, 1 Knoblauchzehe
1 EL Fischsoße, 2 EL Limettensaft
1 kleines Rumpsteak (ca. 150 g)
1 TL Öl, Salz, Pfeffer, einige Zweige Koriander

Salat putzen, waschen und trocken schleudern. In feine Streifen schneiden. Paprika und Gurke waschen, trocken tupfen und in Stücke bzw. Scheiben schneiden. Schalotten schälen und in Streifen schneiden. Kaffirblatt waschen und in sehr feine Streifen schneiden. Äußere Blätter vom Zitronengras entfernen, das Innere sehr fein schneiden. Alle Zutaten mischen.

Für die Salatsoße Chili putzen, längs halbieren, entkernen, waschen und in feine Streifen schneiden. Knoblauch pellen und fein hacken. Beides mit Fischsoße und Limettensaft verrühren. Steak im heißen Öl bei starker Hitze von jeder Seite 1–2 Minuten braten. Mit Salz und Pfeffer würzen. Aus der Pfanne nehmen, in Alufolie wickeln und einige Minuten ruhen lassen. Koriander waschen, trocken schütteln, Blättchen abzupfen, fein hacken. Fleisch in Scheiben schneiden, Fleischsaft unter die Salatsoße rühren. Salat, Rindfleisch und Salatsoße mischen. Koriander darüberstreuen.

290 kcal   **Kohlenhydrate 11 g**   **Fett 11 g**   **Eiweiß 38 g**

3. Tag

FRÜHSTÜCK

Schnittlauch-Rührei auf Toast

½ Bund Schnittlauch
2 kleine Eier
3–4 EL Milch
Salz, Pfeffer, 1 TL Öl
3 Scheiben Toastbrot oder Vollkorntoastbrot
6 Kirschtomaten

Schnittlauch waschen und in feine Röllchen schneiden. Eier und Milch verquirlen, Schnittlauch unterrühren. Mit Salz und Pfeffer würzen. Öl erhitzen. Eiermilch darin bei schwacher Hitze stocken lassen, dabei mit einem Pfannenwender ab und zu zusammenschieben. Toast rösten. Rührei daraufgeben. Tomaten dazu essen.

640 kcal   Kohlenhydrate **79 g**   Fett **24 g**   Eiweiß **28 g**

MITTAGESSEN

Melonensalat mit Pesto-Hähnchen

1 Hähnchenfilet (ca. 125 g)
2 TL Öl, Salz, Pfeffer
¼ Eisbergsalat
½ Radicchio
250 g Cantaloupe- oder Honigmelone
1 EL Weißweinessig
1 Spritzer Zitronensaft
½ TL Pesto
4 Scheiben Vollkornbaguette

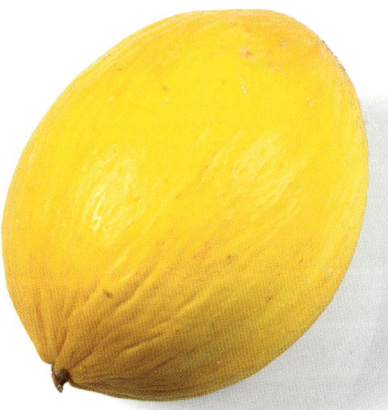

Hähnchenfilet in einer mit 1 TL Öl ausgepinselten beschichteten Pfanne pro Seite ca. 5 Minuten braten. Mit Salz und Pfeffer würzen. Eisbergsalat und Radicchio putzen, waschen und in Streifen schneiden. Melone in mundgerechte Stücke schneiden. Essig, Zitronensaft, Salz und Pfeffer verrühren. 1 TL Öl darunterschlagen. Salat, Melone und Vinaigrette mischen. Filet mit Pesto bestreichen, in Scheiben schneiden. Auf dem Salat anrichten. Vollkornbaguette dazu essen.

585 kcal   Kohlenhydrate **88 g**   Fett **8 g**   Eiweiß **41 g**

REZEPTE MISCHTYP

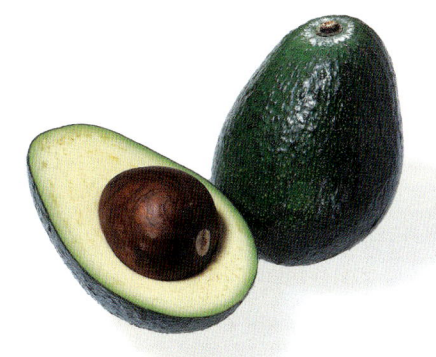

SNACK
Ayran-Avocado-Drink
75 g reife Avocado
150 ml Ayran (Joghurtgetränk)
1 Spritzer Tabasco
1 Spritzer Zitronensaft
Meersalz

Avocado aus der Schale lösen. Mit Ayran pürieren.
Mit Tabasco, Zitronensaft und Meersalz abschmecken.

220 kcal   **Kohlenhydrate 6 g**   **Fett 18 g**   **Eiweiß 7 g**

ABENDESSEN
Bauernbrot mit Paprika-Dip
1 rote Paprikaschote
einige Stiele Petersilie
25 g saure Sahne
100 g Magerquark
2–3 EL Mineralwasser
Salz, Pfeffer, Paprikapulver, edelsüß
2 Scheiben Bauernbrot

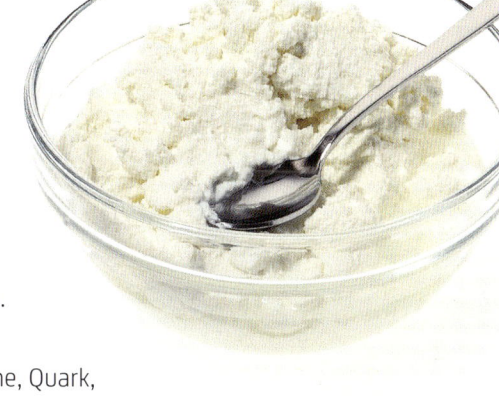

Paprika halbieren, putzen und waschen.
Paprikahälften in kleine Würfel schneiden.
Petersilie waschen, trocken schütteln
und die Blättchen fein hacken. Saure Sahne, Quark,
Mineralwasser, Petersilie und Paprikawürfel vermengen
und mit Salz, Pfeffer und Paprikapulver abschmecken.
Bauernbrot dazu essen.

465 kcal   **Kohlenhydrate 78 g**   **Fett 5 g**   **Eiweiß 26,5 g**

4. Tag

FRÜHSTÜCK

Erdbeer-Strudel-Müsli

200 g Erdbeeren
2 TL Zucker, 2 TL Zitronensaft
150 g Vollmilchjoghurt, 100 g Magerquark
50 g Dinkelcrunchy-Müsli, 1 EL Schokoraspel

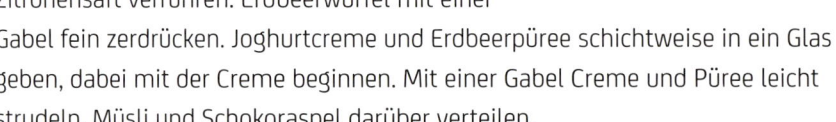

Erdbeeren waschen und fein würfeln. Mit je 1 TL Zucker und Zitronensaft verrühren und ca. 5 Minuten ziehen lassen. Inzwischen Joghurt und Quark mit übrigem Zucker und Zitronensaft verrühren. Erdbeerwürfel mit einer Gabel fein zerdrücken. Joghurtcreme und Erdbeerpüree schichtweise in ein Glas geben, dabei mit der Creme beginnen. Mit einer Gabel Creme und Püree leicht strudeln. Müsli und Schokoraspel darüber verteilen.

555 kcal   **Kohlenhydrate 77 g**   **Fett 13 g**   **Eiweiß 26 g**

MITTAGESSEN

Orientalischer Couscous-Salat mit Fetakäse

Salz, Pfeffer, 1 TL Olivenöl
125 g Couscous (instant)
1–2 EL Limettensaft
⅓ Salatgurke, 1 Lauchzwiebel, ½ gelbe Paprikaschote
einige Zweige Minze, 1 Knoblauchzehe
30 g kalorienreduzierter Fetakäse
60 g Naan- oder Fladenbrot

130 ml Wasser mit reichlich Salz und Öl aufkochen. Couscous einrühren. Vom Herd nehmen und zugedeckt ca. 5 Minuten quellen lassen. Dann mit einer Gabel lockern. Mit Limettensaft würzen. Gurke putzen, waschen und längs halbieren. Entkernen und fein würfeln. Lauchzwiebel putzen, waschen und in feine Ringe schneiden. Paprika putzen, waschen und in kleine Würfel schneiden. Minze waschen, trocken schütteln und die Blättchen abzupfen. Minze grob hacken. Knoblauch pellen, fein hacken. Feta würfeln. Alle Salatzutaten mischen. Brot dazu essen.

770 kcal   **Kohlenhydrate 124 g**   **Fett 15 g**   **Eiweiß 26 g**

SNACK
Käsetürmchen mit Weintrauben
1 Scheibe kalorienreduzierter Gouda (30 g)
8 Pumpernickeltaler
100 g Weintrauben

Gouda mit einem Ausstecher auf Größe der Pumpernickeltaler ausstechen. Jeweils eine Scheibe Käse zwischen 2 Pumpernickeltaler legen. Weintrauben dazu essen.

215 kcal **Kohlenhydrate 33,5 g** **Fett 3,5 g** **Eiweiß 12 g**

ABENDESSEN
Bohnensalat mit Geflügelbratwürstchen
100 g grüne Bohnen
Salz, Pfeffer
1 rote Zwiebel
einige Blätter Pflücksalat
je 100 g weiße Bohnenkerne und Kidneybohnen
1 EL Pinienkerne
einige Stiele Thymian
2 EL Weißweinessig
½ TL Gemüsebrühe (instant)
1 TL Senf
2 TL Öl
3 Mini-Geflügelbratwürstchen (à ca. 25 g)

Grüne Bohnen putzen, waschen, kleiner schneiden. In kochendem Salzwasser ca. 12 Minuten garen. Abschrecken und abtropfen lassen. Zwiebel schälen, in Ringe schneiden. Weiße Bohnenkerne und Kidneybohnen abspülen. Pinienkerne in einer Pfanne ohne Fett rösten. Thymian waschen, Blättchen abzupfen. Gut 100 ml Wasser, Essig, Brühe und Thymian aufkochen. Mit Senf, Salz und Pfeffer würzen. 1 TL Öl unterrühren. Marinade und vorbereitete Salatzutaten mischen. 1 TL Öl erhitzen. Geflügelbratwürstchen darin unter Wenden ca. 3 Minuten braten. Salatblätter putzen, waschen. Auf einem Teller als Bett verteilen. Bohnensalat darauf verteilen. Pinienkerne darüberstreuen. Bratwürstchen dazu essen.

560 kcal **Kohlenhydrate 40 g** **Fett 29 g** **Eiweiß 31 g**

___5. Tag

FRÜHSTÜCK

Sonnenblumenbrot mit Emmentaler und Birne

2 Scheiben Sonnenblumenbrot
2 Scheiben Emmentaler (ca. 50 g)
1 Birne

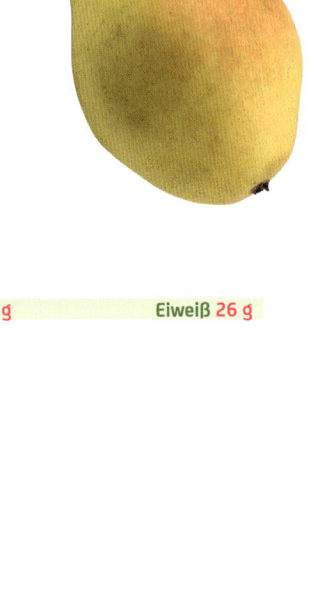

Brotscheiben mit Emmentalerscheiben belegen.
Birne waschen, trocken tupfen, nach Wunsch schälen.
In dünne Spalten schneiden und auf den Käse legen.

| 560 kcal | Kohlenhydrate 67 g | Fett 21 g | Eiweiß 26 g |

MITTAGESSEN

Hähnchen alla »Vitello tonnato«

60 g Thunfisch naturell
1 TL Kapern, 1 EL Kapernwasser
2 EL fettarmer Joghurt
Salz, Pfeffer
1 Spritzer Zitronensaft
1 Hähnchenfilet (ca. 125 g)
1 TL Öl
50 g Rote Bete (Glas)
3 Kapernäpfel, etwas Basilikum
3 Scheiben Ciabatta

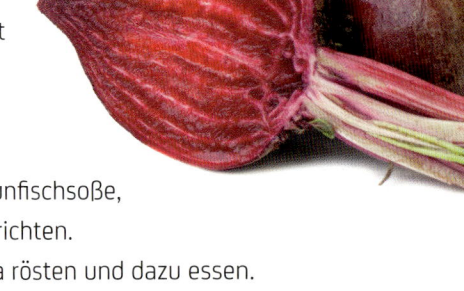

Thunfisch abtropfen lassen.
Kapern, Kapernwasser und
Joghurt zufügen und pürieren.
Mit Salz, Pfeffer und Zitronensaft
abschmecken. Hähnchenfilet im
heißen Öl von beiden Seiten je
ca. 5 Minuten braten. Fleisch in
Tranchen schneiden, mit der Thunfischsoße,
Roter Bete und Kapernäpfeln anrichten.
Mit Basilikum verzieren. Ciabatta rösten und dazu essen.

| 575 kcal | Kohlenhydrate 69 g | Fett 7 g | Eiweiß 57 g |

REZEPTE MISCHTYP

SNACK
Rote Grütze mit Baiser
5 Baisertupfen
125 g Rote Grütze (Glas)

Baisertupfen grob zerbröckeln und zusammen mit der Roten Grütze anrichten.

290 kcal **Kohlenhydrate 68,5 g** **Fett 0 g** **Eiweiß 2 g**

ABENDESSEN
Obatzda mit Roggenbrötchen
1 Knoblauchzehe
30 g Camembert, 60 g Magerquark
1 TL weiche Butter
Salz, weißer Pfeffer, gemahlener Kümmel
Paprikapulver, edelsüß
1 kleine grüne Spitzpaprika
1 Roggenbrötchen

Knoblauch pellen und fein hacken. Camembert, Quark, Butter und Knoblauch gut verquirlen. Mit Salz, Pfeffer, Kümmel und Paprika abschmecken. Paprika putzen und waschen. In Würfel schneiden und unter den Obatzda heben. Zum Roggenbrötchen essen.

415 kcal **Kohlenhydrate 36 g** **Fett 21 g** **Eiweiß 20 g**

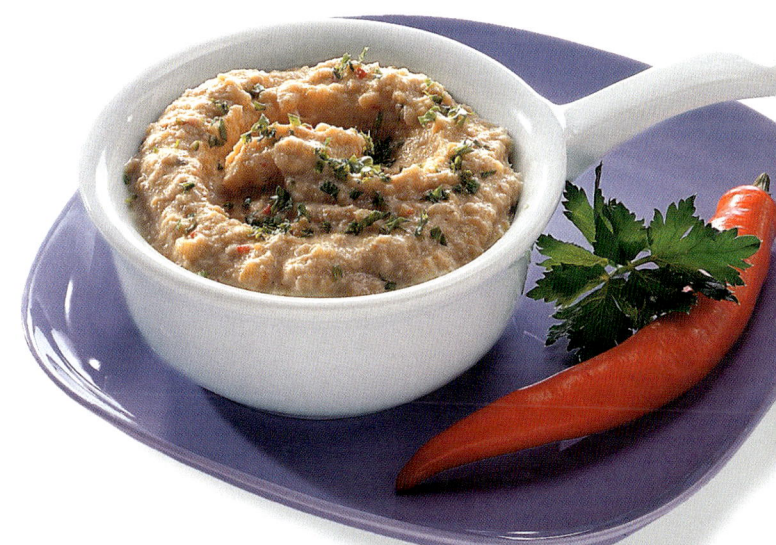

___6. Tag

FRÜHSTÜCK

Müslistange mit Konfitüre

2 Müslistangen
1 TL Butter
1 EL Zwetschgenmus, 1 EL Aprikosenmarmelade

Müslistangen halbieren und mit Butter und Konfitüren bestreichen.

| 630 kcal | Kohlenhydrate 94 g | Fett 21 g | Eiweiß 16 g |

MITTAGESSEN

Jägerschnitzel mit Rahmchampignons

250 g Kartoffeln
Salz, Pfeffer
200 g Champignons
1 kleine Zwiebel, 1 TL Öl
1 Schweineschnitzel (ca. 150 g)
1 TL Mehl
⅛ l Gemüsebrühe
4 EL Kondensmilch (3 % Fett)
gehackte Petersilie zum Verzieren

Kartoffeln schälen, waschen, in Stücke schneiden und in kochendem Salzwasser 20 Minuten kochen. Champignons putzen und halbieren. Zwiebel in Würfel schneiden. Öl in einer beschichteten Pfanne erhitzen. Schnitzel darin pro Seite ca. 3 Minuten braten. Mit Salz und Pfeffer würzen, herausnehmen und warm stellen. Zwiebel und Champignons im Bratsatz andünsten. Mit Mehl bestäuben und mit Gemüsebrühe sowie Kondensmilch ablöschen. 3–4 Minuten köcheln lassen, abschmecken. Schnitzel mit Rahmchampignons und Salzkartoffeln anrichten. Gehackte Petersilie darüberstreuen.

| 520 kcal | Kohlenhydrate 51 g | Fett 14 g | Eiweiß 50 g |

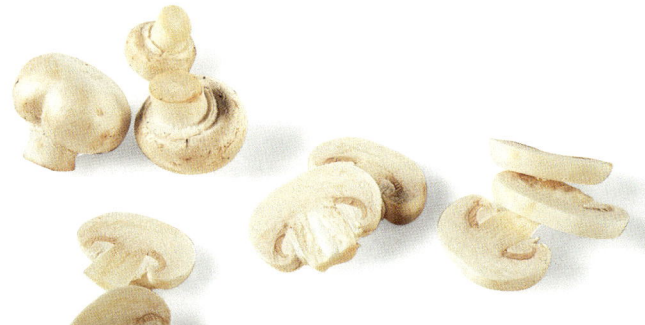

REZEPTE MISCHTYP

SNACK
Vanillejoghurt mit Cranberries
125 g Vanillejoghurt
30 g getrocknete Cranberries

Vanillejoghurt mit getrockneten Cranberries bestreuen.

| 200 kcal | Kohlenhydrate 34 g | Fett 4 g | Eiweiß 6 g |

ABENDESSEN
Heringssalat mit Rote Bete
5 Haselnusskerne
50 g Rote Bete (Glas)
1 doppelter Bismarckhering (ca. 75 g)
1 kleiner Apfel
1 kleine Zwiebel
½ Bund Schnittlauch
1 EL weißer Balsamico-Essig
25 g saure Sahne
125 g fettarmer Joghurt
Salz, Pfeffer, Zucker
2 Scheiben Roggenmischbrot

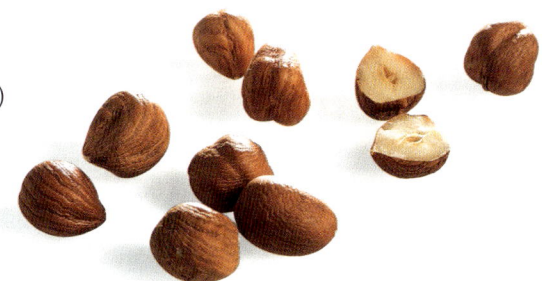

Haselnüsse grob hacken. Rote Bete in ein Sieb gießen und gut abtropfen lassen. Heringsfilet würfeln. Apfel waschen, schälen, vierteln, Kerngehäuse herausschneiden und Apfel fein würfeln. Zwiebel schälen und sehr fein würfeln. Rote Bete fein würfeln. Schnittlauch waschen, trocken schütteln und in feine Röllchen schneiden. Essig, saure Sahne und Joghurt verrühren. Mit Salz, Pfeffer und Zucker abschmecken. Hering, Rote Bete, Apfel, Zwiebel, Nüsse und Schnittlauch untermengen. Zum Roggenmischbrot dazuessen.

| 575 kcal | Kohlenhydrate 76 g | Fett 16 g | Eiweiß 29 g |

___7. Tag

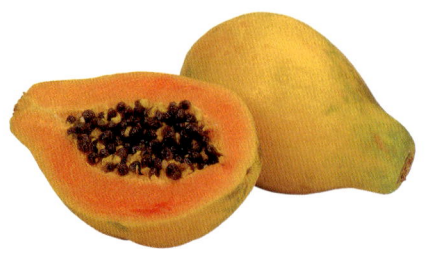

FRÜHSTÜCK

Exotischer Obstsalat in der Papayaschale
1 Orange, 1 Kiwi, 1 reife Papaya
1 kleines Stück Ingwer
1 EL Honig, 1 Banane

Die Orange gut schälen. Die Filets mit einem scharfen Messer herauslösen, Saft dabei auffangen. Kiwi schälen, halbieren und in Scheiben schneiden. Papaya längs halbieren und die Kerne entfernen. Fruchtfleisch vorsichtig mit einem Esslöffel aus der Schale lösen. Ausgelöstes Fruchtfleisch würfeln. Ingwer schälen und fein hacken. Mit Honig und Orangensaft verrühren. Banane schälen und in Scheiben schneiden. Vorbereitete Früchte mit der Marinade mischen und in den Papayaschalen anrichten.

| 435 kcal | Kohlenhydrate 93 g | Fett 2 g | Eiweiß 6 g |

MITTAGESSEN

Kabeljau in Zitronensoße
250 g festkochende Kartoffeln
Salz, Pfeffer, etwas Zucker
1 Kabeljaufilet (ca. 125 g)
ca. 200 ml Gemüsebrühe, ca. 1 TL heller Soßenbinder
200 g Brokkoli, 1 unbehandelte Zitrone

Kartoffeln schälen, waschen, in Stücke schneiden und zugedeckt in kochendem Salzwasser ca. 20 Minuten garen. Fisch waschen, trocken tupfen und halbieren. Brühe aufkochen, Fisch hineinlegen und bei schwacher Hitze zugedeckt 5–6 Minuten gar ziehen lassen. Fisch herausheben, warm stellen. Brokkoli putzen, waschen und in kleine Röschen teilen. Zugedeckt in wenig Salzwasser 7–8 Minuten bissfest dünsten. Zitrone heiß abwaschen, trocken reiben und Schale abreiben. Zitrone halbieren und eine Hälfte auspressen. Andere Hälfte in Spalten schneiden.

Milch, etwas Zitronenschale und etwas Zitronensaft in den Fischfond geben, aufkochen und mit Soßenbinder binden. Mit Salz, Pfeffer und einer Prise Zucker abschmecken. Kartoffeln abgießen und kurz ausdampfen lassen. Brokkoli abgießen, mit Salz und Pfeffer würzen. Fisch, Kartoffeln, Brokkoli und Soße auf Tellern anrichten. Mit Zitronenschnitzen verzieren.

| 490 kcal | Kohlenhydrate 60,5 g | Fett 4 g | Eiweiß 38 g |

REZEPTE MISCHTYP

SNACK
Kalter Blaubeer-Shake
100 g tiefgefrorene Blaubeeren
200 ml Vollmilch
1 TL Agavendicksaft, 1 Spritzer Limettensaft

Blaubeeren mit Milch und Agavendicksaft pürieren. Mit Limettensaft abschmecken und in ein Glas füllen.

210 kcal   Kohlenhydrate 27 g   Fett 8 g   Eiweiß 7 g

ABENDESSEN
Delikatess-Burger
1 Tomate, 1 Möhre
einige Blätter Kopfsalat, ein kleines Stück Salatgurke
1 Scheibe Toastbrot
125 g Beefsteakhackfleisch
1 Ei (Größe S), 1 TL Ketchup
Salz, Pfeffer, Paprikapulver, edelsüß
1 TL Öl, 1 TL mittelscharfer Senf
1 TL Salatcreme mit Joghurt
1 Körnerbrötchen

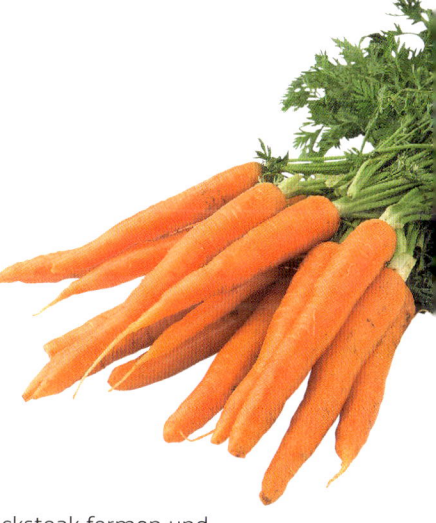

Salat putzen, waschen und trocken schleudern. Tomate waschen und in Scheiben schneiden. Gurke waschen und in dünne Scheiben schneiden. Toast in kaltem Wasser einweichen. Möhre schälen, putzen und in eine Schüssel raspeln. Toast ausdrücken. Toast, Hack und Ei zu den Möhr geben und gut verkneten. Hackmasse mit Salz, Pfeffer und würzen. Öl in einer Pfanne erhitzen. Aus der Hackmasse ein Hacksteak formen und in der Pfanne beidseitig je 4–5 Minuten braten. Brötchen halbieren. Untere Hälfte mit Senf bestreichen und mit Salatblättern belegen. Salatcreme darauf streichen, dann Gurkenscheiben darauf legen. Auf die Gurken das Hacksteak setzen. Mit Ketchup bestreichen. Tomaten darauf legen. Mit oberer Brötchenhälfte abschließen.

715 kcal   Kohlenhydrate 66 g   Fett 39 g   Eiweiß 47 g

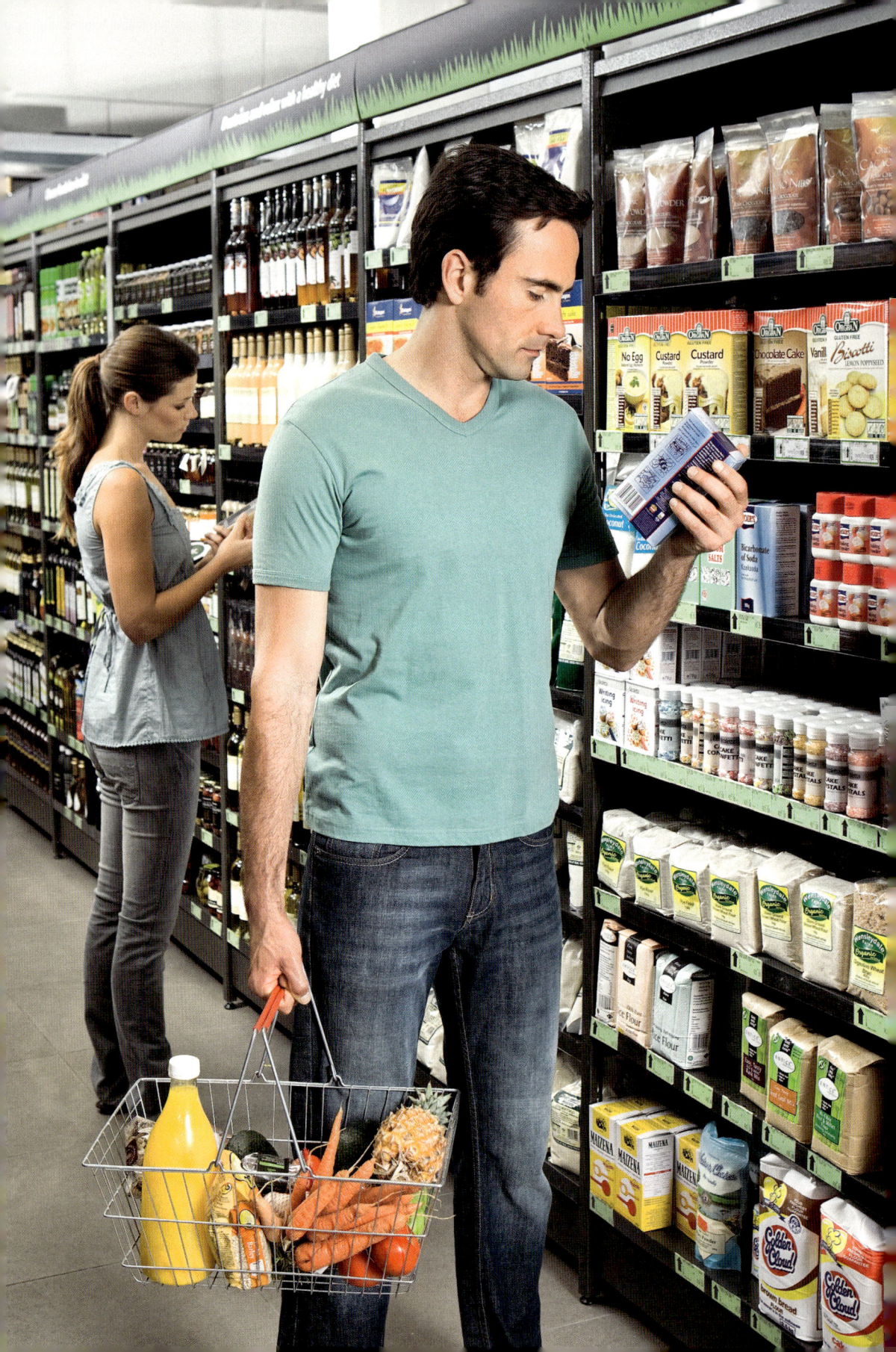

Die Nährstofftabellen

Auf den nachfolgenden Seiten finden Sie eine Übersicht der wichtigsten Lebensmittel mit den Angaben

- zum Kaloriengehalt
- dem Gehalt an den Nährstoffen Kohlenhydrate, Fette und Eiweiß
- sowie Hinweise auf den Gehalt an Laktose (L), Gluten (G) und Ballaststoffen (B).

Wählen Sie entsprechend Ihrem Ernährungstyp und Ihrem Kalorienbedarf aus und stellen Sie sich Ihre Lieblingsgerichte zusammen.

Guten Appetit!

OBST UND OBSTPRODUKTE

je 100 g	Brennwert kcal/100 g	Kohlenhydrate g/100 g	Fett g/100 g	Eiweiß g/100 g	Sonstiges*
Ananas	56	12,4	0,2	0,5	
Apfel	54	11,4	0,6	0,3	
Apfelsine (Orange)	42	8,3	0,2	1,0	
Aprikose	43	8,5	0,1	0,9	
Avocado	909	0,4	23,5	1,9	B
Backobst	246	20,0	0,9	2,9	
Banane	88	20,0	0,2	1,2	
Birne	55	12,4	0,3	0,5	B
Brombeeren	44	6,2	1,0	1,2	B
Clementine	39	8,7	+	0,9	
Dattel, getrocknet	276	65,1	0,5	1,9	B
Erdbeeren	32	5,5	0,4	0,8	
Feige	61	12,9	0,5	1,3	
Grapefruit (Pampelmuse)	38	7,4	0,2	0,6	
Hagebutte	94	16,2	0,6	3,6	B
Heidelbeeren (Blaubeeren)	36	6,1	0,6	0,6	B
Kulturheidelbeeren	83	19,0	0,5	0,7	
Himbeeren	34	4,8	0,3	1,3	B
Holunderbeere (schwarz)	54	6,5	1,7	2,5	
Honigmelone	54	12,4	0,1	0,9	
Johannisbeere, rot	33	4,8	0,2	1,1	B
Johannisbeere, schwarz	39	6,1	0,2	1,3	B
Kirsche, sauer	53	9,9	0,5	0,9	
Kirsche, süß	62	13,3	0,3	0,9	
Kiwi	51	9,1	0,6	1,0	
Limone	39	1,9	2,4	0,5	
Mandarine	46	10,1	0,3	0,7	
Mango	57	12,5	0,5	0,6	
Melone, grün	25	5,3	0	1,0	
Mirabelle	63	14,0	0,2	0,7	
Moosbeere	35	3,9	0,7	0,4	
Nektarine	53	12,4	0,1	0,9	
Olive, grün, mariniert	138	1,8	13,9	1,4	
– schwarz, mariniert	135	1,5	13,8	1,1	

* Sonstiges: B = Ballaststoffe; G = Gluten; L = Laktose

OBST UND OBSTPRODUKTE

je 100 g	Brennwert kcal/100 g	Kohlenhydrate g/100 g	Fett g/100 g	Eiweiß g/100 g	Sonstiges*
Papaya	32	7,1	0,1	0,5	
Pfirsich	41	8,9	0,1	0,8	
Pflaume	48	10,2	0,2	0,6	
Preiselbeere	35	6,2	0,5	0,3	
Quitte	38	7,3	0,5	0,4	B
Reineclaude	56	12,3	0	0,8	
Stachelbeere	37	7,1	0,2	0,8	B
Wassermelone	37	8,3	0,2	0,6	
Weintraube	67	15,2	0,3	0,7	
Weintraube, getrocknet (Rosine)	291	68,0	0,6	2,5	B
Zitrone, geschält	35	3,2	0,6	0,7	

GEMÜSE UND GEMÜSEPRODUKTE

je 100 g	Brennwert kcal/100 g	Kohlenhydrate g/100 g	Fett g/100 g	Eiweiß g/100 g	Sonstiges*
Artischocke	22	2,6	0,1	2,4	B
Aubergine	17	2,5	0,2	1,2	L
Austernpilz	11	–	0,2	2,3	B
Bleichsellerie	15	2,2	0,2	1,2	
Blumenkohl	22	2,3	0,3	2,5	
Bohne, grün	33	5,1	0,2	2,4	
Bohne, weiß, getrocknet	237	34,7	1,6	20,9	B
Broccoli	29	2,7	0,2	3,8	B
Champignon	16	0,6	0,3	2,7	
Chicorée	16	2,4	0,2	1,2	
Chinakohl	12	1,2	0,3	1,1	
Erbse, grün	81	12,3	0,5	6,6	B
Erbse, getrocknet	271	41,2	1,4	22,9	B
Feldsalat	14	0,8	0,4	1,8	
Fenchel	24	2,8	0,3	2,4	B
Grünkohl	37	2,5	0,9	4,3	B
Gurke	12	1,8	0,2	0,6	
Kartoffel	70	14,8	0,1	2,0	

GEMÜSE UND GEMÜSEPRODUKTE

je 100 g	Brennwert kcal/100 g	Kohlenhydrate g/100 g	Fett g/100 g	Eiweiß g/100 g	Sonstiges*
Folienkartoffel	85	17,9	0,1	2,5	B
Kartoffelpüree, Trockenprodukt	335	75,3	0,5	7,4	B
Kartoffelknödel, roh	323	74,2	0,2	6,0	B
Kartoffelkroketten	324	70,5	1,5	7,1	B
Kartoffelpuffer	320	73,3	0,4	5,8	B
Kartoffelchips, gesalzen	557	45,1	39,4	5,5	B
Kartoffelsuppe	320	65,2	3,2	7,5	B
Pommes frites	290	35,7	14,5	4,2	
Kichererbse, getrocknet	305	44,3	5,9	18,6	B
Knoblauch	139	28,4	0,1	6,1	
Kohlrabi	24	3,7	0,2	1,9	
Kohlrübe	29	5,7	0,2	1,2	
Kopfsalat	11	1,1	0,2	1,2	
Kürbis	25	4,6	0,1	1,1	
Leinsamen	376	–	30,9	24,4	B
Linse, getrocknet	270	40,6	1,6	23,4	B
Mais	87	15,7	1,2	3,3	
Mangold	14	0,7	0,3	2,1	
Meerrettich	63	11,7	0,3	2,8	
Mohn, Samen	477	4,2	42,2	20,2	B
Möhre	26	4,8	0,2	1,0	B
Paprikaschote	19	2,9	0,2	1,1	B
Pastinake	59	12,1	0,4	1,3	
Petersilie, Blatt	50	7,4	0,4	4,4	B
Petersilie, Wurzel	40	6,1	0,5	2,9	
Pfifferling	11	0,2	0,5	1,6	B
Porree (Lauch)	24	3,3	0,3	2,1	
Radieschen	14	2,1	0,1	1,1	
Rettich	14	2,4	0,2	1,1	
Rhabarber	13	1,4	0,1	0,6	B
Rosenkohl	36	3,3	0,3	4,5	B
Rote Bete	41	8,4	0,1	1,5	
Rotkohl	22	3,5	0,2	1,5	
Sauerkraut	17	0,8	0,3	1,5	

* Sonstiges: B = Ballaststoffe; G = Gluten; L = Laktose

ANHANG/TABELLEN

GEMÜSE UND GEMÜSEPRODUKTE

je 100 g	Brennwert kcal/100 g	Kohlenhydrate g/100 g	Fett g/100 g	Eiweiß g/100 g	Sonstiges*
Schnittlauch	27	1,6	0,7	3,6	
Schwarzwurzel	18	2,1	0,4	1,4	B
Sellerie, Knolle	18	2,3	0,3	1,6	B
Sojabohne, getrocknet	329	6,3	18,3	34,9	B
Sojamehl	347	3,1	20,6	37,3	B
Sojamilch	52	5,8	1,8	3,2	
Spargel	18	2,0	0,2	2,0	
Spinat	17	0,6	0,3	2,8	
Steinpilz	21	0,5	0,4	3,8	B
Tomate	17	2,6	0,2	1,0	
Weißkohl	25	4,2	0,2	1,4	B
Wirsing	26	2,9	0,3	2,8	
Zucchini	20	2,3	0,3	2,0	
Zwiebel	27	4,9	0,3	1,2	

NÜSSE UND SAMEN

je 100 g	Brennwert kcal/100 g	Kohlenhydrate g/100 g	Fett g/100 g	Eiweiß g/100 g	Sonstiges*
Cashewnuss	572	30,5	42,2	17,5	B
Edelkastanie	192	41,2	1,9	2,5	B
Erdnuss	564	7,5	48,1	25,3	B
Haselnuss	644	10,5	61,6	12,0	B
Kokosnuss	363	4,8	36,5	3,9	B
Macadamianuss	703	4,0	73,0	7,5	B
Mandel, süß	583	5,4	54,1	18,7	B
Paranuss	670	3,6	66,8	13,6	B
Pekanuss	703	4,4	72,0	9,3	B
Pistazie	581	11,6	51,6	17,6	B
Walnuss	663	10,6	62,5	14,4	B

GEMÜSE UND GEMÜSEPRODUKTE

GETREIDE UND GETREIDEPRODUKTE

je 100 g	Brennwert kcal / 100 g	Kohlenhydrate g / 100 g	Fett g / 100 g	Eiweiß g / 100 g	Sonstiges*
Eierteigwaren	354	69,9	2,8	12,3	B, G
Haferflocken	348	58,7	7,0	12,5	B, G
Maisflocken (Cornflakes)	353	79,7	0,6	7,2	B
Naturreis	345	74,1	2,2	7,2	
Reis, poliert	344	77,7	0,6	6,8	
Roggenmehl Type 997	309	67,9	1,1	6,9	B, G
Roggenmehl Type 1150	316	43,7	1,1	6,4	B, G
Roggenbrot	217	45,8	1,0	6,2	B, G
Roggenmischbrot	210	43,7	1,1	6,4	B, G
Roggenvollkornbrot	193	38,8	1,2	6,8	B, G
Weizenmehl Type 405	335	71,8	1,0	9,8	B, G
Weizenmehl Type 550	338	72,0	1,1	9,8	B, G
Weizenmehl Type 1050	329	67,2	1,8	11,2	B, G
Weißbrot	238	48,8	1,2	7,6	G
Weizenmischbrot	226	47,7	1,1	6,2	G
Weizenvollkornbrot	199	40,7	0,9	7,0	B, G
Weizengrieß	321	69,0	0,8	9,6	B, G

SONSTIGE BACKWAREN

je 100 g	Brennwert kcal / 100 g	Kohlenhydrate g / 100 g	Fett g / 100 g	Eiweiß g / 100 g	Sonstiges*
Brötchen, Semmel	272	55,5	1,9	8,3	G
Knäckebrot (Roggen)	315	66,1	1,4	9,4	B, G
Pumpernickel	182	36,5	0,9	6,8	B, G
Weizen-Toastbrot	258	47,7	4,4	6,9	G
Butterkeks	428	74,7	11,0	7,6	G
Salzstangen	345	76,0	0,5	9,0	G
Stollen	344	51,5	13,0	5,4	G
Tortenboden	344	68,3	5,2	6,0	G
Zwieback	368	73,1	4,3	9,2	G

* Sonstiges: B = Ballaststoffe; G = Gluten; L = Laktose

ANHANG/TABELLEN

FLEISCH UND FLEISCHERZEUGNISSE

je 100 g	Brennwert kcal/100 g	Kohlenhydrate g/100 g	Fett g/100 g	Eiweiß g/100 g	Sonstiges*
Rindfleisch					
Bug, Schulter	129	0	5,3	20,2	
Filet	121	0	4,0	21,2	
Hackfleisch	216	0	6,0	16,8	
Hochrippe, Rostbraten	155	0	8,1	20,6	
Hals, Kamm	149	0	8,1	19,3	
Leber	130	5,3	3,4	19,5	
Lende (Rostbeef)	130	0	4,5	22,5	
Ochsenschwanz	184	0	11,5	20,1	
Tatar	112	0	3,0	21,2	
Schweinefleisch					
Backe	539	0	55,5	9,9	
Schweinebauch	372	0	21,1	17,8	
Schweinebug, -blatt, -schulter	218	0	16,5	17,5	
Eisbein	186	0	12,2	19,0	
Filet	106	0	2,0	22,0	
Herz	97	1,6	2,6	16,9	
Kamm, Halsgrat	197	0	13,8	16,7	
Kasseler	151	0	7,5	20,9	
Kotelett	150	0	5,2	20,3	
Leber	120	0,9	4,5	21,2	
Mett	279	0	22,5	19,0	
Schnitzel	106	0	1,9	22,2	
Hammel- und Lammfleisch					
Brust	381	0	37,0	12,0	
Filet	112	0	3,4	20,4	
Keule	234	0	18,0	18,0	
Kotelett	348	0	32,0	14,9	
Lende	194	0	13,2	18,7	
Muskelfleisch (ohne Fett)	117	0	3,7	20,8	
Schnitzel	131	0	6,1	19,1	

FLEISCH UND FLEISCHERZEUGNISSE

je 100 g	Brennwert kcal/100 g	Kohlenhydrate g/100 g	Fett g/100 g	Eiweiß g/100 g	Sonstiges*
Kalbfleisch					
Brust	131	0	6,3	18,6	
Bug (Schulter)	94	0	1,0	21,2	
Filet	101	0	0,7	20,7	
Haxe	98	0	1,6	20,9	
Keule, Schlegel	89	0	0,7	20,7	
Kotelett	112	0	3,1	21,1	
Leber	130	4,1	4,1	19,2	
Muskelfleisch (ohne Fett)	95	0	0,8	21,9	
Schnitzel	99	0	1,8	20,7	
Zunge	128	0,9	6,2	17,1	
Wild und Sonstiges					
Fasan	154	0	6,6	23,8	
Hase	113	0	3,0	21,6	
Hirsch	112	0	3,3	20,6	
Kaninchen	152	0	7,6	20,8	
Reh, Keule	97	0	1,3	21,4	
Rücken	122	0	3,6	22,4	
Wildschwein	162	0	9,3	19,5	
Geflügel					
Ente	227	0	17,2	18,1	
Gans	342	0	31,0	15,7	
Huhn, Brathuhn	166	0	9,6	19,9	
Suppenhuhn	257	0	20,3	18,5	
Huhn, Leber	131	1,2	4,7	22,1	
Pute, Truthahn	114	0	3,6	20,5	
Fleisch- und Wurstwaren					
Bierschinken	169	0	11,4	16,6	
Bockwurst	277	0	25,3	12,3	
Bratwurst (Schwein)	298	0	28,8	9,8	

* Sonstiges: B = Ballaststoffe; G = Gluten; L = Laktose

FLEISCH UND FLEISCHERZEUGNISSE

je 100 g	Brennwert kcal/100 g	Kohlenhydrate g/100 g	Fett g/100 g	Eiweiß g/100 g	Sonstiges*
Fleisch- und Wurstwaren					
Cervelatwurst	394	0	34,8	20,3	
Fleischkäse (Leberkäse)	297	0	27,5	12,4	
Geflügelwurst	108	0	4,8	16,2	
Gelbwurst	281	0	26,9	9,9	
Jagdwurst	205	0	16,2	14,8	
Kalbsbratwurst	266	0	25,0	10,3	
Leberpastete	314	0	28,6	14,2	
Leberwurst, grob	326	0	29,2	15,9	
Leberwurst, fein	257	0	21,0	17,0	
Mettwurst	390	0	37,2	13,9	
Mortadella	345	0	32,8	12,4	
Münchner Weißwurst	287	0	27,0	11,1	
Rotwurst	301	0	29,0	10,0	
Salami	371	0	33,0	18,5	
Schinken, roh	152	0	7,7	20,7	
Schinken, Kochschinken	125	0	3,7	22,5	
Schinken, Lachsschinken	116	0	4,4	18,3	
Speck, durchwachsen	621	0	65,0	9,1	

FISCH UND FISCHERZEUGNISSE

je 100 g	Brennwert kcal/100 g	Kohlenhydrate g/100 g	Fett g/100 g	Eiweiß g/100 g	Sonstiges*
Aal	281	0	24,5	15,0	
Aal, geräuchert	329	0	28,6	17,9	
Barsch (Flussbarsch)	81	0	0,8	18,4	
Brasse	116	0	5,5	16,6	
Brathering	204	0	15,2	16,8	
Bückling	224	0	15,5	21,2	
Flunder	72	0	0,7	16,5	
Forelle	103	0	2,7	19,5	

FISCH UND FISCHERZEUGNISSE

je 100 g	Brennwert kcal/100 g	Kohlenhydrate g/100 g	Fett g/100 g	Eiweiß g/100 g	Sonstiges*
Hecht	81	0	0,9	18,4	
Heilbutt	95	0	1,6	20,1	
Hering (Atlantik)	233	0	17,8	18,2	
Hering (Ostsee)	155	0	9,2	18,1	
Karpfen	115	0	4,8	18,0	
Kaviar	244	0	15,5	26,1	
Lachs	202	0	13,6	19,9	
Makrele	182	0	11,9	18,7	
Meeräsche	120	0	4,3	20,4	
Ölsardine	222	0	13,9	21,1	
Renke	100	0	3,2	17,8	
Rotbarsch	105	0	3,6	18,2	
Salzhering	218	0	15,4	19,8	
Sardelle	101	0	2,3	20,1	
Sardine	118	0	4,5	19,4	
Schellfisch	77	0	0,6	17,9	
Seehecht	94	0	2,8	17,2	
Seelachs	81	0	0,9	18,3	
Seezunge	82	0	1,4	17,5	
Thunfisch	226	0	15,5	21,5	
Zander	83	0	0,7	19,2	

Seefische

Anglerfisch (Seeteufel)	66	0	0,7	14,9	
Dornhai	181	0	14,5	12,6	
Makrele, geräuchert	222	0	15,5	20,7	
Matjeshering	267	0	22,6	16,0	
Petersfisch	85	0	1,4	18,2	
Schillerlocken	302	0	24,1	21,3	
Schwertfisch	117	0	4,4	19,4	
Sprotte	216	0	16,6	16,7	
Steinbutt	82	0	1,7	16,7	
Stör	90	0	1,9	18,1	
Thunfisch, in Öl	283	0	20,9	23,8	

* Sonstiges: B = Ballaststoffe; G = Gluten; L = Laktose

KRUSTEN- UND WEICHTIERE

je 100 g	Brennwert kcal/100 g	Kohlenhydrate g/100 g	Fett g/100 g	Eiweiß g/100 g	Sonstiges*
Auster	66	4,8	1,2	9,0	
Garnele	87	–	1,4	18,6	
Hummer	81	–	1,9	15,9	
Krebs (Flusskrebs)	64	–	0,5	15,0	
Languste	84	1,3	1,1	17,2	
Muschel	69	2,4	2,0	10,5	
Tintenfisch	73	–	0,9	16,1	

MILCH UND MILCHPRODUKTE

je 100 g	Brennwert kcal/100 g	Kohlenhydrate g/100 g	Fett g/100 g	Eiweiß g/100 g	Sonstiges*
Kuhmilch, H-Milch, 3,5% Fett	64	4,8	3,5	3,3	L
H-Milch, fettarm 1,5% Fett	47	4,9	1,5	3,4	
Ziegenmilch	69	4,8	3,9	3,7	L
Schafmilch	94	4,7	6,3	5,3	L
Buttermilch	37	4,0	0,5	3,5	L
Joghurt, fettarm, 1,5% Fett	47	4,1	1,5	3,4	L
aus Trinkmilch, 3,5% Fett, mit Früchten, gezuckert	94	13,5	3,1	2,9	
Kakaotrunk, aus Magermilch	52	8,9	0,3	3,5	L
Kondensmagermilch, gezuckert	269	56,7	0,2	10,0	L
ungezuckert	83	12,1	0,2	8,2	
Kondensmilch, 4% Fett	128	13,3	4,1	9,4	L
Kondensmilch, 10% Fett	177	12,5	10,1	8,8	L
Milchpudding	94	18,0	1,2	2,8	L
Molke, süß	25	4,7	0,2	0,8	L
Molkenpulver	345	68,2	2,9	11,6	L
Sahne, 10% Fett	123	4,1	10,5	3,1	L
30% Fett, Schlagsahne	309	3,4	31,7	2,4	L
Saure Sahne, Sauerrahm	189	3,5	18,0	2,8	L
Schmand, 24% Fett	239	3,2	24,0	2,6	L

MILCH UND MILCHPRODUKTE

je 100 g	Brennwert kcal/100 g	Kohlenhydrate g/100 g	Fett g/100 g	Eiweiß g/100 g	Sonstiges*
Käse					
Appenzeller Käse, 20% Fett	238	–	11,4	33,8	L
– 50% Fett	386	–	31,7	24,8	
Brie, 50% Fett	345	0,1	27,9	22,6	L
Butterkäse, 50% Fett	344	–	28,8	21,1	L
Camembert, 30% Fett	216	+	13,5	23,5	L
– 45% Fett	285	+	22,3	21	
– 60% Fett	378	+	34	17,9	
Cambozola, 70% Fett	413	+	40	13,2	L
Edamer, 30% Fett	254	+	16,2	26,4	L
– 45% Fett	355	+	28,3	24,3	
Edelpilzkäse, 50% Fett	355	+	29,8	21,1	L
Emmentaler, 45% Fett	400	+	31,4	29,0	L
Fetakäse, 45% Fett	237	0,5	18,1	17,0	L
Frischkäse, Doppelrahm	339	2,6	31,5	11,3	L
Rahmfrischkäse, 50% Fett	284	3,4	23,6	13,8	
Frischkäse mit Kräutern, 20% Fett	134	3,3	7,5	13,2	
– 60% Fett	251	2,4	23,0	8,5	
Fruchtquark, 20% Fett	124	+	3,7	10,0	L
Gorgonzola	360	+	31,2	19,4	L
Gouda, 45% Fett	334	+	25,4	46,0	L
Hüttenkäse, 20% Fett	102	3,3	4,3	12,3	L
Harzer, Korbkäse, Handkäse	126	+	0,7	30,0	L
Leerdamer, 45% Fett	352	+	27,6	25,9	L
Limburger, 20% Fett	184	+	8,6	26,4	L
– 40% Fett	268	+	19,7	22,4	
Mozarella (aus Kuhmilch)	225	+	16,1	19,9	L
Münster, 45% Fett	290	+	22,6	21,6	L
Parmesan, 37% Fett	375	0,1	25,8	35,6	L
Reibekäse, 45% Fett	386	+	30,0	28,9	L
Ricotta	174	+	15,0	9,5	L
Romadur, 20% Fett	187	+	9,0	26,4	L
– 30% Fett	218	+	13,7	23,7	

* Sonstiges: B = Ballaststoffe; G = Gluten; L = Laktose

ANHANG/TABELLEN

MILCH UND MILCHPRODUKTE

je 100 g	Brennwert kcal/100 g	Kohlenhydrate g/100 g	Fett g/100 g	Eiweiß g/100 g	Sonstiges*
Käse					
Roquefort	362	+	30,6	21,5	L
Schmelzkäse, 30% Fett	209	7,5	10,0	17,0	L
– 45% Fett	270	+	23,6	14,4	
Scheibletten, 20% Fett	207	5,0	11,0	22,0	
Speisequark, 20% Fett	109	2,7	5,1	12,5	L
Steppenkäse, 45% Fett	325	+	25,4	24,1	L
Tilsiter, 30% Fett	270	+	17,2	28,7	L
– 45% Fett	358	+	27,7	26,3	
Weichkäse mit grünem Pfeffer oder Knoblauch, 60% Fett	366	+	33,2	16,8	L
Ziegenkäse, 48% Fett	329	+	27,0	21,6	

EIER UND EIPRODUKTE

je 100 g	Brennwert kcal/100 g	Kohlenhydrate g/100 g	Fett g/100 g	Eiweiß g/100 g	Sonstiges*
Hühnerei	155	0,7	11,4	12,5	
Hühnereigelb	353	0,3	31,9	16,1	
Hühnereiweiß	47	0,7	0,03	11,1	
Eipulver (Hühnervollei)	570	2,4	41,8	46,0	

SÜSSWAREN

je 100 g	Brennwert kcal/100 g	Kohlenhydrate g/100 g	Fett g/100 g	Eiweiß g/100 g	Sonstiges*
Bienenhonig	302	75,1	–	0,4	
Kakao, schwach entölt	343	10,8	24,5	19,8	B
Schokolade, milchfrei, mind. 40% Kakao	479	47,0	30,0	5,3	B
Milchschokolade	537	54,1	31,5	9,2	
Zucker	399	99,8	–	–	
Marzipan	486	58,7	24,9	6,8	
Nuss-Nougat-Creme	532	58,4	31,3	4,3	
Eiscreme	205	21,0	11,7	4,0	

FETTE UND ÖLE

je 100 g	Brennwert kcal / 100 g	Kohlenhydrate g / 100 g	Fett g / 100 g	Eiweiß g / 100 g	Sonstiges*
Tierische Fette					
Butter, Süß- und Sauerrahm	751	0	83,2	0,7	L
Milchhalbfett	388	3,5	39,8	4,0	L
Butterschmalz	897	0	99,5	0,3	
Gänseschmalz	896	0	99,5	+	
Rindertalg	896	0	99,5	+	
Schweineschmalz	898	0	99,7	0,1	
Pflanzliche Fette und Öle					
Distelöl	900	0	100	0	
Erdnussöl	900	0	100	0	
Kokosfett	900	0	100	0	
Kürbiskernöl	900	0	100	0	
Leinöl	900	0	100	0	
Maiskeimöl	900	0	100	0	
Margarine,					
Pflanzenmargarine	722	0,4	80	0,2	
Halbfettmagarine	368	1,6	40	0,4	
Mayonnaise, 50% Fett	490	5,0	52,0	0,5	
– 80% Fett	727	3,0	78,9	1,1	
Olivenöl	900	0	100	0	
Palmöl	900	0	100	0	
Rapsöl	900	0	100	0	
Sesamöl	900	0	100	0	
Sojaöl	900	0	100	0	
Sonnenblumenöl	900	0	100	0	
Traubenkernöl	900	0	100	0	
Walnussöl	900	0	100	0	
Weizenkeimöl	900	0	100	0	

* Sonstiges: B = Ballaststoffe; G = Gluten; L = Laktose

GETRÄNKE

je 100 g	Brennwert kcal/100 g	Kohlenhydrate g/100 g	Fett g/100 g	Eiweiß g/100 g	Sonstiges*
Alkoholfreie Getränke					
Apfelsaft	57	11,7	+	0,1	
Apfelsinensaft, frisch gepresst	46	9,4	0,2	0,7	
Handelsware, ungesüßt	44	0,9	0,2	0,7	
Aprikosennektar	60	14,4	0,1	0,3	
Birnennektar	55	12,9	0,2	0,3	
Brombeersaft	38	7,8	0,6	0,3	
Grapefruitsaft, frisch gepresst	36	7,2	0,1	0,6	
Handelsware, ungesüßt	47	10,1	0,1	0,6	
Himbeersaft, frisch gepresst	28	5,5	0	0,3	
Holunderbeerensaft	38	6,8	0,4	2,0	
Kirschsaft	41	10,2	0	0,1	
Sanddornsaft	40	1,2	5,9	0,9	
Weintraubensaft	68	16,6	+	0,2	
Zitronensaft	27	2,4	0,1	0,4	
Colagetränke	43	10,9	–	–	
Biere					
Bier, alkoholfrei	25	5,4	0	0,3	
Altbier	43	3,5	–	–	
Bockbier, hell	62	4,6	–	0,7	
Exportbier, hell	47	2,9	–	0,5	
Kölsch	42	4,0	–	0,4	
Lagerbier, hell	37	2,8	–	0,5	
Malzbier	48	11,6	–	0,4	
Pilsener	43	3,1	–	0,5	
Weizenbier	46	3,0	–	0,5	
Weine					
Rotwein	67	2,6	–	0,2	
Weißwein	70	2,6	–	0,1	
Sekt/Champagner	83	5,0	–	0,1	
Dessertwein	160	15,0	–	0,1	
Fruchtwein	74	5,0	–	–	

GETRÄNKE

je 100 g	Brennwert kcal/100 g	Kohlenhydrate g/100 g	Fett g/100 g	Eiweiß g/100 g	Sonstiges*
Weine					
Branntwein (32%)	117	–	–	–	
Branntwein (38%)	210	–	–	–	
Liköre (30%)	166	30,0	–	–	
Obstbranntwein (40%)	248	–	–	–	
Weinbrand (38%)	240	2,0	–	–	
Whisky (43%)	247	–	–	–	

* Sonstiges: B = Ballaststoffe; G = Gluten; L = Laktose

Literatur

Francis S. Collins »Meine Gene – mein Leben Auf dem Weg zur personalisierten Medizin« Spektrum Akademischer Verlag Sachbuch, 2011

Lone Frank »Mein wundervolles Genom – Ein Selbstversuch im Zeitalter der persönlichen Genforschung« Hanser Verlag, 2011

Bernhard Kegel »Epigenetik – Wie Erfahrungen vererbt werden« Dumont, 2010

Neal Barnard M. D. »Turn off the Fat Genes« Harmony, 2001

Dr. Peter J. D'Adamo »The GenoType Diet« Bantam Press, 2008

Floyd H. Chilton »The Gene Smart Diet« Rodale, 2009

Josee Levesque, Benoit Lamarche »The Metabolic Syndrome: Definitions, Prevalence and Management« in: Journal of Nutrigenetics and Nutrigenomics 2008, 1:100–108

»Das große Handbuch der Genetik« Compact Verlag, 2005

Wiliam Wolcott, Trish Fahey »The Metabolic Typing Diet« Broadway Books, 2000

Ben Fletcher, Danny Penman, Karen Pine »Die Keine-Diät-Diät« Heyne Verlag, 2006

Pascal Borry et al. »Legislation on direct-to-consumer genetic testing in seven European countries« in: European Journal of Human Genetics 2012, 20, S. 715–721

Bernd-Rüdiger Kern »GenDG – Gendiagnostik Gesetz« Beck Juristischer Verlag, 2012

Register

Abnahme-Responder-Gen 152
Abnahmeeffekt 94
Abnahmekonzept, individuelles 111
Abnahmetyp 100
Abnahmetyp, starker 107
Abnehmprogramm, individuelles 81
Ackerbauern 26 f., 34
Adipositas 62 ff.
Adipositas-Gen 153
Aktivitätsfaktoren 75
Atkins-Diät 111, 135
Ausdauersport 113 ff.

Backwaren 208
Ballaststoffe 53
Benedict, F.G. 74
Biokatalysatoren 57
Blutzucker 49
BMI-Rechner 105
Body-Mass-Index (BMI) 65 ff.
Broca-Formel 74

Chromosomen 17

Datenschutz, bei Gentest 146
Diabetes 28
Diäten, klassische 130 ff.
Diätprogramm 77
Dicke Deutsche 62
DNA 14 ff, 147

Eier und Eiprodukte 215
Eiweiße 27, 50 f.

Enzyme 51
Erbgut 10
Ernährung, typgerechte 59
Ernährungsplan, für Kohlenhydrat-
  typ 154 ff.
  –, für Fetttyp 170 ff.
  –, für Mischtyp 186 ff.
Ernährungsprogramm 121
Ernährungsstil, persönlicher 122
Ernährungstyp 12, 36, 87 f.
Essen, typgerechtes 106
Evolution 12, 23

FDH 133
Fette 12, 27, 44 f.
Fett-Responder-Gen 151
Fette und Öle 216
Fettempfindlichkeit 87
Fettleibigkeit 62 ff.
Fettreserven 63
Fettverbrenner 28, 59
Fettverbrenner, guter 89, 107
Fettverbrennung 47
Fettzellen 38
Fisch und Fischerzeugnisse 211 f.
Fleisch und Fleischerzeugnisse 209 ff.
Formula-Diäten 133
Freizeitaktivitäten 115
FTO 153
Futterverwerter 57

Gemüse und Gemüseprodukte 205 ff.
Gen-Variationen 150

REGISTER

Genetic-Balance-Gentest 140 ff.
Genforschung 14 ff.
Genkonstellation, individuelle 75
Genom 10, 14 ff., 149
Genotyp 21 f.
Genotypisierung 147
Genprodukte 55
Genprofile 150
Gentest 83
Gentest »medic« 144
Gentest, »virtueller« 64, 83, 84 ff.
Genvarianten 11, 26, 58
Getränke 217 f.
Getreide und Getreideprodukte 208
Gleitphase 120
Glucose 37
Glutenintoleranz 55, 98
Grundumsatz 73, 78

Harris, J. A. 74
heterozygot 149
High-Resolution-Melt(HRM) 147
Homo sapiens 23
homozygot 149
Humangenomprojekt 20

Insulin 37, 49
Insulinresistenz 50
Insulinstoffwechsel 49

Jäger und Sammler 23 f., 34
Jo-Jo-Effekt 112
Jo-Jo-Effekt 9, 30, 95, 125
Jo-Jo-Responder-Gen 151
Jo-Jo-Typ 101

Kalorienbedarf 73 f., 78, 110
Kalorienreduktion 12, 30, 122
Kohlenhydrate 12, 27, 47 f.
Kohlenhydratempfindlichkeit 88
Kohlenhydratstoffwechsel 49
Kohlenhydratverwerter 29, 59
Kohlenhydratverwerter, guter 89, 106
Kohlsuppen-Diät 134
Körner-Kur 135
Körperfettanteil 70 f.
Körpergewicht 65
Kraftsport 122
Krusten- und Weichtiere 213

Laktose-Intoleranz 37, 56, 98
Lebensenergie 57
Löckerungstag 124
LOGI-Diät 137

Metabolisches Syndrom 39, 46
Metabolismus 56
Mifflin 75
Milch- und Milchprodukte 213 ff.
Mineralien 53
mischerbig 149
Mischtyp 29, 38, 89, 107
Modifizierte Fastenkur 131
Muskeltraining 122
Mutationen 14 ff., 25

Nährstoffe 11, 54
Nahrungsmittel, typgerechte 111
Nahrungsunverträglichkeit 55, 98, 112
Normalgewicht 10, 79
Nulldiät 131
Nüsse und Samen 207

Nutrigenetik 40
Nutrigenomik 40

Obst und Obstprodukte 204 f.

Phänotyp 21 f.
Probenröhrchen 145 f.
Proteine 17
Pulsuhr 113

Quartett, tödliches 46

Reinerbig 149
Reis-Diät 134
Resistenz, gegen Gewichtsverlust 90
Ruhe-Grundumsatz 75

Scarsdale-Diät 111
Schlank-im-Schlaf-Methode 139
Schwangere, übergewichtige 64
Sekundäre Pflanzenstoffe 54
SNPs 18 f., 25, 149
South-Beach-Diät 111, 136
Speichelprobe 145
Sport-Responder-Gen 152
Sportliche Aktivitäten 92
Sportprogramm 77, 113, 121
Sporttyp 12, 100
Sporttyp, schwacher 93
Sporttyp, starker 93
St. Jeor 75
Startphase 120

Steinzeit 39
Steinzeit-Diät 137
Stoffwechsel 43 ff., 81
Stoffwechselprogramm 40, 104 ff.
Stoffwechselstörungen 54
Stoffwechseltest »lifestyle« 144
Stoffwechseltyp 100
Süßwaren 215

Trennkost 138
Typ-2-Diabetes 96

Übergewicht 12, 62 ff.
Übergewicht, gutes 69
Übergewicht, Neigung zu 30, 96, 107
Übergewichtsrisiko 150
Untergewicht 76

Vier-Phasen-Stoffwechselprogramm 119 ff.
Vitamine 52

Waist-to-hip-ratio (WtH) 70
Wildtyp 149
Wohlfühl-BMI 79
Wohlfühlgewicht 10, 79
Work-lLife-Balance 125
Wunschgewicht 106

Ziel-BMI 80
Zielphase 123
Zwischenphasen 125

Danksagung

MEIN DANK GILT zuerst dem Heyne-Verlag und dessen Mitarbeitern, die die revolutionäre Bedeutung für unsere zukünftige Gesundheit schon heute erkannt haben und bereit waren, mein Buchprojekt zu übernehmen und zu betreuen.

Mein Dank gilt aber auch Herrn Erik S. Dallmann für seine große Unterstützung bei der Ordnung und verständlichen Darstellung der wissenschaftlichen Fakten. Seine Ideen und Anregungen waren für dieses Buch äußerst wertvoll.

Ganz besonderen Dank schulde ich Herrn Dr. Daniel Wallerstorfer, der dieses Buchprojekt mit zahlreichen wissenschaftlichen Studien, statistischen Daten und mit seinen fundamentalen Kenntnissen der Genetik und Genforschung bereichert und kompetent begleitet hat.

Für Ihren Anteil an diesem Buch danke ich auch Klaus Füreder, Jürgen Engel, Tom Lörenz, Bernhard Böck, Dr. Jürgen Juchheim und Dr. Tino Müller.

Sehr dankbar bin ich auch meiner Ehefrau Herta, die es mal wieder ertragen hat, dass sich unser Haus monatelang in eine »Blätter- und Zettelwüste« verwandelt hat und die mir wie immer liebevoll den Rücken freigehalten hat.

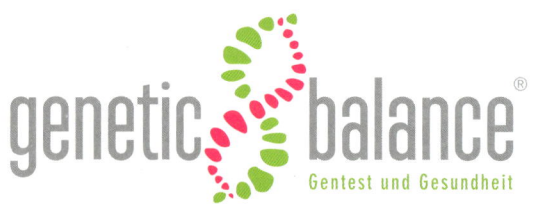
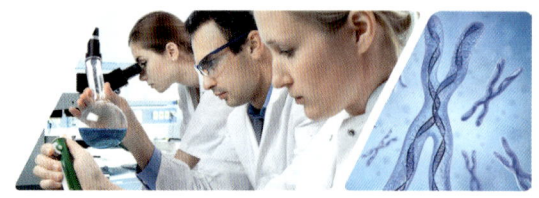

Ihr persönlicher Ernährungsplan auf Basis ihrer Gene - jetzt online bestellen! Nur eine Speichelprobe erforderlich!

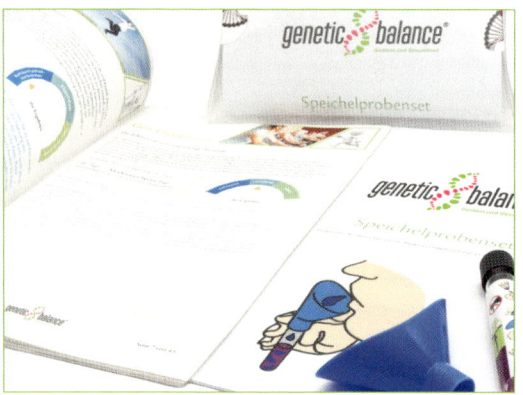

Überraschend günstig!

In unserem Onlineshop erhalten Sie die aktuellen Preisinformationen und weitere ausführliche Beschreibungen. Mit Ihrer Online-Bestellung haben Sie jetzt die Möglichkeit, schon bald mehr über die Besonderheiten Ihres Stoffwechsels zu erfahren:

www.genetic-balance.de

Geht Ihre Bestellung bei uns ein, erhalten Sie ein Info- und Speichelprobenset mit Anleitung. Ihre Speichelprobe senden Sie im vorbereiteten Kuvert zurück an das Labor. Wir erstellen dann umgehend Ihr persönliches Gen-Profil und einen umfangreichen Ergebnisbericht mit Ernährungsplan und weiteren Tipps zum Abnehmen. Der Schutz ihrer persönlichen Daten ist natürlich jederzeit garantiert!

Einseitige Diäten sind out!

Die Zukunft der gesunden Ernährung liegt in der personalisierten Diagnostik Ihres Stoffwechsels. Auf Basis wissenschaftlicher Studien und epigenetischer Beobachtungen können wir Ihre individuellen „Gen-Variationen" genau messen und Ihnen damit einen optimalen genetischen Ernährungs- und Stoffwechselplan zusammenstellen.

Sind Sie ein besserer Fettverbrenner oder Kohlenhydratverbrenner?

Wie wirkt sich sportliche Betätigung auf Ihr Gewicht aus? Neigen Sie zum JoJo-Effekt? Besteht die Gefahr von Nahrungsmittelunverträglichkeiten? Mit dem **genetic balance**® Stoffwechselprogramm finden Sie schnell die Antworten auf diese Fragen. Mit der Analyse Ihrer Gene können Sie in eine gesündere Lebensweise starten. Wir erstellen für Sie einen individuellen Ernährungsplan und geben wertvolle Tipps, abgestimmt auf Ihren persönlichen genetischen Bauplan.

Jürgen E., 51 - Webdesigner aus München:

„Sehr überrascht war ich über die klare Aussagekraft im Ergebnisbericht. Genvariationen wurden entdeckt, welche für eine Laktoseintoleranz und eine ausgesprochene Kohlenhydratverbrennung sorgen. Die Umstellung auf weniger Milchprodukte (keinen Joghurt mehr!) und weit weniger Fleisch haben eine deutliche Verbesserung meiner Verdauung zur Folge. Und ganz nebenbei zeigt meine Waage 5 kg weniger an, als vor dieser Umstellung."

Gene ändern sich nicht, deswegen genügt ein einziger Test pro Gen - **ein Leben lang!**